U0236379

全国名老中医

临诊学习笔记

王文娟　张璐　主编

高益民　主审

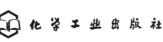

化学工业出版社

·北京·

图书在版编目（CIP）数据

跟师全国名老中医临诊学习笔记 / 王文娟，张璐主
编. — 北京：化学工业出版社，2024．10． — ISBN
978-7-122-46157-5

Ⅰ．R24

中国国家版本馆 CIP 数据核字第 2024SN7070 号

责任编辑：王新辉　赵玉欣
责任校对：李　爽
装帧设计：关　飞

出版发行：化学工业出版社
　　　　　（北京市东城区青年湖南街 13 号　邮政编码 100011）
印　　装：大厂回族自治县聚鑫印刷有限责任公司
710mm×1000mm　1/16　印张 12¼　字数 230 千字
2025 年 1 月北京第 1 版第 1 次印刷

购书咨询：010-64518888
售后服务：010-64518899
网　　址：http://www.cip.com.cn
凡购买本书，如有缺损质量问题，本社销售中心负责调换。

定　　价：　59.80 元

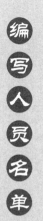编写人员名单

主　编　王文娟　张　璐

副主编（按姓氏笔画排序）

于秀利　迟　莉　张素勤

编写人员（按姓氏笔画排序）

于秀利　王文娟　王丽娜

刘开江　巫　蓉　杨　坤

吴　霞　迟　莉　张　焱

张　璐　张素勤　赵汗青

高　琦　殷秀敏

主　审　高益民

前言

　　名老中医是中医人文精神与学术传承的代表人物，在中医学发展方面发挥着重要的作用。经过多年不断地学习与临床实践，名老中医已将中医理论、中医思维、中医诊疗技能完美地融合到临床诊疗过程中。各个时代优秀中医人才的培养均离不开名师的言传身教，老师的言行对培养学生的中医诊疗思维是最直观的，因此"跟名师"是目前公认的有效提高临床疗效的途径之一。

　　高益民教授在20世纪70～80年代曾跟随北京中医医院王大经、姚正平、卢冶忱、郗霈龄、关幼波、赵炳南、刘奉五等多位名医，潜心研究整理诸位名医经验，博采诸家之长而融会贯通。他是北京市第三届"首都国医名师"，曾担任第三批、第五批、第七批全国老中医药专家学术经验继承工作指导老师，高益民教授中西医理论扎实，临床经验丰富，擅长治疗肿瘤、免疫系统疾病等疑难杂症。本人作为第五批全国老中医药专家高益民教授的学术经验继承人，跟师临证十余年，在跟师过程中常常为他耐心细致的诊治、规范的病历书写、药简效卓的处方、融洽和谐的医患关系所折服。

　　为更好地传承、推广高益民教授的学术思想与临床经验，本书从近十年来收集整理的门诊病例中筛选出部分疑难病种及优势病种，着重分析病例的中医病因病机、治则治法、处方用药，力求还原高益民教授的诊治思路，希望读者能够从中学习高益民教授的辨治思维方法、诊疗经验及经验方，提高临床疗效。本书可以作为中医临床医师、中医院校相关专业师生学习的参考书。

　　本书医案的收集整理与编写得到了"国家重点研发计划——基于'道术结合'思路与多元融合方法的名老中医经验传承创新研究"（NO.2018YFC1704100）项目、北京中医药薪火传承"3+3"工程高益民名老中医工作室建设项目的支持，在此一并致谢！

王文娟

2024年3月

目录

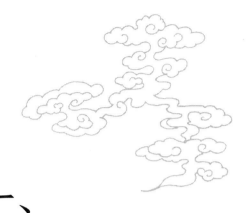

一、
跟师悟道习医术

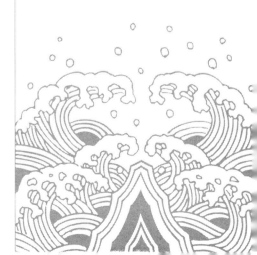

看病要"小病当作大病看,复诊当作初诊看"

高益民教授临床上常常对学生强调"看病要小病当作大病看,复诊当作初诊看"。意在提醒学生临床诊病,要恭敬对待,无论是小病还是大病都要仔细诊察,不放过疾病过程中的任何蛛丝马迹,以免贻误病情,造成漏诊或误诊。病人复诊时,也不能应付了事,或者草率地认为病症减轻而照原方加减,应该像初诊一样,再从头仔细地把病人的病史问清楚,把病因、病机探查明白,然后再去开方。因为患者的病情时刻都在变化,只有再三询问患者的病史、诱因、服药后的变化、当前的不适症状,结合其舌脉表现,才能准确地把握病机,有效辨治。高教授说的这句话,虽然寥寥数语,却集中体现了老一辈医家的仁心仁术,时刻以治病救人为己任的医疗态度与行医精神。

(王文娟整理)

诊病要"辨病机,抓主症"

高益民教授认为诊治疾病要有章法,才不会被纷繁复杂的疾病表象所蒙蔽。面对临床各类疑难杂症,他主张要"辨病机,抓主症"。病机是中医对疾病发生、发展、变化本质的揭示,是我们诊断疾病、立法所依据的主线。只要这根主线抓住了,就不会被西医诊断所束缚,后面如何遣方用药、药物如何配伍等也就迎刃而解。当患者就诊时有各种慢性基础病,全身上下各种不适症状又特别多时,就要抓住患者就诊时亟须大夫解决的最痛苦之处,也就是要抓"主症",解决当前最主要的矛盾。临床诊病时,辨病机和抓主症要密切配合。辨病机是前提,以明确诊治方向;抓主症是取舍,做到有的放矢。这样诊治疾病,标本兼顾,自然会取得满意的疗效。

(王文娟整理)

重视"脾胃升降"理论

高益民教授于 20 世纪 70 年代曾为北京中医妇科名家刘奉五总结整理临床经验,在《刘奉五妇科经验》一书中,医话类开篇就是"'脾胃升降'临床意义浅见",体现了刘老重视后天脾胃的学术思想。高教授传承了刘老的临床经验,在治疗慢性胃炎等脾胃疾病时,受刘老倡导的"脾胃升降"理论影响非常大。

1. 脾胃升降与体用关系

脾与胃同属中州，以膜相连。脾为脏在里属阴，藏而不泻；但脾性主升，升则为阳，脾气升，水谷精微才得以布散；脾主运化，运化为动，动则为阳，故脾体阴而用阳。胃为腑在表属阳，泻而不藏；胃主受纳，其性主降，降则为阴，胃气降则水谷得以入胃下行，糟粕得以下行，故胃体阳而用阴。《临证指南医案》曰"脾宜升则健，胃宜降则和。太阴湿土，得阳始运；阳明燥土，得阴自安"，明确指出脾虽为阴脏而其用在阳，治脾当知脾欲升，胃虽为阳腑而其用在阴，治胃当知胃欲降。

脾与胃二者一脏一腑，一里一表，一升一降，一阴一阳，相反相成，功能上相互配合而成为人体气机升降的枢纽。若脾胃功能失常，可影响气机升降。如脾气不升，可致精微不布，清阳不升而湿浊内生，症见头晕、神疲乏力、大便溏泻等，治疗当健脾升阳为法；胃气不降，可致水谷不入，浊物不化，糟粕不下，症见纳呆、呕恶、嗳气、腹胀、便秘等，治疗当和胃降逆为法。由于脾胃关系密切，脾胃为病常常相互影响，脾病则不能为胃行其津液，胃病则脾无所禀受，临床上往往会出现胃病兼见脾病的证候、脾病兼见胃病的证候，因此健脾升阳与和胃降逆两种治法在临床上常常相互配合，难以截然分开。

2. 脾胃升降与润燥关系

脾喜燥而恶湿，湿为阴邪，若湿邪太过，则脾阳受困而不能升举，导致脾运失司；胃喜润而恶燥，燥为阳邪，若燥邪太过，则胃阴必伤而不能润下，导致胃纳失常。虽然脾喜燥、胃喜润，但治疗上若燥湿升阳太过，反易耗伤脾之津液；若滋阴润燥太过，反易损伤胃之阳气，均会影响脾胃气机升降。因此要协调好脾胃的升降关系，既要顺应其生理特性，还要处理好升阳与滋阴的关系，即升阳时不忘稍佐滋阴之药，滋阴时不忘稍佐升阳之品，这样才能更好地协调阴阳，使阳生阴长、阴生阳长。

3. 脾胃升降与肝肾关系

在人体脾胃病中，脾胃与肝、肾的关系尤其密切。肝与脾胃同居中焦，肝属木，脾胃属土，木能疏土，功能上脾的运化必须依靠肝气的疏泄。《金匮要略》曰"见肝之病，知肝传脾，当先实脾"，明确指出肝病可损及脾胃。若肝气郁结，则横逆犯脾胃，导致脾失升举、胃失和降，出现中焦壅满等症。若肝旺胆火郁结，与胃气相并上逆而为病，则见恶心呕吐、口苦等症。若肝胆湿热内阻，可进一步困阻脾胃，造成脾升胃降失常，则见胁肋灼热胀痛、口苦口黏、厌食、脘腹胀满、恶心呕吐、大便不调等症。反之，脾失健运也会影响肝气的疏泄。如脾运失职，湿阻中焦，可导致肝疏泄功能失常。

肾居于下焦，为"先天之本"，藏精之脏，既存真阴又寓真阳。脾胃纳运腐熟水谷，化生气血，均需依赖肾阳对脾阳的温煦作用。若肾阳不足，不能鼓动脾阳，则脾气不升而清阳下泄，出现腹胀便溏、肢冷不温等症，胃气不降而浊气上逆则出现脘腹胀满、嗳气、恶心呕吐等症。反之，脾胃化生的水谷精微又为肾阴肾阳不断提供物质基础。若脾胃虚弱，运化失职，不能输精于肾，则日久肾气虚衰，而出现腰膝酸软、头晕耳鸣等症。

4. 发挥脾胃升降理论，形成自身特色经验

高教授继承并发扬了刘老所倡导的脾胃升降理论，主张临床治疗脾胃病时，应针对脾升胃降、脾燥胃润的生理特性，以及脾胃与肝肾的关系，察阴阳，知升降，明补泻。只有抓住脾胃功能的要点，才能协调好脾胃与诸脏的关系，达到治病求本的目的。

经过60多年临床实践，高教授逐渐形成了治疗脾胃病的用药经验。比如他善用小柴胡汤调治胆囊炎、慢性乙型肝炎、胆汁反流性胃炎、胃肠神经功能紊乱等气机失调所致消化系统疾病。治疗脾胃病常以肝脾同调的玉屏风散作为基础方。对于嗳气、呃逆、胃部灼热或怕凉、反酸等胃脘部症状，常常在辨证处方中加用左金丸以调和肝胃。治疗脾胃虚弱证，常常在党参、太子参、黄芪、白术、茯苓、甘草等健脾补气药基础上加葛根、升麻以提升脾胃清阳，乃"升中寓补"之意。此外，高教授依据脾胃升降理论，通过多年临床摸索逐渐定型了治疗脾胃病的经验方——健脾和胃饮，该方由黄芪15g、白术10g、茯苓10g、陈皮5g、法半夏10g、黄连3g、吴茱萸10g、白及10g、三七粉3g、白芍15g、白屈菜10g、甘草5g组成，可健脾益气、和胃安中，适用于各类慢性胃炎、胃及十二指肠溃疡等以脾胃不和证为主者。该方依据脾胃升降理论，在健脾升阳、和胃降逆的基础上，还兼顾了肝与胃的关系，并很好地协调了升阳与滋阴的关系，因此能够适用于各类慢性胃肠病的治疗。

（王文娟整理）

怪病当责之于"痰"

临床上中医人常将那些症状奇特、查不出病因、没有治疗方法或久治不效的疾病统称为"怪病"。历代中医多认为怪病的表现与痰饮之邪的致病特点相似，故有"怪病责之于痰"之说。《杂病源流犀烛》记载："痰之为物，流动不测，故其为害，上至巅顶，下至涌泉，随气升降，周身内外皆到，五脏六腑俱有……变怪百端，故痰为诸病之源，怪病皆由痰而成也。"痰包括咳吐可见的

有形之痰，也包括停滞或流窜于脏腑、经络、组织间的无形之痰。无论有形之痰还是无形之痰，其形成的根本原因是人体津液代谢失常，体内水液停积，痰随气流行，无所不至，可影响气机运行，也可导致气血不畅，造成阴阳失衡、脏腑功能失调，进一步变生百病。痰变化多端，所涉及的病种广泛、病情复杂、病程缠绵、症状奇诡、难以治疗，故曰痰生怪病。但只要掌握了痰的成因和病理变化，对怪病、疑难杂症重视从痰论治，还是有一定规律可循的。正如《济世全书》云："凡奇怪之症，人所不识者，皆当作痰证而治之也。"

高益民教授认为，怪病中的痰为标，其本质是脏腑功能失调。怪病顽固，缠绵难愈，必损元气。邪之所凑，其气必虚。故欲运其痰，必强其气。临证时，不能仅是祛痰，应将祛痰加于扶正之中，不峻补不猛泻，缓缓图之。针对痰邪致病之根源，他非常重视调和肝脾、行气活血，常采用培补元气、健脾燥湿、疏肝理气、行气活血、通利三焦等法。培补元气、健脾燥湿可补充耗损之元气，壮人之根本，以杜绝生痰之源，常用药如太子参、黄芪、白术、藿香、佩兰、防风、桑寄生、续断、甘草等；肝气条达则气机调畅，水液代谢通畅，痰邪不生，常用药如柴胡、黄芩、陈皮、法半夏、枳壳、佛手、川楝子、白芍等；行气活血、通利三焦可使气血充盈和畅，浊去清来，常用药如桃仁、红花、香附、郁金、当归、元胡、川芎、鸡血藤等。诸药相配，则固本求源，主次分明，使气顺痰消，血活痰化，怪病虽乃沉疴痼疾，亦可收获良效。

（张璐整理）

湿疹长于皮而发于内

高益民教授每逢治疗湿疹患者时，常说"湿疹长于皮而发于内"。短短一句话即道出了湿疹发病的根本原因，即体内脏腑功能失调。中医理论认为，体内脏腑与体表的组织官窍通过经络密切联系在一起。当体内脏腑功能失调时，"有诸内，必形诸外"，在体表的组织官窍就可出现相应病变。因此中医诊治皮外科疾病，不能只关注外在的皮损表现，还应从整体上调节内在脏腑，治内以平外。

就湿疹来说，临床上有干性、湿性之别，有急性、亚急性、慢性之分，还有局部发病、全身泛发等不同。其发病既有风、寒、燥、湿、热等外因作祟，也有情绪、饮食、劳倦等内因造成湿热内生。就证治分型来说，高教授传承了赵炳南老中医的诊治经验，常根据湿热偏盛的程度分为热盛型、湿盛型两型去统领治疗方向。具体诊治时，他既注重查看湿疹皮损的性状，如红斑、丘疹、水疱、渗出、糜烂、鳞屑等，以分辨湿热之偏盛偏衰；也注重判断脏腑、气血之病位，病性之虚实，常采用疏肝、健脾、清热、利湿、祛风、解毒、凉血、活血、理气、滋阴、养血等治法，内外统筹兼治。

（王文娟整理）

煨脓长肉

高益民教授曾治疗一例下肢动脉人工血管搭桥术后创口流脓 1 个多月而不愈合的患者，他采用补气养血、活血托毒中药进行治疗。服药 1 周后，患者全身状况好转，换药时观察到肉芽组织开始泛红、鲜嫩，创口缩小，逐渐变浅；服药 2 周后创口完全愈合。高教授指出："护士原来每天都给患者清创换药，创口很干净却总是不愈合。我曾跟随赵炳南老中医在皮外科学习，知道中医有'煨脓长肉'之说，于是建议医护人员减少清创换药的频率，这样单纯使用中药治疗创口最终得以愈合。"

"煨脓长肉"常用于中医外科领域，即通过促进创口脓液分泌，载邪外出而促进创面愈合。现代医学认为炎症反应、肉芽组织形成、组织重建是创口愈合必经的过程。相关研究表明，中医理论的"煨脓长肉"可以增加创面非特异性免疫功能及毛细血管通透性，促进肉芽组织形成，增强组织的修复能力。以上这一"煨脓长肉"的案例说明，中医理论与经验经过千百年来的临床验证，往往能够明确指导临床，其科学内涵和作用机制还需中医人在潜心继承的基础上去深入挖掘。

（王文娟整理）

治肺七法疗肺系疾病

宣发肃降是肺最重要的生理特性。这一特性是肺发挥"主气司呼吸、通调水道、朝百脉"等生理功能的基础。邪气停留于肺，若影响了肺气宣降，可出现胸闷、咳嗽、气喘等肺气壅滞或肺气上逆症状；若影响肺通调水道，可导致津液停留而凝炼成痰，痰浊内阻又会加重肺气壅滞；若影响肺朝百脉，可致血行不畅而肺络瘀阻，瘀血内停又可进一步加重气滞和痰阻。高益民教授认为中医治疗肺系疾病，应结合肺的生理特点来调肺治肺。在立法上，他继承了施今墨、关幼波老中医治疗咳喘的经验。如施老治咳擅用宣、降、润、收四法，关老治咳喘常采用解表、宣肺、肃降、清热、养阴、活血、化痰、利咽等法。高教授研习两位先辈的临床经验，对其加以补充发挥，临证时常根据患者的具体表现，综合运用宣肺、降肺、清肺、泻肺、补肺、敛肺、润肺七法，以使肺宣降得复，痰热得除，气阴得复。

①　宣肺：主要针对肺气不宣的病机。多因外邪束肺，造成肺失宣发，可见呼吸不畅、胸闷咳喘、鼻塞喷嚏、恶寒无汗等。常用宣肺药，主要有炙麻黄、桔梗等。

②　降肺：主要针对肺失肃降的病机。多因邪气停肺，影响肺气肃降而见呼吸短促、喘息、咳痰等。常用降肺药，主要有杏仁、紫菀、紫苏子、前胡、枇杷叶等。

③　清肺：主要针对热邪犯肺的病机。多因外感热邪或其他邪气化热所致，可见咽痛、鼻流黄涕、咳嗽痰黄、口干口渴等。常用清肺药，主要有桑叶、黄芩、浙贝母等。

④　泻肺：主要针对邪热壅肺的病机。多因邪热过盛，壅阻于肺所致，可见咳嗽气急、咳黄黏痰、咽喉肿痛、鼻流黄涕、大便干结等。常用泻肺药，主要有桑白皮、金荞麦、鱼腥草、瓜蒌等。

⑤　补肺：主要针对肺气虚损的病机。多因久病或年老体衰，正气虚损所致，可见气短乏力、声低懒言、喘息、咳声低微、汗出、易感冒等。常用补肺药，主要有黄芪、白术、太子参、北沙参、甘草等。

⑥　敛肺：主要针对肺气不敛的病机。多因久咳伤肺，造成肺气不收而见久咳不止，或频频阵发性痉挛咳嗽等。常用敛肺药，主要有白芍、五味子、白果等。

⑦　润肺：主要针对肺阴不足的病机。多因邪热伤阴，造成肺失濡润而见干咳无痰，或痰少难咳等。常用润肺药，主要有百合、北沙参、川贝母、麦冬、石斛、玄参等。

（王文娟整理）

遵循"三原则"诊治慢性胃炎肠上皮化生

胃黏膜肠上皮化生是指肠黏膜上皮细胞取代胃黏膜上皮细胞的病理过程。目前学术界普遍认为，胃黏膜肠上皮化生属于正常胃黏膜-慢性非萎缩性胃炎-慢性萎缩性胃炎-胃黏膜肠上皮化生-异型增生-肠型胃癌这一肠型胃癌发生模式的中间阶段，为癌前病变。因此早期治疗胃黏膜肠上皮化生，阻止其进展、恶化，是预防胃癌的有效措施。

由于胃黏膜肠上皮化生一般是在各类慢性胃炎的基础上出现的病理改变，因此对其病因病机的认识不能离开原发病。目前已知，引起各类慢性胃炎的病因，既有外因，如感受外邪、用药不当等，也有内因，如饮食失宜、劳倦过度、内伤七情、年老体衰等。高教授认为，无论外感病因还是内伤病因，均可导致脾胃失和，纳运失调，中焦气机升降失常，进而产生气滞、湿阻、食积、痰饮、湿热、火郁、瘀血诸郁，郁久则化生浊毒，进一步损伤人体正气，因此"脾胃不和，正虚毒蕴"是胃黏膜肠上皮化生的基本病机。要有效逆转肠上皮化生，应针对其基本病机来辨证施治，并在此基础上遵循以下三原则。

1. 早期干预，既病防变

高教授认为胃黏膜肠上皮化生既然属于癌前病变，有恶变的倾向，就应根据中医"治未病"原则，进行早期干预以防止其进一步发展。结合多年来的诊治经验，他认为采用中药进行干预，能有效改善患者脾胃症状，并有效阻止甚至逆转肠上皮化生的病变进程，从而防止其进展为胃癌。

2. 辨证与辨病相结合

高教授指出，胃黏膜肠上皮化生患者临床上既有脾胃系统症状，又伴有病理上的胃黏膜肠上皮化生改变，治疗时既要辨证治疗脾胃系统诸症，又要辨病治疗以逆转胃黏膜肠上皮化生，因此应辨证治疗与辨病治疗相结合。

辨证治疗脾胃病，高教授常应用健脾和胃饮进行随证加减。如肝郁化热者，加柴胡、香附、黄芩、郁金等疏肝清热；苔白厚腻、腹胀者，加厚朴、藿香、佩兰等芳香化湿、理气消胀；嗳气、呃逆、呕恶者，加竹茹、枳实（壳）、旋覆花等理气化痰降逆；纳少、纳呆者，用鸡内金、山楂、莱菔子、神曲等消食开胃；胃痛明显者，加金铃子散、徐长卿、夏天无等止痛；伴胃黏膜糜烂出血者，加海螵蛸、血余炭、仙鹤草、牡丹皮、赤芍、生地黄、地榆、槐花等化瘀止血、凉血止血；脾虚明显者，加太子参、党参健脾益气，加葛根、升麻以提升清阳，"升中寓补"以加强补气功效；兼胃阴不足者，加玄参、麦冬、生地黄、五味子、石斛等养阴增液，加当归、阿胶珠、丹参、鸡血藤等养血活血。

辨病治疗胃黏膜肠上皮化生，高教授常采用玉屏风散加陈皮、甘草、白屈菜、冬凌草作为治疗肠上皮化生的核心方，该方的应用要以守为主。方中黄芪为君，健脾益气以发挥扶正作用；白术、陈皮、防风疏肝健脾和胃为臣，协调中焦脾胃升降；白屈菜、冬凌草为佐，清热解毒、利湿化痰、活血止痛，起祛邪解毒作用；甘草为使，既健脾益气，又清热解毒，还调和诸药。

3. 扶正祛邪兼顾

胃黏膜肠上皮化生为癌前病变，高教授认为在治疗上可借鉴中西医诊治肿瘤的思路。现代医学治疗肿瘤，虽然因肿瘤不同而手段方法各异，但靶向治疗和免疫治疗是近年来肿瘤治疗的两大方向。靶向治疗主要是针对肿瘤，以杀灭肿瘤细胞，抑制肿瘤细胞增殖，防止其转移、复发为目的。免疫治疗主要是针对机体免疫系统，以提高机体免疫系统对肿瘤细胞的识别、杀伤能力为目的。

中医认为，肿瘤发病的基本病机是"正不胜邪，癌毒内生，正虚为本，邪实为标"，治疗上既要扶助正气以治本，又要祛邪解毒以治标。高教授指出中西医在治疗肿瘤的基本思路上是相通的，均注意从正邪两方面来论治，因此中药干预胃黏膜肠上皮化生也要遵循这一思路，扶正祛邪兼顾。

扶正方面，高教授主张要顺应脾胃的生理特点，注重升清健脾、和降胃气，同时还要辨别气血阴阳虚损的程度来调整用药。他喜用玉屏风散作为扶正的基础方。玉屏风散是高教授临证常用方剂，他认为玉屏风散组方十分精妙：对表虚不固者，该方健脾益气固表，祛风而不留邪；对体内有湿者，该方又能健脾祛湿利水；此外，该方肝脾肺同调，适用范围较广。近年来药理研究显示，玉屏风散能提高机体非特异性免疫功能。如果脾虚症状明显，高教授还常合用四君子汤以加强健脾益气作用；阴血亏虚者，则常合用四物汤、当归补血汤、生脉饮、增液汤等。

祛邪方面，高教授主张要分辨气滞、瘀血、食积、湿阻、痰饮、湿热等病邪而予以相应治疗，以协调脾胃气机升降，具体用药前面已述及。此外，高教授强调"诸邪郁久而化生浊毒"是导致胃黏膜肠上皮化生的重要因素，因此治疗上还应注重解毒化浊，常加用白屈菜、冬凌草、龙葵，或重楼（又名草河车）、连翘、蒲公英等中药。其中白屈菜苦、凉，归肺、胃经，可清热解毒、缓急止痛、止咳平喘、利尿，现代药理研究显示该药含有多种生物碱，如白屈菜碱、白屈菜红碱等，可抑制肿瘤细胞增殖、侵袭，促进其凋亡。高教授提到白屈菜虽属罂粟科，但无成瘾性，尤其适用于以胃脘痛为主的胃黏膜肠上皮化生患者。冬凌草苦甘、微寒，有清热解毒、活血止痛功效，有效成分冬凌草甲素可通过抑制肿瘤细胞增殖、诱导肿瘤细胞凋亡、抑制肿瘤侵袭和转移等起到抗肿瘤作用。高教授认为冬凌草常用于治疗消化系统肿瘤，因此用于治疗胃黏膜肠上皮化生非常适合。龙葵味苦、微甘，性寒，可清热解毒、活血化瘀、利水消肿、止咳化痰，有效成分龙葵碱可抑制胃癌、结肠癌等肿瘤细胞增殖并促进其凋亡。重楼味苦、微寒，可清热解毒、消肿止痛、息风定惊，实验研究显示该药能抗胃溃疡，有效成分重楼皂苷对胃癌、胰腺癌、结肠癌等消化系统肿瘤细胞具有抑制增殖、迁移与侵袭，促进自噬等作用。连翘苦、微寒，可清热解毒、消肿散结、疏散风热，具有广谱抗肿瘤活性。蒲公英性味苦甘、寒，归肝、胃经，可清热解毒、消肿散结、利尿通淋，实验研究表明其有效成分蒲公英甾醇对胃炎、肠炎等疾病有显著疗效，对肿瘤亦有抑制作用。总之，上述诸药在药理上均证实具有明确的抗肿瘤活性。中医认为肿瘤的发生发展与"气滞、血瘀、痰湿、热毒"等因素密切相关，上述诸药除清热解毒功效外，还兼活血、利湿、化痰、散结等作用。

（王文娟整理）

一、跟师悟道习医术

中西医结合治疗肿瘤患者受益最大

高教授提倡中西医结合治疗肺癌，认为这样才能达到最佳治疗效果，使患者受益较大。

高教授认为治疗肺癌，需要分析患者所处的阶段，根据各阶段的病情特点采取中西医结合治疗。如肺癌早期，应尽早采取手术切除癌肿，可在术前、术后配合服用中药治疗，一方面可促进机体尽快恢复，另一方面可防止肿瘤复发；肺癌患者手术后，多采取放化疗、使用靶向药等治疗，此时可配合中药辅助治疗，一方面能促进病体恢复，另一方面能有效减轻放化疗、靶向药的毒副作用，提高患者生活质量，帮助其顺利完成治疗疗程，有利于防止肿瘤转移复发；若为肺癌晚期，由于患者多伴有体质虚弱、肿瘤转移等复杂情况，已失去手术、放化疗等机会，西医主要以对症治疗为主，可以用中药辨证治疗，以期提高患者生活质量，延长生存时间。

（王文娟整理）

中医药治疗恶性肿瘤

高教授认为癌症确诊后，西医治疗近年来发展得很快，疗效和术后生存率提高很多。但仍有一部分患者西药、手术治疗效果不太理想，或在体检发现时已为晚期，也有部分高龄体弱不同意手术或已失去手术机会者，尚可运用中医药以期提高生活质量，延长生存时间。

另外对早期肿瘤患者，或经手术治疗后，主要病邪虽已切除，中医认为外科手术属"金刃"所伤，以致气血（阴）两虚为其主要病机。中医治疗应着重益气养血（阴）扶正为主，促进机体尽快恢复，可适当佐以祛邪，以防止病情复发。

肿瘤中期患者，多经历手术、放化疗、靶向药等多种治疗。患者在术后气血（阴）两虚的基础上，又加上放疗之毒热耗气伤阴、化疗及靶向治疗之药毒损耗气血，正气亏虚更加明显。因此这一阶段应采用中药重点扶助正气，同时需结合不同系统的不良反应情况辨证施治。如出现骨髓抑制者，应健脾补肾、益髓生血；出现恶心呕吐、泄泻便溏等胃肠道反应者，要健脾止泻、和胃降逆；出现手足麻木等神经系统症状者，应益气养血、活血通络等；出现咳嗽、咳痰等放射性肺炎症状者，应清热润肺、化痰止咳。

肿瘤晚期患者，已发生转移或年老体弱不适合手术、放化疗等治疗者，多采取保守治疗。此阶段患者既存在正虚，又有邪毒凝聚，属虚实夹杂证，中医治疗应扶正与祛邪兼顾，并采用"中药终身伴随治疗"的方案，以达到"提高生活质量，延长生存时间"的目的。

（王文娟整理）

"竹竿打枣"与药当通神

高教授的临床处方大多药味精简。他常说："我跟随过的老中医，他们开方子药味都不多，却非常有效，说明处方的药味不在多而在于精。"

对于临床诊疗时病人出示的那些大方，高教授常常教育学生："开大处方，说明你治病自己没有底气，病人说一个症状你就加上一两味药，病人症状越多，你加的药味就越多，加来加去就变成了一个大方。处方没有治疗的主次，药力不集中，疗效也自然好不到哪去。就好像是拿着竹竿打枣，自己也不知道能打下来哪一个。辨证不精确，治法不对证，疗效也不可靠。"

高教授认为中医开方的前提是辨证精准，法随证立，方从法出。处方开药，无论是药味的多少，还是药量的轻重，药当就能通神。那些经临床反复验证的经典方剂，大多数药味都不多。比如一味药的有独参汤，能补气固脱，治疗气脱证；两味药的有参附汤，能益气固脱、回阳救逆，治疗亡阳证；三味药的有四逆汤，能温中祛寒、回阳救逆，治疗阳虚欲脱者；四味药的有麻黄汤，能发汗解表、宣肺平喘，治疗风寒表实证。凡是病情越危重，方剂的药味就越少，药量就越大，这样才能药力集中，药少力专，迅速起效，力挽狂澜。因此对于中医初学者来说，一定要在诊断与辨证上下功夫，多学习琢磨经方的配伍用药规律。

（王文娟整理）

一、跟师悟道习医术

经验用药点滴

1. 生石膏—知母

石膏清热泻火、除烦止渴，可外解肌肤之热，内清肺胃之火，为清解肺胃气分实热之要药；知母清热泻火、滋阴润燥，以清润见长，上可清肺，中可凉胃，下可泻相火，还能滋肺胃肾之阴；二者配伍是白虎汤中的主要药，具有清热泻火、保津滋阴的作用。高教授在研讨赵炳南老中医临证时，发现系统性红斑狼疮患者的处方中加上生石膏—知母药对后，红细胞沉降率及免疫球蛋白

IgG、IgM 等指标能降下来。他在跟随关幼波老中医（高教授的师父）治疗肝病时发现，应用石膏—知母药对有助于降低病毒性肝炎患者的转氨酶水平。无论是肝炎还是红斑狼疮，当转氨酶、红细胞沉降率、免疫球蛋白水平偏高时，提示疾病处于发作期，体内存在慢性的炎症或免疫损伤，中医辨证多属气分热盛证，辨治时加石膏—知母药对，因药证相符，故能取得良好的功效。

2. 桔梗—车前子

桔梗开宣肺气、祛痰排脓，可开肺气而化痰浊、利胸咽、启癃闭；车前子能利水通淋、清肝明目、清肺化痰、止泻；桔梗入肺经，车前子入肾、肺经，肺、肾分别为水之上源和下源，故二者配伍可肺肾同调、上开下利，治疗水液潴留之小便不利，还能并治痰热壅肺之咳喘。高教授在治疗慢性肾病小便量少时，常应用桔梗—车前子药对以开上启下，起到"提壶揭盖"通利小便的作用。

3. 薤白

薤白味辛、苦，性温，归心、肺、胃、大肠经，能通阳散结、行气导滞，临床常用于治疗胸痹心痛、脘腹胀满等症。高教授指出，辛能行散而苦能燥湿，现代研究显示该药还具有化痰降脂的作用，因此他常辨证将其应用于高脂血症属痰阻血瘀而胸闷、腹胀者。

4. 菊苣

菊苣味苦、咸，性凉，归肝、胆、胃经，能清肝利胆、健胃消食、利尿消肿、清热解毒、散瘀止血，临床常用于治疗黄疸性肝炎、胃痛、消化不良、水肿尿少、疮痈、跌打损伤等。现代研究表明该药具降尿酸作用，能调节尿酸相关代谢紊乱，因此他治疗高尿酸血症时，常以该药配伍黄芪、仙鹤草、三七取效。

（王文娟整理）

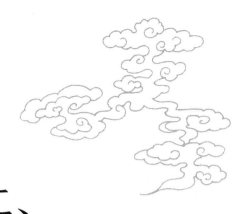

二、
辨治疑难杂症开眼界

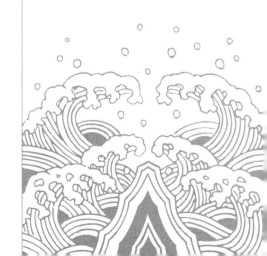

视神经脊髓炎

　　视神经脊髓炎是一种临床上具有复发或单向病程的、选择性损伤视神经和脊髓中枢神经系统的自身免疫性脱髓鞘性疾病。男女患病比例为 1 : 3，青壮年患者较多。该病确切病因不明，可能与机体抵抗力下降、病毒感染及遗传素质、种族差异有关。现有资料显示，视神经脊髓炎发生的机制是致敏 B 淋巴细胞产生的特异性抗体结合补体沉积并破坏血脑屏障的水通道蛋白 4，以及巨噬细胞、嗜酸性粒细胞等趋化渗出，分泌炎性因子，继而导致髓鞘脱失、轴索和组织坏死。主要临床表现为视神经炎和脊髓炎症状，发病较急。绝大部分患者首先出现视神经炎（包括视乳头炎和球后视神经炎）症状，如单眼或双眼的视力急剧下降，伴有眼球转动疼痛，严重时可致失明；数日或数周后出现脊髓炎症状，如肢体发麻、疼痛、感觉障碍、肌肉无力，甚至行走困难、大小便异常等。病损部位局限于视神经、视交叉及胸颈段脊髓。约有半数患者可长期缓解或自愈，但多数患者常有神经系统后遗症，如下肢感觉障碍以及视神经萎缩。西医治疗主要采用皮质类固醇激素、免疫抑制剂、丙种球蛋白、血浆置换等，以抑制炎性反应或变性反应。

　　根据本病视物模糊、瘫痪、麻木、大小便障碍等临床表现，可归属于中医学"视瞻昏渺""暴盲""痿病""便秘""癃闭"等范畴。病因当责之先天禀赋不足、后天失调。病位主要在肝、脾、肾，病机为肝脾肾不足，痰湿热瘀血等实邪阻滞，以致目窍、筋骨、经脉受累或失于濡养，属本虚标实证。治疗应分期论治，急性发作期应清利湿热、行气活血、通腑化痰等，缓解期应补益肝肾、填精补髓、健运脾胃。

病案 1　赵某平，女，26 岁，2014 年 7 月 7 日初诊。

主诉：目干涩疼痛伴下肢酸痛无力 1 月余。

现病史：1 个月前某医院诊断为左眼球后视神经炎，伴左眼视神经不完全萎缩。

现症：目干涩疼痛，视野狭窄，同时四肢感觉迟钝，站立久及低头时下肢有过电感，自觉下肢酸痛无力。入睡较难，夜间易醒，有恐惧感，晨起口干口苦，心烦急躁，食纳可，大便溏结不调。月经 13 岁初潮，带经 3 天，周期 28 天，末次月经 6 月 21 日。舌淡红，苔薄黄乏津，脉沉细稍数。

西医诊断：视神经脊髓炎。

中医辨证：肝胆郁热，阴血亏虚。

治法：疏肝清胆，健脾养血，养阴明目。

处方：
牡丹皮 10g	炒栀子 10g	柴胡 10g	黄芩 10g
菊花 10g	枸杞子 10g	当归 10g	白芍 10g
丹参 10g	白术 10g	薄荷 10g	羌活 10g

14 剂

熊胆胶囊 2 盒，口服，每次 2 粒，每日 3 次。

【按语】初诊时患者肝胆热盛，故口干口苦、失眠、心烦急躁；肝开窍于目，肝胆热盛易耗伤阴血，目失所养，故目干涩疼痛、视野狭窄；肝气横逆乘脾，脾主四肢，故下肢酸痛无力、大便溏结不调。高教授治疗以疏肝清胆、健脾养血、养阴明目为法，处方以丹栀逍遥散加减，配合中成药熊胆胶囊。方中牡丹皮、炒栀子、柴胡、黄芩、薄荷、菊花清肝胆之热，枸杞子、当归、白芍、丹参养阴养血，白术健脾益气，羌活引药上行。

2 诊（2014 年 9 月 1 日）：连续服药 1 个月，视物时白雾减轻，无口干口苦。现下肢无力，面部痤疮，皮肤瘙痒，食欲可，大便不成形，苔薄黄，脉沉细。

处方：
黄芪 30g	白术 10g	防风 10g	葛根 10g
升麻 10g	陈皮 10g	黄芩 10g	桔梗 10g
白鲜皮 30g	蛇床子 10g	麦冬 10g	五味子 5g

14 剂

【按语】2 诊时患者视物症状有所改善，无口干口苦，说明肝胆郁热减轻，故治疗方向转为健脾益气、养阴清热为主。方中黄芪、白术、防风、葛根、升麻、陈皮健脾益气、升提清阳，麦冬、五味子养阴生津，黄芩、桔梗、白鲜皮、蛇床子清热利湿止痒。

病案 2 宋某某，女，42 岁，2012 年 6 月 18 日初诊。

主诉：四肢麻木无力 2 年。

现病史：患者 2004 年左眼失明，2008 年右眼失明。2010 年 10 月感冒后出现颈部发硬，四肢麻木无力，活动不利。2011 年 5 月 24 日磁共振示：颈椎曲度、序列正常，颈髓异常信号，界限不清；增强扫描：病变脊髓见点、片状强化，各椎体、间盘形态信号正常。

现症：疲倦无力，头胀，手麻木，左手不能用力，走路腿软如踩棉花。激素已停。舌淡红，苔薄白，脉沉弦。

西医诊断：视神经脊髓炎。

中医辨证：气血两虚，经络不通。

治法：益气养血，活血通络。

处方：
黄芪 30g	太子参 10g	升麻 10g	桂枝 10g

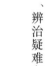

白芍 20g	当归 10g	丹参 10g	鸡血藤 30g
红花 10g	苏木 10g	姜黄 10g	威灵仙 10g
			14 剂

【按语】患者初诊时双目已失明，症状主要是疲倦乏力、四肢麻木无力、头胀，证属气血两虚，经络不通。治疗采用益气养血、活血通络法，以经验方黄芪桂枝通脉汤（黄芪 30g、桂枝 10g、白芍 20g、当归 10g、丹参 10g、鸡血藤 30g、丝瓜络 10g、苏木 10g、甘草 6g）加减。处方中黄芪、太子参、升麻健脾益气升清，白芍、当归、丹参养血活血，桂枝、鸡血藤、红花、苏木、姜黄、威灵仙行气活血、通经活络。

（王文娟整理）

脊髓神经根炎

脊髓神经根炎，也称神经根脊髓炎，是一种神经系统疾病，是指脊髓和神经根（脊神经在脊髓离开脊柱时分出的分支）的炎症或感染。临床主要表现为运动感觉和自主神经功能障碍，如神经根分布区域放射状或束状疼痛、双下肢麻木无力、感觉异常、尿便障碍等，可发展至双下肢瘫痪。本病严重影响患者的生活质量，常见于成年人，尤其是中年人。可由多种原因引起，包括感染、中毒、代谢障碍、自身免疫与炎症、营养缺失等。治疗方法包括针对病因的治疗、控制炎症和疼痛的药物治疗、康复治疗等。

根据本病临床表现，可属于中医"腰痛""痿病""痹病"等范畴。中医辨证为脾肾虚亏，外邪乘虚侵袭，导致气血瘀滞，经络不通，腰脊及四肢肌肉失养。治疗原则为补益脾肾，益气养血，祛风活血活络。临床需根据不同证型辨证论治。

病案 王某，女，56 岁，2009 年 6 月 25 日初诊。

主诉：双下肢无力 1 月余。

现病史：患者于 2009 年 5 月 10 日在火车上突然开始腰痛，二便不畅，6h 后发现双下肢瘫痪。因 20h 未排尿，于 5 月 11 日住院进行导尿。因诊断不明遂转院，经磁共振成像检查确诊为脊髓神经根炎。患者曾出现胃痛、腹胀、双下肢无感觉等症，住院治疗 40 天后病情好转，能扶杖行走，但大便有排不尽感。已闭经 3 年，生育二子。自述 1 个多月前住宿环境较潮湿。

现症：双下肢发凉，特别是晚上 10 点至凌晨 3 点，双腿冰凉如入冰窟，不能入睡，口不干，饮水多，小便频多。脉沉细，苔薄白，舌质淡。

西医诊断：脊髓神经根炎。

中医辨证：寒湿凝结，经络阻滞。

治法：健脾补肾，温经散寒，活血通络。

处方：

黄芪 30g	当归 10g	桂枝 10g	白芍 30g
鸡血藤 30g	桑寄生 10g	续断 10g	羌活 10g
独活 10g	牛膝 10g	熟地黄 10g	陈皮 10g
甘草 5g			

14 剂

复诊（2009 年 9 月 16 日）：药后诸症均好转，上方去桑寄生、羌活，加川芎 5g、白术 10g。14 剂。

【按语】患者曾有居处潮湿史，《素问·六元正纪大论》提到"感于寒，则病人关节禁固，腰䏬痛，寒湿持于气交而为疾也"，《医学入门》认为"久处卑湿，雨露浸淫，为湿所著，腰重如石，冷如水，喜热物熨"，说明寒湿可侵袭人体引发筋骨关节疾病。就诊时患者需扶杖行走，见双下肢冰凉、尿频、舌质淡、脉沉细等症，分析其发病乃寒湿邪气客于膀胱经及督脉，凝滞气血，损伤阳气，导致经脉不通。高教授以黄芪桂枝五物汤加减，以健脾补肾、益气养血、温经散寒、活血通脉。方中黄芪、桑寄生、续断、牛膝健脾补肾，扶正固本；当归、白芍、熟地黄、鸡血藤养血活血；桂枝、羌活、独活祛风散寒，温经通脉；陈皮、甘草健脾和胃，助脾胃化生气血。复诊时患者症状有所减轻，遂去桑寄生、羌活，加川芎活血行气、白术健脾燥湿。

（王丽娜整理）

神经内分泌肿瘤

神经内分泌肿瘤是一组起源于神经内分泌细胞的异质性肿瘤。它是一大类肿瘤的总称，可发生于全身许多器官和组织，其中胃、肠、胰神经内分泌肿瘤最常见。该病病因目前尚不明，发病高峰在 50～70 岁。最初的临床症状通常是非特异性的，如腹泻、皮肤潮红、腹部绞痛等，临床很容易造成误诊。因该病缺乏典型的临床表现，就诊时往往已经出现转移。故早期诊断对神经内分泌肿瘤至关重要。目前神经内分泌肿瘤的治疗主要有：手术治疗（包括治愈性手术、肿瘤细胞减灭术、射频消融、冷冻消融、肝动脉栓塞术等）、非手术治疗（包括生物治疗、化疗和放疗）、对症支持治疗。其中低度恶性、局限型的神经内分泌肿瘤以手术切除为治疗首选。对于不能手术的中低增殖度晚期胰腺神经内分泌肿瘤，化疗多是一线的治疗选择。

神经内分泌肿瘤在人体分布部位较广，根据其临床表现可归属于中医"胃积""胃痛""肠积""噎膈""便血""下痢""积聚""肺积""痰饮""胸痛""咯血"等范畴。其发病与六淫邪毒、饮食损伤、七情郁结、体衰年老、宿有旧疾、久病伤正等有密切关系。基本病机为正气亏虚，气滞血瘀，痰湿热毒搏结日久，积滞成块，属本虚标实。初期多以血瘀气滞、湿聚痰壅、邪热瘀毒等实证为主，治应攻邪为主；中晚期以阴阳气血亏虚为主，中期宜攻补兼施，晚期应培本固元。

病案 1 马某晶，女，37 岁，2014 年 2 月 17 日初诊。

主诉： 疲倦乏力 2 年余。

现病史： 2010 年确诊为胰腺神经内分泌肿瘤伴肝转移，继发糖尿病，血糖 12.84mmol/L（↑）。2014 年 1 月 X 线片示：肝增大，胰腺弥漫性肿大。2 月 11 日化验示：神经元特异性烯醇化酶（NSE）31.31ng/ml（↑），CA19-9 333.7U/ml（↑）；总胆汁酸 36.2μmol/L（↑），高密度脂蛋白 0.2mmol/L（↑）；血小板 $90×10^9$/L（↓），血红蛋白 109g/L（↓）。近日准备行介入治疗。

现症： 面色萎黄，呈贫血貌，疲倦无力，心慌心悸，食纳可，夜间易腹胀，二便正常，已闭经 4 年。脉沉弦，苔薄乏津，舌淡红。

西医诊断： 神经内分泌肿瘤伴肝转移。

中医辨证： 气血两虚，肝气郁滞。

治法： 益气养血，理气消胀。

处方：

黄芪 50g	白术 10g	当归 10g	陈皮 10g
厚朴 10g	莱菔子 10g	太子参 10g	仙鹤草 30g
柴胡 10g	黄芩 10g	法半夏 10g	甘草 5g

14 剂

【按语】 患者面色萎黄、疲倦无力、心慌心悸为气血两虚所致，腹胀为血虚肝失所养，疏泄失常，导致胃肠气机不畅。治疗以益气养血、理气消胀为法，采用当归补血汤、四君子汤、小柴胡汤合方加减。方中黄芪、当归、仙鹤草补气生血，黄芪、太子参、白术、陈皮、甘草健脾开胃，柴胡、黄芩、法半夏疏肝理气，厚朴、莱菔子理气消胀。

病案 2 燕某，女，53 岁，2019 年 12 月 2 日初诊。

主诉： 腹胀腹痛 2 年。

现病史： 2017 年 12 月确诊为卵巢神经内分泌肿瘤，行手术治疗。2019 年 9 月检查发现肝转移，盆腔少量积液，贫血，血红蛋白 108g/L（↓）。

现症： 口干，食欲可，有饥饿感，饭后腹胀，走路多则腹痛，腹痛即如厕，排便困难。舌淡红，苔白，脉沉弦。

西医诊断： 卵巢神经内分泌肿瘤。

中医辨证： 气阴两虚，毒热未清，气滞血瘀。

治法： 益气养阴，清热解毒，理气止痛。

处方：

黄芪 30g	白术 10g	防风 10g	陈皮 10g
石斛 10g	黄连 5g	白屈菜 10g	冬凌草 10g
白芷 10g	夏天无 10g	莱菔子 10g	厚朴 10g
甘草 5g			

28 剂

【按语】 患者病史近 2 年，经手术治疗，又出现肝转移，以口干、腹胀、腹痛为主要表现，证属气阴两虚、毒热未清、气滞血瘀。治疗应益气养阴，清热解毒，理气止痛。方中黄芪、白术、防风、陈皮、石斛、甘草益气养阴，健脾和胃；黄连、白屈菜、冬凌草清热解毒；莱菔子、厚朴理气消胀；白芷、夏天无行气止痛。

（刘开江整理）

脊索瘤

脊索瘤是好发于人体脊柱中轴的两端（如颅底、骶尾部）的原发低度恶性骨肿瘤，起源于原始胚胎脊索组织残余物。脊索瘤在组织学上呈良性，但其生物学特征上呈现浸润生长。脊索瘤的发病机制尚不清楚，在病理上可分为经典型、去分化型、差分化型三个亚型。脊索瘤的确诊依赖免疫组织化学染色，目前常用的标志物有中枢神经特异性蛋白（S-100）、上皮膜抗原（EMA）、细胞角蛋白（CK）以及波形蛋白（vimentin）。颅底脊索瘤对上述四种抗原染色均呈阳性反应。

颅底脊索瘤占全部脊索瘤的 32％，其临床表现取决于肿瘤的大小以及侵犯颅底骨质和毗邻结构的程度，常见头痛、视物障碍和/或视物双影，还可出现鼻塞、耳鸣、眩晕、面部麻木和/或轻偏瘫、吞咽困难、声嘶等。颅底脊索瘤的治疗首选手术切除。但由于肿瘤浸润周围组织，肿瘤全切除十分困难，术后常易复发，且对于传统放、化疗均不敏感。术后采用质子束放疗或质子＋光子放疗，有助于控制或延缓复发，延长患者生存期。

根据颅底脊索瘤的临床表现，本病可归属于中医"头痛""眩晕""耳鸣"等范畴。病位虽然在脑，但与肝、肾、脾等脏腑功能失调密切相关，从而导致风、痰、瘀、毒诸邪内生。本虚标实是该病主要病机特点，本虚以气虚、阴血虚为主，标实为风、痰、瘀、毒互结，治疗当标本同治，祛风、化痰、活血、解毒、补虚并用。

病案 黄某平，男，46 岁，2015 年 6 月 15 日初诊。

主诉： 右侧头下部疼痛 4 年余。

现病史： 2011 年因右侧头下部疼痛而入院检查，确诊为脑脊索瘤。2012 年在北京某医院手术，2014 年 6 月复发，8 月行第 2 次手术。近期头痛复作，现入院检查等待手术。2015 年 5 月 29 日医院平扫＋增强 CT 示：斜坡下方偏右侧占位，左侧颞极蛛网膜囊肿。

现症： 右侧头痛为重，畏光及呕吐，自行服用止痛药止痛，食纳可，吞咽困难，音哑，心慌，心率快，烦躁，大便日 1～2 行。舌淡红，苔薄白，脉沉弦。

西医诊断： 脊索瘤。

中医辨证： 血虚肝旺，气血瘀滞。

治法： 养血平肝，理气活血。

处方： 天麻 10g   钩藤 10g   柴胡 10g   黄芩 10g

      元胡 10g   川楝子 10g   牛膝 10g   川芎 5g

      丹参 10g   红花 10g   白芍 10g   陈皮 10g

      甘草 5g

14 剂

【按语】 患者病史 4 年余，历经 2 次头部手术，存在气血亏虚之本，故临床见心慌、音哑。肝血亏虚不能制约肝阳，则肝阳易挟气血上逆，故烦躁、脉沉弦。患者虽经手术治疗，但余邪未清，邪气渐盛就会随肝阳气血上逆，瘀阻脑络造成气血不通，故头痛严重、吞咽困难。高教授治疗以养血平肝、理气活血为法，标本同治。方中以丹参、白芍、陈皮、甘草养血和胃以扶正，柴胡、黄芩、天麻、钩藤、牛膝清肝平肝以引气血下行，元胡、川楝子理气止痛，川芎、红花活血止痛。

（王文娟整理）

髓母细胞瘤

髓母细胞瘤是起源于小脑早期神经祖细胞的胚胎性恶性肿瘤，是儿童期最常见的恶性脑瘤。多发生在 10 岁以下儿童，男性多于女性（1.8：1）。其发病呈双峰型，发病高峰在 3～4 岁和 8～9 岁。发病机制多与融合抑制因子、补丁同源基因 1（PTCH1）等胚系基因突变相关。该病临床表现有：颅内压增高症状，表现为头痛、呕吐、视物模糊、嗜睡，甚至意识改变等；共济失调症状，患者步态异常，走路不稳；脑神经、脑和脊髓侵犯症状，表现为复视、斜视、眩晕、吞咽呛咳和锥体束征、背部疼痛和截瘫等；婴儿独特症状，表现为非特异性的嗜睡、眼球运动异常、落日征、精神运动延迟、发育迟缓和喂养困难，婴儿囟门 18 个月前还未闭合。本病临床治疗策略是手术联合全脑全脊髓放疗和辅助化疗。

根据临床表现，本病可属于中医学"慢惊风""眩晕""头痛"等范畴。中医学认为先天禀赋不足、肾气不足是本病基本病机。治疗原则为早期化痰软坚、行气活血散瘀为主；中期宜攻补并重，多采用益气行瘀、软坚化痰治法；晚期以补为主，兼祛邪抗瘤。

病案 吴某硕，男，7 岁，2019 年 11 月 18 日初诊。

主诉：头痛 2 年。

现病史：患者因头痛于 2019 年 10 月 31 日在医院行 MRI 检查示：右侧小脑占位性病灶，大小 44mm×44mm×45mm，考虑髓母细胞瘤可能；超声检查示：腹腔多发实性低回声结节。

现症：头痛，口干，扁桃体肿大，有口腔溃疡，口臭，腹痛。舌淡红，苔白。脉沉弦。

西医诊断：髓母细胞瘤。

中医辨证：正虚毒蕴，气滞血瘀。

治法：益气扶正，清热解毒，活血止痛。

处方：
黄芪 10g	白术 5g	防风 5g	白屈菜 5g
夏天无 10g	元胡 10g	川芎 5g	

14 剂

【按语】患者年幼，为稚阴稚阳之体，就诊时湿毒盛而正气虚。湿热蕴毒，阻滞气血，经络不畅，不通则痛，故症见头痛、腹痛、脉沉弦；湿热相互搏结，熏蒸于上，故见扁桃体肿大、口臭、口腔溃疡；毒热伤阴，故口干。高教授治疗以"药少力专"为思路，方选玉屏风散加减。玉屏风散出自《世医得效方》，由黄芪、白术、防风组成，可益气固表、祛邪扶正；白屈菜清热解毒、镇痛利尿，现代药理学研究示其为罂粟科植物，有明显的止痛及抑瘤作用；川芎、元胡、夏天无活血、行气、止痛。诸药配合，共奏益气扶正、清热解毒、活血止痛之功。

（王丽娜 整理）

恶性间皮瘤

恶性间皮瘤是一种罕见且恶性程度较高的肿瘤，发病速度较快，临床病程平均时间为 5 个月左右。恶性间皮瘤大多起病于胸膜、腹膜、心包腔间皮细胞等处。其中胸膜最为常见，约占间皮瘤类型的 81％。恶性胸膜间皮瘤的患者常伴有胸部胁肋疼痛、胸廓变形、胸膜增厚等症状。本病发病隐匿，尚无特异性临床表现及相关实验室指标与影像学特征，很难早期诊断，误诊率高。结合临床症状、影像学特征、病理学检查，尚可对恶性间皮瘤明确诊断。发病患者多有石棉、电离辐射、毛沸石接触史。此外，遗传因素也是重要的影响因素。目前临床上对本病的治疗主要是手术治疗、放疗和化疗。

根据临床表现，恶性间皮瘤属于中医"悬饮""支饮""水饮""水肿""痰饮"等范畴。多由素体正气亏虚，邪毒入侵，致使肺、脾、肾水液代谢功能失常，水饮停滞，聚而为痰。因此对本病的治疗，中医多采用温化水饮、健脾利湿、养阴清肺等法。

病案 李某年，男，47 岁，2019 年 5 月 20 日初诊。

主诉：消瘦乏力伴腿肿 1 年。

现病史：2018 年 10 月在某医院确诊为恶性间皮瘤（腹腔），检查示：纤维结缔组织中恶性肿瘤浸润；右肺肺气肿，右侧胸腔积液；肝右前叶下段近包膜与结肠间隙处占位性病变，大量腹水。腹部置引流管，1 年来已抽腹水 400～500ml。

现症：消瘦，疲倦乏力，出汗多，口干甚，饮水不解渴，眠可，食欲可，腿肿，大便日 1～2 行。脉沉弦，苔薄，舌淡白。

西医诊断：恶性间皮瘤。

中医辨证：气血两虚，湿毒内蕴。

治法：益气养血，祛湿解毒。

处方：

黄芪 50g	白术 10g	防风 10g	葛根 10g
当归 10g	白芍 10g	陈皮 10g	鸡内金 10g
白屈菜 10g	冬凌草 10g	徐长卿 10g	仙鹤草 30g
元胡 10g	川楝子 10g	甘草 5g	

14 剂

【按语】 患者就诊时症见消瘦、疲倦乏力、出汗多、口干、饮水不解渴等，乃久病气血两虚，推动固摄无力，组织失养失润；毒邪结聚，影响水液代谢，水湿内停，故见胸腔积液、腹水、腿肿。高教授治疗以益气养血、祛湿解毒为法。方中以黄芪、白术、防风、葛根、仙鹤草、甘草益气固表，补虚升清；当归、白芍养血滋阴；陈皮、鸡内金消食开胃，以促进中焦化生气血；白屈菜、冬凌草、徐长卿解毒祛湿；元胡、川楝子行气活血。

（刘开江 整理）

多发性骨髓瘤

多发性骨髓瘤是一种起源于 B 细胞系的恶性肿瘤，其特征为产生单克隆免疫球蛋白的异常浆细胞增多，并在骨髓内恶性增殖，引起骨折和骨髓功能衰竭，产生临床症状。该病在我国发病率＜1/10 万，发病年龄多为 40～70 岁的中老年人。其病因尚未完全阐明，家族史、遗传易感性、慢性抗原刺激、电离辐射、病毒感染（如 EB 病毒、单纯疱疹病毒 6）等可能与本病发病有关。

多发性骨髓瘤分为冒烟型、惰型、有症状的三个类型。临床表现有两大类。一是骨髓瘤细胞浸润征：骨痛是早期最常见的症状，多见腰骶部、胸廓及四肢疼痛。因骨髓瘤细胞分泌破骨细胞活性因子，激活破骨细胞，使骨质溶解、破坏所致。瘤细胞对骨质破坏，可引起骨质疏松或病理性骨折。瘤细胞还可引起骨髓造血功能衰竭，出现进行性贫血。二是异常的免疫球蛋白增多症：骨髓瘤细胞分泌大量免疫球蛋白，可引发高黏滞血症、骨髓瘤肾病等。如果不进行治疗，多发性骨髓瘤进展期患者的中位生存期仅为 6 个月，接受传统化疗者中位生存期也不超过 3 年，仅 25％ 的患者可生存 5 年以上。目前西医治疗方法主要包括常规化疗、造血干细胞移植、免疫调节药物、蛋白酶体抑制剂、骨髓移植等。常用药主要有烷化剂、干扰素、糖皮质激素、沙利度胺等。

根据临床表现，本病属于中医"骨痹""骨蚀""虚劳""血虚"等范畴。多因年老肾虚，毒邪内侵，深入至骨，侵蚀骨骼，因毒致瘀，毒瘀互结，故肾虚毒瘀内伏骨髓为病机。其病位是在骨髓及血液，与肾密切相关。本病多为本虚标实证，以肾虚为本，热毒、气滞、血瘀、痰浊等为标。治疗当以补肾解毒化瘀为原则。

病案 白某峰，女，51 岁，2014 年 4 月 14 日初诊。

现病史：2014 年 2 月 18 日于医院经 MRI 检查发现：胸椎多发病变，第 3 胸椎椎体病理性骨折，确诊为多发性骨髓瘤，行放射治疗 20 余次。2014 年 3 月 4 日查血清免疫球蛋白 κ-轻链 1040mg/dl、λ-轻链 484mg/dl，均正常。2014 年 3 月 20 日骨髓穿刺示：骨髓增生活跃（Ⅲ～Ⅳ级），粒细胞：红细胞=2.25：1。

现症：畏寒，后背凉麻疼痛，皮肤麻木，食纳可，眠可，大便正常。末次月经 3 月 13 日。脉沉弦，苔薄白，舌淡红。

中医辨证：脾肾阳虚，寒凝血瘀。

治法：温补脾肾，祛风散寒，养血活血。

处方： 桑寄生 10g　　续断 10g　　狗脊 10g　　生黄芪 30g

　　　　当归 10g　　白芍 20g　　羌活 10g　　白芷 10g

　　　　姜黄 10g　　元胡 10g　　香附 10g　　桔梗 10g

　　　　　　　　　　　　　　　　　　　　　　　　　　　14 剂

【按语】 患者就诊时以畏寒、后背凉麻疼痛、皮肤麻木为主症。《难经·二十二难》提到"气主煦之，血主濡之"，畏寒、后背发凉乃阳气亏虚，机体失于温煦所致；后背麻木、皮肤麻木为血虚络空，局部失养；气能行血，气虚推动无力，则血行迟缓而瘀滞，阳虚则阴盛，阴盛则寒凝血瘀，均可引起血脉不通，故后背疼痛。脾为气血生化之源，肾为一身阳气之根本，故治疗当以培补脾肾、温养气血、散寒活血为法。高教授处方以黄芪健脾补气，桑寄生、续断、狗脊补肾强腰脊，当归、白芍养血，羌活、白芷祛风散寒，姜黄、元胡、香附行气活血，桔梗引药上行。该方既能针对脾肾阳虚、气血亏虚之本，又能针对寒凝血瘀之标。

（王文娟整理）

嗜酸粒细胞增多

　　嗜酸粒细胞增多指一组以嗜酸性粒细胞持续增多，伴有多系统、多脏器受累的疾病。心脏、肺脏、皮肤和中枢神经系统是最常见受累的组织器官。该病诊断标准为：外周血嗜酸性粒细胞绝对值大于 $1.5×10^9$/L 且持续 6 个月以上；骨髓中嗜酸性粒细胞增多；具有皮肤嗜酸性粒细胞浸润的症状和体征。临床表现多种多样，如发热、乏力、咳嗽咳痰、呼吸困难、心律失常、头痛、腹痛、肌肉关节疼痛、血管神经性水肿、红斑、皮疹、黏膜溃疡等。本病好发于女性，发病率为男性的 2 倍。发病高峰年龄段为 10～15 岁及 45～60 岁。本病发病多与寄生虫感染、变态反应性疾病、结缔组织病、皮肤病、胃肠道疾病、造血系统疾病、肿瘤、药物使用等有关。其预后与病因有关，如病因是寄生虫感染、变态反应性疾病、药物使用等，预后良好；如病因是恶性肿瘤、嗜酸粒细胞白血病，则预后差。一线治疗药物是激素，其他治疗措施有干扰素、抗组胺药物、依托泊苷、环孢素、白细胞分离术、脾切除术等。

　　根据临床表现，本病可属于中医"发热""咳喘""斑疹"等范畴。多由外感风热、脾虚挟湿或脾肾亏虚所引起，临床需结合患者具体病情审因论治。

病案　黄某，男，41 岁，2018 年 2 月 26 日初诊。

主诉： 臀部肿块 2 年余。

现病史： 2015 年 7 月患者进行房屋装修后右侧臀部出现肿块。2015 年 12

月于某医院确诊为嗜酸粒细胞增多，给予激素冲击治疗（醋酸泼尼松 60mg/d），病情仍未控制，臀部皮下脂肪组织呈瘤样增生，局部病灶呈上皮样血管瘤。2017 年 10 月 10 日医院病理会诊报告示：真皮及皮下脂肪组织内见较多嗜酸性粒细胞浸润，伴小血管增生，病变弥漫分布，主要沿真皮小血管及附属器周围及脂肪小叶间隔分布，不除外嗜酸粒细胞增多，建议结合临床区分特发性或继发性。给予醋酸泼尼松 15mg/d 口服，每周注射干扰素 3 次。干扰素注射后四肢散发过敏性丘疹，伴腹泻。现口服醋酸泼尼松 20mg/d。2 月 8 日化验示：嗜酸性粒细胞百分比 7.0%（↑），嗜酸性粒细胞绝对值 0.6×10^9/L（↑）；IgE 升高；经检查对螨虫、鱼虾过敏。

现症： 满月脸，怕热，出汗多，疲倦，失眠，大便干，皮肤瘙痒，下颌至颈部皮肤粗糙，有新出硬结，脉沉弦，苔薄白，舌红。

西医诊断： 嗜酸粒细胞增多。

中医辨证： 毒热蕴结，气阴两虚。

治法： 清热凉血，益气养阴。

处方：

黄芪 50g	白术 10g	防风 10g	生地黄 10g
凌霄花 10g	生石膏 30g	土茯苓 10g	槐花 10g
白屈菜 10g	白鲜皮 30g	地肤子 10g	蛇床子 10g
白芍 20g	甘草 5g		

14 剂

【按语】 初诊时患者正进行激素治疗，激素易使机体火热偏盛，故见满月脸、怕热、舌红；火热结聚成毒，故使皮肤出现硬结；火热扰神，故失眠；热盛则迫津外泄，故出汗多；"壮火食气"，气随津泄，均可造成正气耗伤，故疲倦；热盛耗伤津血，血燥而生风，组织、脏腑失润，故皮肤粗糙瘙痒、大便干。高教授辨证为毒热蕴结、气阴两虚，治以清热凉血、益气养阴。处方以玉屏风散（黄芪、白术、防风）益气固表；生地黄、白芍养血凉血；土槐饮（土茯苓、槐花、甘草）、凌霄花入血分以清热凉血；生石膏清气分热；白屈菜清热解毒；白鲜皮、地肤子、蛇床子祛风止痒。

2 诊（2018 年 3 月 26 日）：药后疲倦减轻，精神好转，睡眠改善。现下肢有红色斑丘疹，瘙痒明显，心慌，怕热，食欲亢进，喜冷饮，大便干。脉沉弦，苔薄白，舌红。已停用干扰素，仍口服醋酸泼尼松 10mg/d。

处方：

黄芪 50g	白术 10g	防风 10g	生地黄 10g
凌霄花 10g	生石膏 30g	柴胡 10g	黄芩 10g
连翘 10g	牡丹皮 10g	炒栀子 10g	当归 10g
白芍 10g	甘草 5g		

14 剂

【按语】2诊时患者疲倦减轻，精神好转，睡眠改善，仍症见下肢有红色斑丘疹、瘙痒明显、心慌、怕热、食欲亢进、喜冷饮、大便干、舌红等，提示正虚且热毒仍盛。治疗以益气养血、清热凉血为法，以玉屏风散、丹栀逍遥散合方加减。方中玉屏风散健脾益气，生地黄、当归、白芍养血，柴胡、黄芩、栀子清解少阳郁热，石膏、连翘清解阳明之热，牡丹皮、凌霄花入血分清热凉血活血，甘草清热解毒，并调和诸药。

3诊（2018年4月9日）：睡眠尚可，皮肤无新发红斑，仍有身热瘙痒，食欲亢进，大便日1～2次，脉沉弦，舌胖大有齿痕，苔薄白。3月1日化验示：白细胞$10.5×10^9$/L（↑），嗜酸性粒细胞百分比17%（↑），嗜碱性粒细胞百分比1.1%（↑），血红蛋白162g/L（↑）。4月8日化验示：嗜酸性粒细胞百分比10.8%（↑），血红蛋白164g/L（↑）。

处方：黄芪50g　　白术10g　　防风10g　　生地黄10g
　　　凌霄花10g　生石膏30g　柴胡10g　　黄芩10g
　　　连翘10g　　白芍10g　　甘草5g

14剂

【按语】3诊时患者身上无新发红斑，说明血分之热有所减轻，故上方去牡丹皮、栀子、当归以稍减凉血活血之力，继续用生地黄、白芍、凌霄花养血消斑。患者仍有身热、食欲亢进、瘙痒等症，说明气分之热未清，故以柴胡、黄芩、连翘、石膏清解透散气分之热；舌胖大有齿痕，提示脾虚挟湿，故以玉屏风散、甘草健脾祛湿。

4诊（2018年4月23日）：药后身热瘙痒、皮肤干燥好转，胃中嘈杂改善，大便日1次，脉沉弦，苔白厚腻。

处方：黄芪50g　　白术10g　　防风10g　　莪术10g
　　　凌霄花10g　生石膏30g　柴胡10g　　黄芩10g
　　　地肤子10g　牡丹皮10g　炒栀子10g　白鲜皮30g
　　　连翘10g　　白芍10g　　甘草5g

14剂

【按语】4诊时患者身热瘙痒、皮肤干燥、胃中嘈杂均减轻，说明气分之热得减、津血得复。观察舌脉，见苔白厚腻、脉沉弦，提示湿热未清。故上方去生地黄以减滋腻之性，加莪术、牡丹皮、栀子以清热凉血活血，加白鲜皮、地肤子加强清热利湿作用。

5诊（2018年5月21日）：现身上有皮疹，遇冷风刺激易咳嗽，偶有胸闷，腹泻日2～3次。5月17日化验示：嗜酸性粒细胞绝对值$0.48×10^9$/L（正常），嗜酸性粒细胞百分比4.7%（正常）。

处方：黄芪30g　　白术10g　　防风10g　　葛根10g

陈皮 10g	桔梗 10g	黄芩 10g	板蓝根 10g
天花粉 30g	芦根 10g	茜草 10g	紫草 10g
当归 10g	白芍 10g	甘草 5g	

6 剂/超微粉碎

【按语】5 诊时患者复查血液指标恢复正常，症见身上有皮疹、受风易咳、偶有胸闷、大便频、便溏。因热毒未解，故身上仍有皮疹；肺气虚不能顾护肌表，故遇冷风刺激则咳嗽，肺气壅滞故胸闷；脾气虚弱，不能运化升清，故腹泻日 2～3 次。治疗应继续益气扶正、凉血解毒。方中玉屏风散、葛根益气固表、升清止泻，天花粉、芦根、当归、白芍养血生津，陈皮、桔梗燥湿化痰宣肺，黄芩、板蓝根清热解毒，紫草、茜草凉血活血，甘草清热解毒、调和诸药。本例患者初诊时皮肤红斑明显伴明显瘙痒，经治疗症状明显缓解，生化指标恢复正常，取得了较好的效果。

（赵汗青整理）

反应性浆细胞增多

反应性浆细胞增多是由多种病因或原发病引起的，以骨髓浆细胞增多为主要表现的一组疾病。其发病主要与病毒感染、结核病、其他慢性感染性疾病、变态反应性疾病、结缔组织病、血液系统疾病、慢性肝病、胆道疾病、心脏病、肿瘤等有关。由于本病继发于各种疾病，其临床表现与原发病有关，故缺乏特异性，临床可见发热、贫血、肝脾肿大等。临床诊断依据主要是：骨髓浆细胞增多≥3%，而<10%，一般都为成熟的浆细胞，而 γ 球蛋白或免疫球蛋白正常或稍增高，以多克隆 IgG 增高较多见。治疗主要是针对病因或原发病的治疗。预后取决于原发病，在原发病得到缓解或根治后，骨髓浆细胞数可恢复正常。

根据本病的发病因素、发病过程，可属于中医"温热病"范畴。临床治疗一般遵循温病学的卫气营血辨证方法予以辨证治疗。

病案 丁某芳，女，59 岁，2011 年 10 月 24 日初诊。

主诉：全身疼痛 5 个月余。

现病史：自 2011 年 5 月开始疲倦无力，医院检查示：骨髓增生活跃，浆细胞偏高，IgH 基因重排阴性。有肺结核史。

现症：全身皮肤疼痛剧烈，疲乏无力，大便日 2 次。脉沉弦细弱，苔薄白，舌质淡暗。

西医诊断：反应性浆细胞增多。

中医辨证：气血两虚，经络阻滞。

治法：益气养血，通经活络。

处方：

黄芪 30g	当归 10g	白芍 15g	木瓜 10g
木通 5g	鸡血藤 30g	丝瓜络 5g	甘松 10g
元胡 10g	川楝子 10g	甘草 5g	

14剂

【按语】患者患病5个月余，邪毒久蓄，耗伤气血，全身失养，故疲倦乏力、脉沉弦细弱；气虚推动无力，则血行瘀滞，不通则痛，故舌质淡暗、全身皮肤剧烈疼痛。高教授治疗以益气养血、通经活络为法，标本同治。方以黄芪、当归益气生血；鸡血藤、丝瓜络、木瓜、木通养血活血、通经活络；芍药甘草汤酸甘化阴，缓急止痛；元胡、川楝子、甘松理气活血止痛。

（赵汗青整理）

华氏巨球蛋白血症

华氏巨球蛋白血症是一种淋巴样浆细胞淋巴瘤伴有单克隆免疫球蛋白 M（IgM）异常增生的疾病。特点为淋巴样浆细胞浸润骨髓及髓外组织，合成及分泌单克隆 IgM，从而引起一系列临床表现。早期临床表现仅见乏力、消瘦、纳差等一般症状。随着疾病进展，可出现贫血、出血、肝脾肿大、高黏滞血症、淋巴结肿大、周围神经病变、冷球蛋白血症、淀粉样变性、肾功能损害等较特殊表现。本病是一种全身性疾病，任何组织和器官都可发生，但以皮肤黏膜、消化系统多见。常见于老年人，男性多于女性。其病因尚不明确，可能与自身免疫异常有关。该病诊断依赖于骨髓检查和发现异常免疫球蛋白（M蛋白）。临床以对症支持治疗、药物治疗为主。药物以烷化剂、核苷类似物、单克隆抗体利妥昔单抗为主。若未经积极有效的治疗，可引起重症感染，或并发第二肿瘤。

根据临床表现，本病可属于中医"虚劳""血证""积聚""瘀毒"等范畴。由于该病较罕见，目前中医对其辨治报道较少。病因病机主要为正气亏虚，气滞、痰浊、瘀血、邪毒凝聚，为本虚标实之证。可按照中医学扶正祛邪之法辨治。

病案 李某言，男，66岁，2010年12月20日初诊。

主诉：头晕头痛1个月余。

现病史：因头晕头痛，经医院检查确诊为华氏巨球蛋白血症，化疗效果不明显。化验示：免疫球蛋白 G（IgG）45.8g/L（↑），免疫球蛋白 M（IgM）

46g/L（↑），血黏稠度高；红细胞（RBC）计数 3.07×10^{12}/L（↓），血红蛋白（Hb）浓度79g/L（↓）。浅表性胃炎史，间断胃胀2年。贫血史1年。

现症：头晕，头痛，耳鸣，失眠，纳差，大便频、不成形（便溏）。脉弦数，苔薄白，舌暗红。

西医诊断：华氏巨球蛋白血症。

中医辨证：气血两虚，瘀血内停。

治法：益气养血，理气活血。

处方：

黄芪 30g	当归 10g	丹参 10g	生地黄 10g
川芎 5g	白芍 10g	仙鹤草 30g	益母草 15g
桃仁 10g	红花 10g	白芷 10g	莪术 10g

14剂

【按语】初诊时患者气血亏虚，心神失养，故失眠；脾为后天之本，主运化，脾气虚弱，失于健运升清，故纳差、便溏；瘀血内停，经络不通，清窍失养，故头晕、头痛、耳鸣。高教授治疗以益气养血、理气活血为法，方中以四物汤、黄芪当归汤健脾益气养血；仙鹤草扶正补虚；白芷祛风通窍止痛；莪术理气活血；益母草、桃仁、红花、丹参活血化瘀。

2诊（2011年1月10日）：已完成11次化疗，现耳鸣，疲乏无力，易早醒，食欲欠佳，口干欲饮，双腿无力，腿肿，全身肌肉疼痛。舌暗有齿痕，苔腻。

处方：

黄芪 30g	当归 10g	丹参 10g	生地黄 10g
川芎 5g	鸡血藤 30g	仙鹤草 30g	益母草 15g
生龙骨 30g	生牡蛎 30g	牡丹皮 10g	莪术 10g

14剂

【按语】2诊时患者刚经过化疗，气血亏虚更甚，故见口干、耳鸣、乏力、早醒、纳少等症状；气虚推动无力，津血运行不畅，故腿肿、全身肌肉疼痛、舌暗有齿痕、苔腻；遵前法，上方将白芍换成鸡血藤以加强养血活血之力，去桃仁、红花以防活血化瘀进一步耗伤正气，加牡丹皮以凉血活血；去白芷以防辛温药伤阴，加龙骨、牡蛎以滋阴潜阳、重镇安神。

3诊（2011年5月9日）：现睡眠差，疲倦无力，双下肢无力，脉沉弦，苔白腻，舌紫暗。

处方：

黄芪 30g	太子参 10g	白术 10g	陈皮 10g
葛根 10g	升麻 10g	柴胡 10g	黄芩 10g
法半夏 10g	仙鹤草 30g	元胡 10g	川楝子 10g
牛膝 10g	甘草 10g		

14剂

【按语】3诊时患者疲倦无力、双下肢无力、睡眠差，提示脾肾两虚，气血不足，心神失养；舌紫暗、苔白腻、脉沉弦，乃气虚推动无力导致血瘀湿阻。治以健脾补肾、理气活血利湿。方中黄芪、太子参、白术、仙鹤草健脾益气、扶正补虚，升麻、葛根健脾升阳，牛膝补肾活血，柴胡、黄芩、法半夏调理气机，元胡、川楝子理气活血，陈皮配法半夏燥湿化痰，甘草调和诸药。

4 诊（2011 年 6 月 27 日）：服药后睡眠好转，现精力不足，嗜睡，食后即困，疲倦无力，头晕耳鸣，膝、踝关节疼痛，舌质淡，苔厚腻，脉沉弦。

处方：
黄芪 30g	太子参 10g	白术 10g	陈皮 10g
葛根 10g	升麻 10g	当归 10g	生牡蛎 30g
莪术 10g	红花 10g	板蓝根 12g	甘草 5g

14 剂

【按语】4 诊时患者睡眠改善，症见精力不足、疲倦无力、嗜睡、食后即困、头晕耳鸣等，乃脾气虚弱，清阳不升；膝、踝关节疼痛，舌质淡，苔厚腻，脉沉弦等，为气血亏虚，痰湿阻络。治疗以健脾升清、益气养血、化痰活血为法。处方以黄芪、太子参、甘草健脾益气；葛根、升麻提升清阳；当归与黄芪相配，补气生血；白术、陈皮健脾和胃、渗湿化痰；莪术、红花理气活血；板蓝根清热，可制约参、芪之温；牡蛎潜阳，以防葛根、升麻升阳太过。

5 诊（2011 年 8 月 22 日）：现自觉易疲劳，嗜睡，食纳不多，饭后嗳气，胸闷憋气，大便日 1 次、不成形，睡觉时腿麻。舌质暗，苔厚腻，脉沉弦。8 月 17 日化验示：IgM 39.6g/L（↑），红细胞压积 60%（↑），红细胞沉降率（↑）。

处方：
黄芪 30g	焦白术 10g	陈皮 10g	丹参 10g
白芍 10g	生地黄 10g	赤芍 10g	槐花 10g
紫草 10g	生石膏 30g	白屈菜 10g	黄柏 10g

14 剂

【按语】5 诊时患者查 IgM、红细胞沉降率仍偏高，提示血分热毒未清；症见疲劳、嗜睡、食纳少、大便不成形等，乃脾气亏虚，清阳不升；胸闷憋气、嗳气、苔厚腻为脾虚水湿不化，湿阻气滞；腿麻、舌暗为气虚无力行血，血行不畅。治疗应健脾祛湿活血、清热凉血解毒。方中黄芪、白术、陈皮健脾益气、理气祛湿，丹参、白芍养血活血，生地黄、赤芍、槐花、紫草凉血活血，石膏、白屈菜、黄柏清热解毒。

6 诊（2011 年 12 月 5 日）：化疗后疲倦明显，口干，纳可，夜尿频，大便日 2 次。

处方：
藿香 10g	佩兰 10g	白术 10g	陈皮 10g
女贞子 10g	墨旱莲 10g	白芍 10g	玄参 10g
仙鹤草 30g	生石膏 30g	白屈菜 12g	甘草 5g

14 剂

【按语】6 诊时患者因再次化疗，出现疲倦、口干、夜尿频等气阴两虚之象。治疗应以益气养阴、清热解毒为法。处方中藿香、佩兰芳香化湿，白术、陈皮健脾和胃，甘草、仙鹤草扶正补虚，女贞子、墨旱莲、玄参、白芍滋阴养血，石膏、白屈菜清热解毒。

7 诊（2011 年 12 月 19 日）：乏力好转，睡眠可，偶有心前区疼痛，舌质暗，苔厚腻。

处方：

藿香 10g	佩兰 10g	白术 10g	陈皮 10g
女贞子 10g	墨旱莲 10g	白芍 12g	红花 10g
仙鹤草 30g	鸡血藤 30g	甘草 5g	

14 剂

【按语】7 诊时患者乏力减轻，症见心前区疼痛、舌暗、苔厚腻，提示痰浊内停、心血瘀滞。故上方去玄参、石膏、白屈菜等寒凉碍血之药，加红花、鸡血藤以加强活血之力。

（赵汗青整理）

多发性肌炎

多发性肌炎是以肌无力、肌痛为主要表现的自身免疫性疾病。本病主要见于 18 岁以上的成人，女性多于男性。发病机制目前尚不清楚，根据其特征性的病理表现，即 T 细胞攻击表达主要组织相容性复合体-Ⅰ（MHC-Ⅰ）的肌纤维，说明其为 T 细胞介导的免疫异常性肌病。本病呈亚急性或隐匿起病，可在数周或数月内进展。最常受累的肌群为颈屈肌及四肢近端肌，表现为平卧位抬头费力、举臂及抬腿困难，远端肌无力相对少见。严重者可累及延髓肌群和呼吸肌，出现吞咽、构音障碍及呼吸困难。约 30% 的患者有肌肉疼痛。本病大部分预后良好。糖皮质激素是治疗本病的首选药物。对于糖皮质激素不敏感、耐受差及部分起病即较严重的患者，可加用或换用免疫抑制剂，如硫唑嘌呤、甲氨蝶呤等。

根据临床表现，本病可归属于中医学"痿病""痹病"等范畴。中医学认为先天禀赋不足、肾气虚弱是本病主要病因病机。治疗上，急性期以祛邪为主，或除湿热，或清肺热；亚急性和慢性期多见虚证，耗气伤阴，或阴阳五脏俱损。根据"治痿独取阳明"的理论，以及对脏腑、气血、阴阳的辨证分析，或补益脾胃，或补益肝肾，通过益气养血以滋养五脏。

病案 1 张某珠，女，68 岁，2014 年 8 月 4 日初诊。

主诉：四肢无力 1 年半。

现病史：患者1年前发现提重物费力，在医院确诊多发性肌炎。近半年病情加重，体重减轻。服用泼尼松50mg/d。

现症：疲乏无力，体重减轻，食欲可，双下肢发凉，偶有后背疼痛，二便正常。舌淡红，苔薄白，脉沉弦。血压138/90mmHg。有2型糖尿病史，每日注射胰岛素。

西医诊断：多发性肌炎。

中医辨证：肝脾不调，气血两虚。

治法：健脾疏肝，益气养血。

处方：

黄芪50g	党参15g	焦白术10g	茯苓10g
升麻10g	柴胡10g	黄芩10g	白芍10g
当归10g	牛膝10g	木瓜10g	甘草5g

14剂

【按语】初诊时患者症见疲倦乏力、消瘦，为气血亏虚之征；下肢凉、后背疼痛、脉沉弦提示气虚血瘀，经络不畅。因"脾在体合肉，主四肢""肝藏血，主筋"，高教授认为该病当从肝脾论治，采用补中益气汤、小柴胡汤合方加减。方中黄芪、党参、白术、茯苓、升麻、甘草健脾益气升清；柴胡、黄芩疏肝清热；当归、白芍、木瓜、牛膝补益肝肾、养血活血、舒筋活络。全方共奏健脾疏肝、益气养血、活血通络之效。

2诊（2014年8月18日）：现目眵多，易出汗，下肢怕凉。

处方：

黄芪30g	黄精10g	焦白术10g	茯苓10g
柴胡10g	黄芩10g	白芍10g	当归10g
川芎5g	丹参10g	鸡血藤30g	黄柏10g

14剂

【按语】2诊时患者诸症有所改善。因久病气虚，津液不固，故易出汗；阳气亏虚，温煦不足，气血循行不畅，故下肢怕凉；湿热内蕴，故目眵多。上方加黄精平补脾肾，补益精气，代替党参、升麻、甘草之健脾益气升清作用；加川芎、丹参、鸡血藤养血活血通络，代替牛膝、木瓜舒筋活络作用；加黄柏清利湿热，固本坚阴。

病案2 李某霖，女，6岁，2009年5月6日初诊。

主诉：四肢酸痛无力3年。

现病史：2006年因四肢酸痛无力于某医院诊为多发性肌炎，住院治疗1个月后化验指标全部降低。2007年1月激素减量后化验指标又增高，遂住院治疗，激素加量，1个月后出院时指标正常。5月4日化验：肌酸激酶（CK）496U/L(↑)，肌酸激酶同工酶（CK-MB）45.0U/L(↑)。

现症：四肢酸痛，倦怠无力，食纳少，舌淡白，苔薄，脉弦细。

西医诊断：多发性肌炎。

中医辨证：气血两虚，毒热未清。

治法：益气养血，清热解毒。

处方： 黄芪15g　　白术10g　　防风10g　　陈皮5g

　　　　五味子5g　　黄芩5g　　　金银花5g　　甘草5g

　　　　　　　　　　　　　　　　　　　　　14剂

2诊（2009年6月9日）：坚持服药1个月，病情稳定，以玉屏风颗粒长期服用。

【按语】就诊时患者症见倦怠无力、食纳少、舌淡白、脉弦细等，乃脾胃虚弱，气血生化不足，推动无力所致；因毒热未清，经络不畅，故四肢酸痛。方选玉屏风散、陈皮、甘草健脾和胃、燥湿，五味子滋肾益阴，金银花、黄芩清热解毒。病情稳定后，嘱长期服用玉屏风颗粒以益气扶正巩固疗效。

（王丽娜整理）

巨细胞动脉炎

巨细胞动脉炎是一种肉芽肿性血管炎，累及大中型血管，同时可累及起始于主动脉弓的各个动脉及颅内分支，50岁以上多发。因发现病例多见颞动脉受累，故又称为颞动脉炎。本病临床表现多样，主要分为两部分：一是特定血管受累引起的局部缺血表现。累及颅内动脉者，可表现为较典型的颞部头痛、眼部症状及神经系统症状。累及大血管者，表现为四肢间歇性跛行、胸背部疼痛症状。二是炎症引起的全身表现，如发热、全身不适、疲劳、风湿性肌痛等。部分患者的首发症状为全身非特异性表现，故早期诊断巨细胞动脉炎比较困难，容易误诊。本病发病机制目前尚不完全清楚，除了与遗传、感染因素相关外，最主要的病理基础是自身免疫介导的血管炎症，涉及免疫系统各个方面，并通过各种促炎细胞因子形成一张调控网络来影响整个免疫过程。糖皮质激素是初始治疗的主要药物，免疫抑制剂、生物制剂（如白介素6阻滞剂托珠单抗等）均可用于治疗。

根据临床表现，本病可属于中医"血痹""血瘀证""无脉症"等范畴。中医认为，本病是由于机体先天禀赋不足，外邪内侵，阻滞经脉，内攻脏腑所致。因此活血化瘀当贯穿于疾病治疗的始终。

病案 孙某贵，男，61岁，2016年5月23日初诊。

主诉： 双下肢麻木2年。

现病史： 患者双下肢麻木2年，2016年5月11日在某医院确诊为巨细胞动脉炎。

现症： 患者现坐轮椅出行，自述下肢麻木以左腿为重，麻木疼痛难忍，左上肢也麻木，抬头动作迟缓，张口疼痛，疲倦无力，眠差，头汗多，口干口渴，食欲一般，不能吃硬的食物，夜尿频（每小时1次）。查红细胞沉降率（简称"血沉"）48mm/h(↑)。脉沉弦，苔少，舌质淡。

西医诊断： 巨细胞动脉炎。

中医辨证： 气血两虚，经络瘀阻。

治法： 益气养血，活血通络。

处方：

黄芪50g	当归10g	白术10g	陈皮10g
葛根10g	升麻10g	元胡10g	川楝子10g
牛膝10g	木瓜10g	白芍30g	丹参10g
川芎5g	姜黄10g	鸡血藤30g	丝瓜络10g

14剂

【按语】 初诊时患者症见肢体麻木、抬头动作迟缓、张口疼痛、脉沉弦，乃经络气血不通之象；疲倦无力、头汗多、夜尿频、眠差、舌淡苔少，乃久病耗伤气血，气虚推动固摄无力，血虚心神失养。治当益气养血、活血通络，高教授采用补中益气汤加减方治疗。方中黄芪、白术健脾益气，白术与陈皮相配健脾胃，葛根、升麻补气升清，黄芪与当归相配补气生血，丹参、白芍养血活血，元胡、川楝子、川芎、姜黄行气活血止痛，牛膝、木瓜、鸡血藤、丝瓜络舒筋活血、通经活络。

（巫蓉整理）

节段性透明性血管炎

节段性透明性血管炎，又名白色萎缩，是临床上较少见的一种皮肤血管炎。其病理特征是表皮萎缩，真皮有硬皮样改变，真皮乳头层下方血管扩张，中下部小血管内皮细胞增生，管壁透明性变，管腔内见透明血栓形成，血管周围可见出血。临床表现为小腿下1/3处，特别是足踝和足背部出现紫癜、丘疹，以及卫星状分布的小溃疡，溃疡愈合后留下白色瘢痕，周围有色素沉着和毛细血管扩张，以疼痛显著为特征。该病好发于夏季，中青年女性多发，发病率为1/10万。其病因尚不明确，一般认为是由原发性毛细血管炎、慢性感染、血凝纤溶系统失衡等引起的小血管内纤维蛋白血栓所致。西医主要是采用抗凝药、血管扩张剂及激素等治疗，可短期缓解症状，但难以控制疾病的反复发作。

从该病临床表现来看，与中医的"脉痹"有相似之处。"脉痹"一词，首见于《素问·痹论》（"以夏遇此者为脉痹""脉痹不已，复感于邪，内舍于心"），是指以血脉痹阻不通为突出表现的痹病。该病主要累及下肢脉络，为气血同病。因心主血脉，故本病与心密切相关。主要病机为湿热瘀毒，痹阻络脉。治疗当以清热利湿、活血解毒为法。

病案 许某燕，女，30岁，2012年5月21日初诊。

主诉：双下肢溃烂疼痛3年。

现病史：患者2008年发现双下肢走路后有沉重感，溃烂后疼痛加重。2009年在某医院确诊为节段性透明性血管炎。

现症：下肢溃烂疼痛。月经周期34天，带经5天，偶有血块及痛经，末次月经5月4日。脉沉弦，苔薄，舌淡红。

西医诊断：节段性透明性血管炎。

中医辨证：血分毒热，瘀阻于下。

治法：清热解毒，凉血活血。

处方：

连翘10g	炒栀子10g	牡丹皮10g	丹参10g
生地黄10g	凌霄花10g	红花10g	苏木10g
皂角刺10g	没药10g	三棱10g	牛膝10g

14剂

【按语】《素问·至真要大论篇》云"诸痛痒疮，皆属于心"，心主血脉而属火。就诊时患者以双下肢溃烂疼痛为主要表现，血脉瘀滞，不通则痛，故下肢疼痛；血分蕴热，气血壅滞，热盛肉腐发为疮疡，故下肢溃烂。患者月经有血块、痛经，均为血瘀之征。治疗当清热解毒、凉血活血。高教授处方以连翘、栀子清心泻火、清热解毒；牡丹皮、丹参、生地黄、凌霄花清心凉血，养血活血；三棱、红花、苏木、皂角刺、没药活血化瘀，消肿止痛；牛膝引诸药达于下肢。

（巫蓉整理）

僵人综合征

僵人综合征是一种以躯干和四肢拮抗肌同时收缩引起的进行性、波动性僵硬，伴阵发性痉挛为特征的中枢神经系统疾病。该病属自身免疫性疾病，好发于 20～50 岁的成年人，发病率约为 1/100 万。临床虽罕见，但致残率和死亡率高。发病病因目前尚不清楚，患者发病的同时常合并糖尿病、甲状腺功能亢进症（甲亢）、甲状腺功能减退症（甲减）、恶性贫血、白癜风等其他自身免疫性疾病。该病最初影响轴性肌肉，在大多数情况下常扩散到四肢肌肉，导致慢性疼痛、痉挛、姿势畸形和运动障碍。情绪压力和感觉刺激可加重疾病的临床表现。目前其治疗尚缺乏有效的特异性手段，主要是对症支持治疗，以使用 γ-氨基丁酸（GABA）受体激动剂（如苯二氮䓬类药物、巴氯芬等）为主；此外还有对病因治疗，如丙种球蛋白、免疫抑制剂、激素冲击等。

中医古籍中尚无本病病名的明确记载，结合其临床表现，可归属于"痉证"范畴。《景岳全书·痉证》提出"凡属阴虚血少之辈，不能养营筋脉，以致搐挛僵仆者，皆是此证"，认为痉证属筋脉之病，常由阴液精血亏虚，不能滋养经筋所致。《伤寒论翼》云"六气为患，皆足以致痉，然不热则不燥，不燥则不成痉矣"，故本病多以阴血亏虚、筋燥失养为本虚，邪气袭扰为标实。治疗当标本兼顾，滋阴养血、润燥柔筋以治本，清热、利湿、祛风、散寒、止痉以治标。

病案 张某美，男，39 岁，2021 年 1 月 25 日初诊。

主诉：四肢关节僵硬疼痛 2 个月余。

现病史：患者因四肢关节僵痛，于 2020 年 11 月 3 日在某医院诊断为僵人综合征。口服奥卡西平 100mg/d。

现症：手指、脚趾关节僵硬疼痛，并逐渐加重。面部少许痤疮。舌质红，苔薄，脉沉弦。

西医诊断：僵人综合征。

中医辨证：肝脾湿热，经络瘀滞。

治法：疏肝清热，祛湿化痰，养血活血。

处方 柴胡 10g　　黄芩 10g　　法半夏 10g　　白术 10g
陈皮 10g　　丹参 10g　　白芍 20g　　木瓜 5g
桃仁 10g　　红花 10g　　苏木 10g　　鸡血藤 30g
甘草 5g

14 剂

【按语】患者初诊时症见手足关节僵硬疼痛，关节乃肌肉筋脉汇聚之处，"脾主四肢，在体合肉""肝主藏血，在体合筋"，肝脾失调，气滞血瘀，痰湿内停，可痹阻经络，不通则痛。面部痤疮、舌红、脉沉弦，提示内热明显。故治疗采用疏肝清热、祛湿化痰、养血活血之法。处方以柴胡、黄芩疏肝清热；

白术、陈皮、法半夏祛湿化痰；白芍、木瓜、甘草酸甘化阴，缓急止痛；丹参、鸡血藤、桃仁、红花、苏木养血活血，消肿止痛。

2诊（2021年2月8日）： 手指关节屈伸不利，头部脂溢性皮炎，面部痤疮，大便日2次、偏溏，自2020年11月开始咽痒、咳嗽。脉沉弦，舌质红，苔薄白。

处方：
黄芪 30g	白术 10g	防风 10g	当归 10g
柴胡 10g	黄芩 10g	丹参 10g	白芍 10g
木瓜 10g	姜黄 10g	鸡血藤 30g	仙鹤草 30g
红景天 10g	甘草 5g		

30剂

【按语】 2诊时患者关节疼痛减轻，症见手指关节屈伸不利、头部脂溢性皮炎、面部痤疮、舌红，提示虽药中病机，但湿热未清，经络仍不畅。咽痒而咳、便溏提示肺脾气阴两虚。治疗采用健脾益气、疏肝清热、养血活血之法。上方去陈皮、法半夏、桃仁、红花、苏木，加黄芪、仙鹤草、防风健脾祛湿，加当归、红景天、姜黄养血活血。

3诊（2021年5月17日）： 服药后手足僵硬缓解，一般情况尚可。

处方：
黄芪 30g	白术 10g	柴胡 10g	黄芩 10g
法半夏 10g	党参 10g	白芍 20g	木瓜 15g
红花 10g	苏木 10g	鸡血藤 30g	冬凌草 20g

30剂

【按语】 3诊时患者手足僵硬明显缓解，说明前面的治疗药证相符。处方继续采用疏肝健脾、清热利湿、养血活血之法。上方去防风、当归、丹参、姜黄、仙鹤草、红景天、甘草，加党参、法半夏加强健脾燥湿之力，加红花、苏木加强活血之功，加冬凌草以清热解毒、活血止痛。

（巫蓉整理）

眼炎性假瘤

眼炎性假瘤是一种特发性非特异性炎性疾病，临床发病率较低，多在中青年发病。该病发生以眼眶周围脓肿、疼痛，眼球突出、转动受限，复视为主要临床表现，常单眼发病，也可双眼发病，起病较急，鉴别困难，导致病人初期不能得到正确治疗。本病经糖皮质激素治疗后症状好转，但病情易反复，缠绵难愈，复发后再次行糖皮质激素治疗则效果欠佳，需加大糖皮质激素用量，或行放疗、免疫抑制剂、手术治疗等。

根据临床表现，有医家认为本病属阳证、热证。外邪、饮食、情志、劳倦均是本病的诱发因素，各种因素导致机体阳热亢盛，热邪上壅于目而致目络涩滞，清窍闭阻。根本病机为风热上袭，痰瘀互结。治疗应以祛风清热解毒、祛瘀散结止痛为主，按早、中、晚三期论治。早期因风热外袭，热毒壅目，以眼睑及白睛表层红赤为主，病位表浅，治以清热解毒、祛风清热；进一步发展则入腠理，病位深入，以红赤肿胀为主，同时病人多伴有肝郁化火之象，应清肝泻火、清热解毒、利水消肿。中期红肿减轻，肿胀较重，治以行气祛痰化瘀。晚期红赤肿胀症状轻，以心胸烦热、口燥咽干等阴虚火旺症状为主，治疗以益气养阴、滋阴清热为主。

病案 江某，男，30岁，2019年8月12日初诊。

主诉：视物眩晕半年。

现病史：2018年2月9日患者在某医院行MRI检查发现左眼球周围肌群及球后脂肪间隙异常信号。2019年1月15日查CT示：左眼炎性假瘤，右肺下叶间裂旁磨玻璃小结节影，双肺上叶可疑微小结节。西医建议进行激素冲击疗法。

现症：视物眩晕，无其他不适症状。脉沉弦，舌淡红，苔薄白。

西医诊断：眼炎性假瘤。

中医辨证：气虚血瘀，血虚肝旺。

治法：益气养血，清肝活血。

处方：
黄芪 30g	白术 10g	防风 10g	枸杞子 10g
菊花 10g	夏枯草 10g	连翘 10g	莪术 10g
丹参 10g	红花 10g	车前草 30g	甘草 5g

14剂

【按语】初诊时患者视物眩晕已半年，乃气血两虚，毒热结聚，导致肝风内动。高教授治疗以益气养血、清热平肝、活血散结为法。方中黄芪、白术、丹参、枸杞子益气养血，防风、菊花、夏枯草、车前草清肝明目、平肝息风，夏枯草、连翘清热散结，莪术、红花活血化瘀，甘草清热解毒兼调和诸药。

2诊（2019年8月26日）：药后视物眩晕减轻。上方加决明子10g、白芍20g、香附10g、郁金10g，7剂，超微粉碎后冲服。

【按语】2诊时患者视物眩晕症状有所改善，因此遵前法，上方加香附、郁金、白芍、决明子，增加疏肝、柔肝、清肝之力。

（刘开江整理）

口腔扁平苔藓

口腔扁平苔藓是一种口腔黏膜慢性炎症性疾病，典型表现是口腔黏膜的白色条纹损害，多伴刺激痛、粗糙不适等症状，影响患者正常进食。局部检查可见口腔黏膜颗粒样粗糙隆起，伴白色斑纹病变，甚至充血糜烂。根据黏膜破损程度不同，该病可分为普通型和充血糜烂型，普通型又可分为网状型、丘疹型、斑块型等。该病病程漫长，反复迁延，因长期溃烂病损者有癌变的风险，故易引起患者焦虑、恐惧等不良情绪。发病病因尚不明确，多与自身免疫、感染、遗传、精神神经因素及其他自身免疫性疾病等有关。临床治疗首先要消除刺激因素，如牙齿的金属填充物、金属冠、尖锐牙尖等会刺激口腔黏膜，加重口腔苔藓样反应。西药治疗首选局部使用糖皮质激素类药物，常用剂型如凝胶、含片、软膏、药膜、喷雾、皮下注射针剂等；他克莫司、环孢素作为免疫抑制剂，在该病治疗上也取得了很好的效果；此外，CO_2 激光治疗、微波治疗、高压氧治疗可供选择，但有停止后复发的风险。

本病属于中医"口蕈""口破"等范畴，为本虚标实、虚实夹杂证。常因嗜食辛辣肥甘之品或情志不畅，瘀滞口腔脉络；或由于气血两虚、肝肾阴虚而引起。常见证型有脾胃湿热证、肝郁化火证、肝肾阴虚证、气血两亏证等，治疗应分别采用清利湿热、疏肝清热、滋阴清热、益气养血等法。

病案 1 周某梅，女，61 岁，2022 年 9 月 19 日初诊。

主诉： 牙龈多发白斑 1 个月余。

现病史： 患者因双侧上下颌、牙龈多发白斑，医院检查确诊为双颊黏膜扁平苔藓，2022 年 9 月 11 日行冷冻治疗。有抑郁症史、胃窦慢性炎伴中-重度肠上皮化生史、肺结节史。

现症： 口腔白斑反复发作，口鼻干燥，下肢凉，手心热，胃胀有烧灼感，尿急，体重减轻。脉沉弦，舌淡，苔薄白。

西医诊断： 口腔扁平苔藓。

中医辨证： 肝郁化火，脾胃不和，气血两虚。

治法： 疏肝清热，健脾和胃，益气养血。

处方：

生黄芪 50g	白术 20g	防风 10g	白屈菜 10g
冬凌草 10g	仙鹤草 30g	黄芩 10g	当归 10g
白芍 10g	陈皮 10g	鸡内金 10g	山楂 5g
甘草 5g			

14 剂

【按语】高教授结合患者的抑郁症史、胃炎伴中-重度肠上皮化生的病史，认为其病因病机为情绪不舒，导致肝气郁结，影响脾胃升降，故胃胀；脾胃纳运失常，日久气血化生不足，肌肉失于温养，故体重减轻、下肢凉、舌淡；肝郁化火，灼伤阴津，故口鼻干燥、胃中烧灼、手心热、尿急。治疗以疏肝清热、健脾和胃为原则，辅以益气养血、清热解毒之法。处方以玉屏风散、陈皮、山楂、鸡内金、甘草疏肝和胃，健脾益气；白芍、当归、仙鹤草调补气血；黄芩、白屈菜、冬凌草清热解毒。

2诊（2022年10月9日）：药后口腔白斑、胃中烧灼感均好转，食欲增加，现仍口干，眠可，大便可。9月29日检查：抗甲状腺过氧化物酶自身抗体177.2IU/ml（↑），细胞角蛋白19片段4.14ng/ml（↑）。苔薄白，脉沉弦细。上方去山楂，继服14剂。

【按语】2诊时患者口腔白斑、胃烧灼感均好转，食欲增加，故遵前法，上方去山楂继续巩固。

病案2 张某艳，女，59岁，2022年7月5日初诊。

主诉：口腔糜烂疼痛4个月余。

现病史：患者因反复口腔溃疡于某医院确诊为口腔扁平苔藓。曾有慢性萎缩性胃炎史。

现症：口腔糜烂疼痛，情绪低落，睡眠浅，口干不欲饮水，小腹发凉，手心热，大小便正常。脉沉弦，舌尖部剥苔、乏津。

西医诊断：口腔扁平苔藓。

中医辨证：肝气郁滞，化火伤阴。

治法：疏肝理气，清热养阴。

处方：北沙参30g	生地黄10g	川楝子10g	麦冬10g
枸杞子10g	当归10g	白屈菜10g	冬凌草10g
板蓝根10g	元胡10g	甘草5g	

14剂

【按语】患者情绪低落，知其病机为肝气郁结，气机不畅；肝郁化火，燔灼向上，故口腔糜烂疼痛、睡眠浅；热盛阴伤，故口干不欲饮，手心热，舌尖剥苔、乏津。高教授治疗以疏肝理气、清热养阴为法，处方以一贯煎、增液汤合方加减。方中川楝子、元胡疏肝泄热、理气止痛；生地黄、北沙参、麦冬、枸杞子、当归滋阴养血；板蓝根、白屈菜、冬凌草、甘草清热解毒。

高教授认为，口腔扁平苔藓虽病灶在口腔局部，但治疗时应注重整体辨证。因本病病程长，不同程度地影响生活，患者大多存在情志失调，治疗过程中应对患者进行心理疏导，尽量排解患者焦虑的情绪，提高疗效。

（张璐整理）

大疱性类天疱疮

大疱性类天疱疮是好发于 60 岁以上老年人的，以广泛瘙痒性表皮下大疱皮疹为主要特点的自身免疫性皮肤病。发病原因与遗传因素、免疫紊乱有关。皮损特点为在躯干、屈侧、皱褶部位正常皮肤或红斑基础上发生大疱，可见多形性环状暗红色皮损，伴或不伴水疱，需通过皮肤活检确诊。西医治疗首选糖皮质激素，或联合抗炎药物、免疫抑制剂治疗。对于顽固性大疱性类天疱疮，可考虑血浆置换、CD20 单抗、抗 IgE 单抗治疗。

本病属于中医"天疱疮""湿疮""浸淫疮""火赤疮"等范畴。《医宗金鉴·外科心法要诀》记载："火赤疮，此证由心火妄动，或感酷暑时临，火邪入肺，伏结而成""浸淫疮，此证初生如疥，搔痒无时，蔓延不止，抓津黄水，浸淫成片，由心火脾湿受风而成。"可见本病多因心火、脾虚、湿浊内停、湿热闭阻引起。若病变日久，瘀血阻滞，终成肝肾阴虚，或阳虚水泛之证。治疗应重在清热解毒、健脾祛湿，兼顾凉血活血。

病案　刘某喜，男，75 岁，2022 年 7 月 10 日初诊。

主诉：周身泛发水疱 2 个月余。

现病史：患者 2 个月前无明显诱因出现周身片状红色丘疹，继起水疱，戳破后有疱液流出，瘙痒无痛。吃鸡蛋、鱼会加重。西医确诊为大疱性类天疱疮，予静脉输注多西环素、甲泼尼龙（甲强龙）、薄芝糖肽、复方甘草酸单铵治疗。2019 年脑出血，同年患帕金森病，服多巴丝肼片、清脑降压片。检查：白蛋白 36.8g/L（↓），尿酸 458μmol/L（↑），中性粒细胞 92%（↑），淋巴细胞 0.65×10^9/L（↓），嗜酸性粒细胞 0.01×10^9/L（↓）。

现症：四肢、躯干泛发水疱，大小不一，呈半球状。半身不遂，易摔倒，言语謇涩，偶有幻觉，眠差，白天爱打盹，自汗，食纳可，不欲饮，饮水易呛，大便 3～4 日 1 行，需服便通胶囊，小便色黄量少。舌暗红，苔灰。血压 144/80mmHg。

西医诊断：大疱性类天疱疮。

中医辨证：脾气亏虚，湿热蕴毒。

治法：健脾益气，清热利湿，凉血解毒。

处方：

生黄芪 30g	白术 20g	防风 10g	蛇床子 20g
白鲜皮 30g	黄芩 10g	凌霄花 10g	陈皮 10g
决明子 10g	车前草 30g		

7 剂

【按语】患者年高体弱，加之患有多种疾病，正虚较甚。脾虚清阳不升，故嗜睡；脾失于健运，水湿内停，故全身泛发水疱、小便量少；脾虚日久，气血生化乏源，血不养神则眠差，气不固摄则自汗；大便秘结、小便色黄、舌暗红、苔灰等提示热毒内蕴。综合分析，患者证属脾气亏虚、湿热蕴毒。治疗应扶正祛邪兼顾，以健脾益气、清热利湿、凉血解毒为法。方中黄芪、白术、防风、陈皮益气固表，健脾祛湿；蛇床子、白鲜皮燥湿止痒；黄芩、车前草清热利湿；凌霄花凉血活血消斑；决明子清肝泻火、润肠通便。

2诊（2022年7月16日）：药后诸症好转，瘙痒减轻，每日起少量水疱。现症上肢仍有红斑，咳嗽有白痰，易咳出。舌苔滑，右侧苔黄腻。上方加法半夏9g、茯苓15g、泽泻10g、赤芍10g、川芎10g、瓜蒌15g，继服7剂。

【按语】2诊时瘙痒减轻，出水疱有所减少，诸症好转，说明药中病机。患者上肢有红斑、咳白痰、苔滑右侧黄腻，提示痰湿仍盛、血分有热。遵前法，上方加瓜蒌、法半夏清热化痰，茯苓、泽泻淡渗利湿，赤芍、川芎凉血活血。

3诊（2022年7月24日）：药后咳嗽咳痰好转。现小臂内侧有红色丘疹，结痂处易抠掉，偶起少量水疱，双脚皮色青紫，手心潮湿，舌苔滑。

处方：

生黄芪30g	白术20g	防风10g	牡丹皮10g
白鲜皮30g	黄芩10g	凌霄花10g	陈皮10g
车前草30g	法半夏9g	茯苓15g	当归10g
泽泻10g	赤芍10g	川芎10g	瓜蒌15g

7剂

【按语】3诊时患者咳嗽咳痰好转，小臂内侧有红色丘疹、偶起少量水疱，手心潮湿，舌苔滑，提示湿热未清；双脚皮色青紫，提示血行不畅。守前法，上方去蛇床子以防辛温助热，去决明子以防苦寒凉过有碍血行，加当归、牡丹皮以养血活血。

（张璐整理）

跟师全国名老中医临诊学习笔记

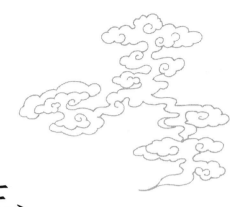

三、
类案辨治明章法

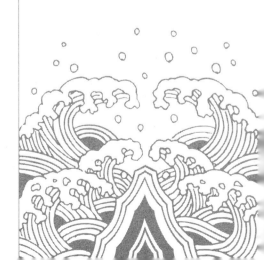

变应性鼻炎

变应性鼻炎又称过敏性鼻炎，是临床常见的变态反应性疾病。一年四季均可发作，以春季、秋季高发。发病过程中特应性个体在接触变应原后体内 IgE 介导变态反应，释放多种免疫细胞及细胞因子，引起鼻黏膜慢性非感染性炎症反应。本病临床上往往呈慢性、间断性发作，在患者接触变应原后症状发作或加重，如治疗不当，易诱发支气管哮喘、变应性结膜炎等病变。目前，西医对于变应性鼻炎的治疗取得了一定疗效，但易反复发作。

变应性鼻炎在中医学属于"鼻鼽"等范畴。肺气虚弱，卫外不固，腠理疏松，外邪极易通过口鼻、皮毛侵袭人体，外邪犯肺，肺失宣肃，则见打喷嚏、咳嗽等症状；肺气虚弱，气不摄津，故见鼻流清涕。脾属土、肺属金，脾为肺之母，脾气虚弱，母病及子可致肺虚；肺虚日久，子病及母又加重脾虚。如此形成恶性循环，使鼻鼽反复发作，迁延不愈。本病病机关键为肺气虚寒，兼脾气不健；治宜益气固表、宣通鼻窍、温肺健脾。

病案 1 张某苗，女，24 岁，2016 年 7 月 4 日初诊。

主诉：鼻塞、流涕 1 周。
现病史：变应性鼻炎多年，每年 6~8 月发作。既往有鼻窦炎病史。
现症：鼻塞，鼻痒，流涕，伴眼痒，头痛，食欲尚可，体型偏胖，睡眠正常，大便日 1 行、偏干，小便正常。脉沉弦，舌质淡，苔根腻。
西医诊断：变应性鼻炎。
中医辨证：卫表不固，风热袭窍。
治法：益气固表，祛风清热，宣通鼻窍。
处方： 黄芪 30g　　炒白术 10g　　防风 10g　　川芎 5g
　　　　　辛夷 10g　　细辛 3g　　　白芷 10g　　车前草 30g
　　　　　钩藤 10g　　升麻 10g　　黄芩 10g　　甘草 5g
14 剂

【按语】患者初诊时症见鼻塞、鼻痒、流清涕、眼痒、头痛等表现，诊为变应性鼻炎急性发作。中医辨证为卫表不固，风热侵袭肺窍。治疗以益气固表、祛风通窍为主，处方以玉屏风散、辛夷散合方加减。方中黄芪、白术、防风益气固表；辛夷、白芷、细辛祛风散邪，并引诸药上通鼻窍；风热袭扰清窍，气血不畅，故头痛，以川芎活血行气止痛；"风盛则痒"，故眼痒，以钩藤清热平肝、息风止痒；风热侵袭肺窍，故以升麻、黄芩清上焦肺热；因患者体胖、苔腻，故以车前草清热利湿，疏导湿热从小便而出；甘草调和诸药。

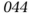

2诊（2016年7月18日）：头痛见轻，鼻炎症状缓解，偶有鼻塞流涕。

处方：黄芪 50g　　　炒白术 10g　　　防风 10g　　　川芎 5g

辛夷 10g　　　细辛 3g　　　白芷 10g　　　车前草 30g

茯苓 10g　　　泽泻 10g　　　陈皮 10g　　　桔梗 10g

28 剂

【按语】2诊时患者头痛、鼻炎症状缓解，偶有鼻塞流涕，说明风热之邪得散，故守方加减。上方去清肝肺之热的钩藤、黄芩，去清热、解毒的升麻、甘草，重用黄芪以加强益气固表作用，加桔梗宣肺以改善鼻塞症状，加茯苓、泽泻、陈皮利湿化痰以改善流涕症状。

病案 2　董某文，男，32岁，2010年4月7日初诊。

主诉：鼻塞、流涕 3 年。

现病史：变应性鼻炎 3 年，发作无明显季节性，发作时使用西药抗过敏治疗可控制症状，但仍反复发作。

现症：鼻塞，鼻痒，流涕，咳嗽，伴少量黄痰，食纳、睡眠可，二便调。左脉弦滑，右脉沉弱。舌淡，苔薄白。

西医诊断：变应性鼻炎。

中医辨证：卫表不固，风热犯肺。

治法：益气固表，祛风通窍，清肺止咳。

处方：黄芪 60g　　　炒白术 12g　　　防风 10g　　　辛夷 10g

白芷 10g　　　细辛 3g　　　金银花 10g　　　黄芩 10g

枇杷叶 10g　　　甘草 5g

14 剂

【按语】患者有变应性鼻炎史 3 年，采用西药抗过敏治疗，但反复发作。初诊时症见鼻塞、鼻痒、流涕、咳嗽、咳少量黄痰，中医辨证属于卫表不固、风热犯肺。卫表不固，风热邪气乘虚而入，犯及肺窍，肺气不宣，故鼻塞；风胜则鼻痒；风热邪气影响肺气肃降及通调水道，故见咳嗽、咳黄痰、流涕。高教授治疗以益气固表、祛风通窍、清肺止咳为主，处方以玉屏风散、辛夷散合方加减。处方中黄芪、白术、防风益气固表；辛夷、白芷、细辛祛风散邪，宣通鼻窍；黄芩、金银花、枇杷叶、甘草清肺热，降逆止咳。

2诊（2010年5月17日）：药后鼻炎症状明显缓解。现右侧鼻塞流涕，口干。脉沉弦，舌暗红，苔薄白根厚腻。

处方：黄芪 60g　　　炒白术 12g　　　防风 10g　　　太子参 10g

五味子 10g　　　麦冬 3g　　　茯苓 10g　　　陈皮 10g

鸡血藤 30g　　　丝瓜络 5g　　　白芍 10g　　　生甘草 6g

28 剂

【按语】2 诊患者鼻炎症状缓解，仍有右侧鼻塞流涕、舌苔根部厚腻，乃脾虚运化失司，痰湿内生，壅滞鼻窍所致。处方在玉屏风散基础上，加茯苓、陈皮以健脾祛湿化痰；患者有口干，说明阴液耗伤，加上燥湿化痰渗利之品易导致阴液受损，故合生脉饮以益气养阴，合白芍甘草汤以柔肝敛阴；因舌暗，提示血行不畅，故加鸡血藤、丝瓜络以活血通络。

病案3 王某，女，47 岁，2011 年 11 月 7 日初诊。

主诉：鼻塞、流涕反复发作 20 年。

现病史：变应性鼻炎病史 20 年，反复发作。平素易感冒。

现症：鼻塞，鼻痒，流涕，咳嗽有痰，食纳、睡眠尚可，二便调。脉弦滑，舌红，苔薄白。

西医诊断：变应性鼻炎。

中医辨证：卫表不固，风邪袭窍，湿热内生。

治法：益气固表，祛风通窍，清热利湿。

处方：

黄芪 30g	炒白术 10g	防风 10g	辛夷 10g
白芷 10g	苍耳子 10g	陈皮 10g	川芎 5g
黄芩 10g	黄柏 10g	甘草 5g	

14 剂

【按语】患者初诊时变应性鼻炎病史较长，反复发作，易感冒，提示久病正虚，卫表不固；鼻痒、鼻塞、流涕、咳嗽有痰、舌红、脉弦滑，为风邪侵袭，肺宣降失常，蕴湿生热。治疗以益气固表、祛风通窍、清热利湿为法，处方以玉屏风散、苍耳子散合方加减。方中黄芪、白术、防风益气固表；辛夷、白芷、苍耳子、川芎疏风散邪，宣通鼻窍，并引药上行；陈皮、甘草健脾和胃、燥湿化痰；黄芩、黄柏清热燥湿。

2 诊 (2011 年 11 月 21 日)：鼻炎症状缓解，时有口干口苦，咳嗽，大便不成形。

处方：

黄芪 30g	焦白术 10g	防风 10g	辛夷 10g
苍耳子 10g	川芎 5g	柴胡 10g	黄芩 10g
石斛 10g	杏仁 10g	甘草 5g	

14 剂

【按语】2 诊时患者鼻炎症状缓解，出现口干口苦症状，提示少阳郁热，故上方加柴胡以疏解少阳郁热，加石斛以养阴生津，去温燥助热之陈皮、白芷；因出现便溏，故去苦寒伤脾胃之黄柏，将炒白术改为焦白术以增强健脾止泻之功；因咳嗽，故加杏仁以降气止咳。

病案 4 何某，男，65 岁，2014 年 9 月 22 日初诊。

主诉：鼻塞、流涕反复发作 30 年。

现病史：变应性鼻炎病史 30 年，反复发作，平素易感冒。

现症：鼻塞，流涕，纳、眠可，便溏，日 1 次，小便调。脉沉弦，舌淡暗，苔薄白。

既往史：白细胞减少史，白细胞计数（2.0～3.0）$\times 10^9$/L。高血压病史。

西医诊断：变应性鼻炎。

中医辨证：卫表不固，血虚肝旺。

治法：益气固表，养血平肝。

处方：
黄芪 30g	焦白术 10g	防风 10g	辛夷 10g
菊花 10g	黄芩 10g	川芎 5g	当归 10g
杜仲 10g	生牡蛎 30g	升麻 10g	葛根 10g

28 剂

【按语】患者变应性鼻炎病程较长，反复发作，易感冒，还有白细胞减少、高血压病史，四诊合参，证属卫表不固、血虚肝旺。高教授治疗以益气固表、养血平肝为法。处方以黄芪、白术、防风、葛根、升麻益气固表，健脾升清；黄芪配当归、川芎益气养血活血；辛夷宣通鼻窍；黄芩、菊花清热平肝；杜仲、生牡蛎补益肝肾、滋阴潜阳。

2 诊（2014 年 11 月 17 日）：鼻炎症状缓解，查白细胞计数（2.6～3.0）$\times 10^9$/L。现晨起打喷嚏，便溏，眠欠安。

处方：
黄芪 50g	焦白术 10g	防风 10g	白芷 10g
升麻 10g	葛根 10g	石菖蒲 10g	远志 10g
五味子 5g	白芍 15g	丹参 10g	甘草 5g

14 剂

【按语】2 诊时患者鼻炎症状缓解，白细胞计数较前增加，说明药中病机。处方予以玉屏风散并重用黄芪，以增强益气固表的作用；葛根、升麻健脾升清，增加益气的功效；白芷祛风散寒通窍；患者眠欠安，提示血虚不能养神，故用石菖蒲、远志、五味子以开窍宁神，用丹参、白芍以养血安神；甘草调和诸药。

病案 5 杨某，男，30 岁，2014 年 12 月 22 日初诊。

主诉：鼻塞流涕反复发作多年。

现病史：变应性鼻炎史多年，反复发作。2014 年 10 月 16 日医院检查示：胃表浅幽门型黏膜慢性炎、乙状结肠黏膜炎。

现症：鼻塞，流涕，畏寒，口干口苦，晨起胃胀，平素大便黏腻，做肠镜检查后出现便秘，2 日 1 行。脉沉弦，舌淡红，苔薄白。

西医诊断：变应性鼻炎。

中医辨证：卫表不固，肝胃不和，湿热阻滞。

治法：益气固表，疏肝和胃，清热利湿。

处方：

黄芪 30g	白术 10g	防风 10g	黄芩 10g
柴胡 10g	陈皮 10g	姜半夏 10g	赤芍 10g
白芍 10g	白鲜皮 10g	土茯苓 10g	槐花 10g

14 剂

【按语】患者反复发作变应性鼻炎多年，症见畏寒、鼻塞、流涕，提示卫阳不固，风邪乘袭，肺窍失于宣通；口干口苦、胃胀、大便黏腻秘结，提示湿热阻滞胃肠。治疗以益气固表、疏肝和胃、清热利湿为法，处方以玉屏风散、小柴胡汤合方加减。方中黄芪、白术、防风益气固表；柴胡、黄芩、槐花疏肝清热；陈皮、姜半夏燥湿和胃；白芍、赤芍养血凉血；白鲜皮、土茯苓清利胃肠湿热。

2 诊（2015 年 1 月 5 日）：鼻炎症状缓解，近日感冒而咽痒痛，晨起口苦，大便不成形。

处方：

黄芪 30g	白术 10g	防风 10g	辛夷 10g
柴胡 10g	黄芩 10g	姜半夏 10g	藿香 10g
麻黄 3g	生石膏 30g	板蓝根 10g	桔梗 10g
金银花 15g	升麻 10g	甘草 5g	

14 剂

【按语】2 诊时患者鼻炎症状缓解，但患感冒而见咽痒痛、晨起口苦，提示外感邪气入里化热。治疗应清解少阳阳明郁热。处方以玉屏风散益气固表；辛夷宣通鼻窍；藿香、姜半夏祛湿；柴胡、黄芩疏解少阳郁热；麻黄宣肺、石膏清热，石膏十倍于麻黄，故清泻肺热为主；板蓝根、金银花、升麻清热解毒；桔梗、甘草利咽止痛。

【跟师心得】

对于变应性鼻炎，高教授认为其病机关键为卫外不固，风邪侵袭肺窍，肺窍不畅，进而影响肺脾宣降、运化之功，以致痰湿内生、蕴而生热，使鼻炎反复发作，以打喷嚏、鼻痒、鼻塞、流涕等为主要表现。治以益气固表、祛风散邪、宣通鼻窍为基本法，临证时还需据寒湿、湿热不同，分别佐以温肺散寒、健脾祛湿，或清肺泻热、化痰利湿之法。他常用玉屏风散针对"正虚"之病机，发挥益气固表、扶正祛邪的作用，配合辛夷散或苍耳子散以祛风散邪、宣通鼻窍。临证时根据患者寒热不同而随证加减。

（张素勤、吴霞、殷秀敏整理）

头痛

头痛是神经系统常见疾病和常见症状。头痛分原发性头痛、继发性头痛。近年原发性头痛的发病率呈现出上升的趋势。目前原发性头痛的发病机制尚未完全明了，急性期常使用镇痛药物（通常为非甾体抗炎药物）、特异性抗头痛药物（曲坦类药物）治疗。

早在《黄帝内经》中就有"头痛""首风""脑风"等病名的记载。李东垣将头痛按病因分为外感头痛、内伤头痛两大类。外感头痛多因起居不慎，感受风邪，夹寒、湿、热邪，循经上扰头目，导致清阳受阻，气血经络运行不畅而致。内伤头痛多因饮食不节或情志不调，导致肝、脾、肾功能失调或气血失调，造成肝气上逆，夹痰湿、瘀血、火热循经上扰于清窍，脑络受阻而致。祛风止痛、活血通窍是治疗头痛的基本法则，在此基础上还需根据外感、内伤不同而采用祛邪或补虚之法。此外，还应注意引经药的应用。

病案 1 勾某丽，女，49 岁，2012 年 12 月 17 日初诊。

主诉：偏头痛反复发作 7 年。

现病史：偏头痛，左右侧交替，疼痛发作时须服止痛药，生气、受风后加重，畏光畏声音，疼痛加重时可出现呕吐，呕吐后疼痛可好转。近期头痛发作频，头痛发作与季节无关。

现症：头痛，纳差，腹胀，睡眠可，二便调。脉沉弦，舌质淡，苔白腻。

西医诊断：偏头痛。

中医辨证：肝郁气滞，外邪上扰。

治法：疏肝理气，祛风散邪。

处方：

川芎 5g	菊花 10g	黄芩 10g	藁本 10g
丹参 10g	当归 10g	白芍 10g	元胡 10g
川楝子 10g	莱菔子 10g	娑罗子 10g	甘草 5g

14 剂

【按语】 本例患者头痛发作日久，气郁受风后加重，判断该患者一方面因外邪上扰清窍，壅滞经络，不通而痛；另一方面因情志不舒导致肝气郁滞，肝郁化火，肝阳上亢而头痛，肝气犯胃可见头痛加重时呕吐、腹胀。高教授治疗以祛风通络止痛、疏肝行气活血为主。方中藁本、菊花祛风通络、清利头目，川芎、元胡行气活血止痛，黄芩、川楝子疏肝清热，丹参、当归、白芍养血活血，莱菔子、娑罗子疏肝理气除胀，甘草调和诸药。

2诊 (2012年12月31日)：精神好转，头痛减轻，食欲尚可，口苦，无明显腹胀，睡眠可，二便调。

处方：

川芎 5g	菊花 10g	黄芩 10g	藁本 10g
丹参 10g	当归 10g	白芍 10g	元胡 10g
川楝子 10g	娑罗子 10g	柴胡 10g	牡丹皮 10g
炒栀子 10g	女贞子 10g	墨旱莲 10g	甘草 5g

14 剂

【按语】 2诊时患者头痛及精神好转，食纳可，无腹胀，由口苦可知仍有肝热，故前方去莱菔子，加柴胡、牡丹皮、炒栀子以加强疏肝清热之力，加二至丸（女贞子、墨旱莲）以滋补肝肾、养阴清热。

病案 2 王某林，女，60岁，2017年4月17日初诊。

主诉： 偏头痛间断发作数年。

现病史： 偏头痛间断发作数年。近期出现过一次眼底出血。2016年9月1日行双侧卵巢囊肿切除术，2017年初因为盆腔积液行手术治疗。

现症： 偏头痛，无头晕，时有耳鸣，口干口苦明显，口气重，食纳可，喜肉食，睡眠欠佳，大便3～4日1行。脉沉细无力，舌淡，苔薄白。

西医诊断： 偏头痛。

中医辨证： 阴血亏虚，肝阳上亢。

治法： 补肾养阴，平肝清热。

处方：

柴胡 10g	黄芩 10g	法半夏 10g	菊花 10g
川芎 10g	香附 10g	元胡 10g	川楝子 10g
生地黄 10g	石斛 10g	续断 10g	牛膝 10g
甘草 5g			

14 剂

【按语】 患者为老年女性，因多次手术耗伤而阴虚，故舌淡、脉沉细无力；阴血亏虚日久，阴不敛阳，肝阳上亢，故反复发作偏头痛、口干口苦、耳鸣。治疗当补肾养阴、平肝清热。处方以小柴胡汤、金铃子散合方加减。方中柴胡、黄芩、法半夏、菊花疏肝清热、和解少阳，元胡、川楝子泻肝理气止痛，川芎、香附行气活血止痛，生地黄、石斛、续断、牛膝补肾养阴，甘草调和诸药。

2诊 (2017年5月8日)：头痛明显好转，口干口苦仍在，口臭减轻，大便2日1行。脉沉弦，舌淡，苔薄白。

处方：

太子参 10g	白术 10g	茯苓 10g	生地黄 10g
玄参 10g	麦冬 10g	生石膏 30g	吴茱萸 5g

| 黄连 5g | 瓜蒌 30g | 枳壳 10g |

30 剂

【按语】2 诊时患者头痛明显好转，口臭减轻，口干口苦仍在，大便 2 日 1 行，提示胃肠仍有燥热未清。治疗以健脾和胃、养阴清热为主，太子参、茯苓、白术健脾益气，黄连、吴茱萸清胃降逆，生石膏清热生津，生地黄、麦冬、玄参养阴清热，瓜蒌、枳壳清热润燥、行气通便。

病案 3 史某，男，36 岁，2015 年 3 月 9 日初诊。

主诉：晨起头痛近 1 个月。

现病史：近 1 个月晨起头痛明显，血压升高，最高时达 165/110mmHg，服尼莫地平降压。

现症：晨起头痛，胀痛为主，气短，白天疲倦嗜睡，夜间时有失眠。双下肢发凉，小便有灼热感。脉沉弦，舌尖红，苔根腻。

西医诊断：头痛。

中医辨证：气血两虚，清阳不升，湿热内蕴。

治法：益气养血，提升清阳，清利湿热。

处方：
黄芪 30g	当归 10g	白芍 10g	木瓜 10g
牛膝 10g	川芎 5g	石菖蒲 10g	远志 10g
五味子 5g	升麻 10g	葛根 10g	血余炭 10g
阿胶珠 10g^{烊化}	车前草 30g		

14 剂

【按语】患者初诊时症见气短、白天疲倦嗜睡、夜间时有失眠，乃气血两虚、清阳不升、清窍失养、血不养神所致；头胀痛、小便灼热感、双下肢发凉、脉沉弦、舌尖红、苔根腻，提示湿热瘀阻，经络不通。治疗当益气养血、提升清阳、清利湿热。处方以黄芪、升麻、葛根健脾补气、提升清阳；当归、白芍、阿胶珠、川芎、血余炭养血活血、化瘀止痛；石菖蒲、远志、五味子开窍宁神；车前草清利湿热；牛膝、木瓜舒筋活络。

2 诊（2015 年 4 月 6 日）：药后头痛消失，睡眠改善。现晨起口干，纳可，食后困倦，大便日 1 行，小便可，脉沉弦，舌淡红，苔白腻。血压 120/80mmHg，尿沉渣镜检：红细胞 6～8 个/HP(↑)。

处方：
黄芪 50g	白术 10g	葛根 10g	升麻 10g
大蓟 10g	小蓟 10g	车前草 30g	茵陈 30g
柴胡 10g	炒栀子 10g	黄芩 10g	陈皮 10g
白芍 10g			

14 剂

三、类案辨治明章法

【按语】2诊时患者头痛已愈，血压恢复正常，仍有口干、食后困倦，尿沉渣镜检可见红细胞，苔白腻，提示脾虚湿盛，清阳不升，湿郁化热。治疗以健脾益气、清利湿热、凉血止血为主。方中黄芪、白术、陈皮健脾益气，升麻、葛根升发清阳，柴胡、黄芩、栀子疏肝清热，白芍养血敛阴，大蓟、小蓟凉血止血，车前草、茵陈清利湿热。

病案4 张某，女，47岁，2021年11月15日初诊。

主诉： 头痛20余年。

现病史： 患者自1997年出现头痛，胀痛为主，曾服多种中西药物治疗，头痛时血压波动在120/90mmHg左右，月经前、行经期头痛加重，休息后稍好转。既往有椎间盘狭窄病史。

现症： 头痛，双手麻木，口干，大便日1行，小便正常。月经周期28天，带经7天，有血块，痛经，末次月经11月2日。脉沉弦，舌暗红有瘀斑。

西医诊断： 头痛。

中医辨证： 气滞血瘀，阴虚阳亢。

治法： 理气活血，养阴平肝。

处方：			
天麻10g	钩藤10g	柴胡10g	黄芩10g
麦冬10g	川芎5g	丹参10g	仙鹤草30g
香附10g	郁金10g	葛根10g	红景天10g

14剂

【按语】本例患者为中年女性，初诊时症见头胀痛，经前及经期明显，乃肝经气血壅滞于上所致；口干、手麻提示阴血亏虚，经络不畅；月经有血块、痛经、舌暗红有瘀斑，提示瘀血内阻。证属气滞血瘀、阴虚阳亢，治疗以理气活血、养阴平肝为主。处方中天麻、钩藤清热平肝，柴胡、黄芩疏肝清热，丹参、麦冬、葛根、仙鹤草滋阴养血、生津补虚，川芎、香附、红景天、郁金理气活血。

2诊（2021年11月29日）： 药后头痛好转，偶有乏力。月经将至，自行服用愈风宁心滴丸。心电图示：T波改变，可见窦性早搏。

处方：			
天麻10g	钩藤10g	柴胡10g	黄芩10g
黄芪30g	白术10g	决明子10g	益母草10g
当归10g	白芍10g	元胡10g	香附10g
炙甘草5g			

14剂

【按语】2诊时患者头痛减轻，说明药中病机，偶有乏力，查心电图有异常，提示气血两虚兼血瘀。治疗应益气养血、行气活血。处方以黄芪、白术、炙甘草健脾益气；当归、白芍养血活血；柴胡、香附、元胡疏肝理气，活血止痛；天麻、钩藤、黄芩、决明子清热平肝；因月经将至，故加益母草活血调经、引血下行。

3诊（2021年12月20日）：药后头痛明显好转，乏力减轻，现症腰痛，手关节胀痛，大便2日1行偏干。

处方：黄芪30g　　白术10g　　柴胡10g　　黄芩10g
　　　桑寄生10g　续断10g　　牡丹皮10g　防风10g
　　　丹参10g　　红景天10g　决明子10g　甘草5g

14剂

【按语】3诊时患者头痛明显改善，乏力减轻，症见腰痛、手关节胀痛、大便偏干，乃脾肾两虚、气血不畅。治疗以健脾补肾、理气活血为法。方中黄芪、白术、甘草健脾益气；桑寄生、续断补肝肾，强腰膝；柴胡、防风疏肝理气；牡丹皮、丹参、红景天养血活血通脉；黄芩、决明子清热通便。

病案5　姜某，女，85岁，2012年5月7日初诊。

主诉：头部跳痛10余年。

现病史：头部跳痛10余年，既往有高脂血症史。

现症：头部时有跳痛，食量小，口气较重，时有烧心感，时有心悸，大便5～6日1行，小便正常。脉沉弦，舌质淡，苔薄白。

西医诊断：头痛（原因待查）。

中医辨证：脾胃不和，食滞内停。

治法：健脾和胃，消食导滞。

处方：黄芪30g　　白术10g　　鸡内金10g　　焦山楂10g
　　　厚朴10g　　陈皮10g　　藿香10g　　　佩兰10g
　　　莱菔子10g

7剂

【按语】患者为老年女性，初诊时症见食少、口臭、时有烧心、大便秘结、脉沉弦等，乃脾胃虚弱，食积内停，气机升降失常；中焦浊气上冲，清窍不利，故时有头部跳痛；脾胃运化失常，气血化生不足，心失所养，故时有心悸、舌质淡。治疗当健脾和胃、消食化滞为主。处方以黄芪、白术益气健脾，陈皮、厚朴理气燥湿和胃，藿香、佩兰芳香化湿，鸡内金、焦山楂、莱菔子健胃消食化积。

2诊（2012年5月14日）：药后头跳痛、口气重均减轻，烧心症状消失，现时有心悸，食少。

处方：黄芪30g　　白术10g　　厚朴10g　　陈皮10g

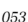

葛根 10g	升麻 10g	莱菔子 10g	酒大黄 10g
川芎 5g	鸡血藤 30g	白芍 10g	甘草 5g
			28 剂

【按语】 2诊时患者头跳痛、口气重均减轻，烧心症状消失，提示食滞减轻，脾胃运化功能改善。现症尚见心悸、食纳量小，提示脾气尚虚，气不行血，心失所养。方中以黄芪、白术、甘草健脾益气；葛根、升麻加强补气功效，有"升中寓补"之意；厚朴、陈皮、莱菔子理气消食开胃；白芍、川芎、鸡血藤、酒大黄养血活血、化瘀通络。

【跟师心得】

对于头痛，高教授多从肝、脾、肾论治，首先当分辨虚实寒热。实证多因情绪等因素导致肝气郁滞，郁久化火，肝火上扰清窍；或饮食不当，导致脾胃不和，痰浊内生，随气上逆而壅滞经络，痰瘀互结。虚证多因久病、年高体弱等导致肝肾阴虚，阴不敛阳，肝阳上亢；或过劳导致脾胃虚弱，气血化生不足，清窍失养。高老治疗头痛的经验，就是针对头痛的病机特点遣方用药。常用柴胡、香附、陈皮、厚朴、枳壳、元胡、莱菔子、娑罗子等疏肝理气；栀子、黄芩、川楝子、决明子、菊花、钩藤、天麻等清热平肝；茵陈、车前草等清利肝经湿热；川芎、牡丹皮、郁金、酒大黄等活血化瘀；丹参、当归、白芍、红景天等养血活血；女贞子、墨旱莲、生地黄、石斛、麦冬、玄参、五味子等养阴清热；续断、牛膝、桑寄生等补肝肾；党参、白术、茯苓、黄芪、葛根、升麻、仙鹤草、甘草等健脾益气。

（张素勤、吴霞、殷秀敏整理）

慢性胃炎伴肠上皮化生

胃黏膜肠上皮化生是指肠型上皮细胞取代胃黏膜上皮细胞的病理过程，一般是在各类慢性胃炎的基础上出现的病理改变。目前学术界普遍认为，胃黏膜肠上皮化生属于"正常胃黏膜-慢性非萎缩性胃炎-慢性萎缩性胃炎-胃黏膜肠上皮化生-异型增生-肠型胃癌"这一肠型胃癌发生模式的中间阶段，为癌前病变。因此早期治疗胃黏膜肠上皮化生，阻止其进展、恶化，是预防胃癌的有效措施。

目前已知，引起慢性胃炎的病因，既有外因，如感受外邪、用药不当等，也有内因，如饮食失宜、劳倦过度、内伤七情等。无论外因还是内因，均可导致肝失疏泄，脾胃纳运失调，气机升降失常，进而产生气滞、湿阻、食积、痰饮、湿热、火郁、瘀血诸郁，邪气郁久则化毒，进一步损伤人体正气，因此

"脾胃不和，正虚毒蕴"是胃黏膜肠上皮化生的基本病机。

病案 1 孟某华，女，61 岁，2019 年 1 月 27 日初诊。

主诉：咽喉至胃脘部灼热感 3 年。

现病史：2018 年 9 月 4 日某医院胃镜及病理报告示：胃窦轻度胃炎，伴中度肠上皮化生，黏膜肌增生。

现症：胃脘至小腹部胀痛，嗳气频作，食欲差，纳食不香，疲乏无力，大便时干时溏，排便无力，体重下降。脉沉弦，舌淡红，苔薄白。

西医诊断：慢性胃炎伴中度肠上皮化生。

中医辨证：脾胃不和，毒热内蕴。

治法：健脾和胃，理气开胃，清热解毒。

处方：

生黄芪 30g	炒白术 10g	防风 10g	白屈菜 10g
冬凌草 10g	龙葵 10g	厚朴 10g	莱菔子 10g
鸡内金 10g	黄连 5g	陈皮 10g	生甘草 5g

14 剂

【按语】患者初诊时病史已有 3 年，症见纳食减退、体重下降、乏力、排便无力等脾气虚症状，脘腹胀、嗳气等胃肠气滞症状；气郁日久化热而随胃气上逆，故见咽喉至胃脘部灼热感。辨证为脾胃不和，毒热内蕴。方中生黄芪、炒白术、防风疏肝健脾和胃；黄连、龙葵、白屈菜、冬凌草清热解毒燥湿；厚朴、莱菔子理气消胀；鸡内金、陈皮消食化痰开胃；生甘草调和诸药为使。

2 诊（2019 年 2 月 19 日）：服药后自觉胃脘部灼热感减轻，食欲增加，嗳气减少，现症见小腹气窜感，失眠不易入睡，疲倦乏力，便溏、日 2 次。脉沉弦细，舌淡红，苔薄白乏津。

处方：

生黄芪 50g	炒白术 10g	防风 10g	白屈菜 10g
冬凌草 10g	龙葵 10g	厚朴 10g	莱菔子 10g
鸡内金 10g	炒山楂 5g	陈皮 10g	生甘草 5g

14 剂

【按语】2 诊时患者胃脘部灼热感减轻，食欲增加，嗳气减少，因便溏明显，故原方去黄连之寒，加大黄芪用量，加炒山楂以消食开胃。

3 诊（2019 年 3 月 24 日）：服药后偶有嗳气，饥饿感已有，可吃软食，自觉下胸部阵发性灼热感，大便日 1 次，口干眼涩，偶有口苦。脉沉弦细，舌淡红，苔薄白乏津。

处方：

生黄芪 50g	炒白术 10g	防风 10g	白屈菜 10g
冬凌草 10g	龙葵 10g	厚朴 10g	莱菔子 10g

鸡内金10g	炒山楂5g	柴胡10g	黄芩10g
五味子5g	生甘草5g		

14 剂

【按语】3 诊时患者出现下胸部阵发性灼热感、口干眼涩、偶有口苦症状，提示肝胃蕴热，故上方去温燥之陈皮，加柴胡、黄芩以疏肝清热，加五味子以养阴生津。

4诊（2019 年 4 月 23 日）：服药后体重增加，轻微嗳气，受刺激而易精神紧张，自觉咽部至胃脘部反酸伴辛辣灼热感，口苦，眼干涩，眼眶疼痛，脑鸣，耳鸣，大便有排不尽感，入睡困难。舌淡红，苔薄白，脉沉弦细。

处方：生黄芪30g　　炒白术10g　　防风10g　　白屈菜10g
　　　冬凌草10g　　柴胡10g　　黄芩10g　　茯苓10g
　　　陈皮10g　　竹茹10g　　炒白芍10g　　生甘草5g

14 剂

【按语】4 诊时患者因受刺激而精神紧张，病情出现反复。症见轻微嗳气、咽部至胃脘部反酸灼热感、口苦，提示肝胃郁热，胃气上逆；眼干涩、脑鸣、耳鸣、入睡困难、脉沉弦细，提示郁热伤阴，阴虚阳亢；大便有排不尽感等，提示脾虚湿阻气滞。治疗以健脾和胃、疏肝清热为法。方以黄芪、白术、防风、茯苓健脾祛湿，陈皮、竹茹清热和胃，柴胡、黄芩疏肝清热，白屈菜、冬凌草清热解毒，白芍、甘草养阴缓急。

5诊（2019 年 5 月 28 日）：药后嗳气、睡眠好转。现无饥饿感，食纳可，心下有灼热感，大便溏、日2～3行，晨起有排不尽感，脑鸣于紧张时发作。脉沉弦细，舌淡红，苔薄白。

处方：生黄芪50g　　炒白术10g　　防风10g　　白屈菜10g
　　　冬凌草10g　　龙葵10g　　厚朴10g　　鸡内金10g
　　　升麻10g　　川芎10g　　炒白芍10g　　海浮石10g
　　　生甘草5g

14 剂

【按语】5 诊时患者睡眠好转，但紧张时则脑鸣，心下有灼热感，提示仍有肝胃郁热伤阴；虽食纳可，但无饥饿感，提示脾运化之力尚弱。治疗以健脾和胃、养血清热为法。方中黄芪、白术、防风、升麻健脾益气升清；海浮石、龙葵、白屈菜、冬凌草清热解毒、化痰散结；厚朴、鸡内金消食下气；白芍、川芎养血活血；甘草调和诸药。

6诊（2019 年 8 月 11 日）：2019 年 7 月 29 日于某医院胃镜及病理复查：慢性非萎缩性胃炎，（胃窦部）表浅胃黏膜中度慢性炎症，（胃角）轻度慢性胃炎。已服药 6 个月，复查示胃黏膜肠上皮化生消失。近期蚊子叮咬后出现

跟师全国名老中医临诊学习笔记

过敏性皮炎，双眼睑水肿。舌淡红，苔薄白，脉沉弦细。

处方：生黄芪 50g　　炒白术 10g　　防风 10g　　白屈菜 10g

　　　　冬凌草 10g　　陈皮 10g　　　炒山楂 5g　　吴茱萸 5g

　　　　黄连 5g　　　生石膏 30g　　白芍 10g　　　五味子 5g

　　　　生甘草 5g

28 剂

【按语】6诊时患者已无明显胃部不适，复查胃镜及病理为慢性非萎缩性胃炎，中度肠上皮化生已消失，故继续健脾和胃、养阴清热以巩固疗效。方以黄芪、白术、防风健脾益气，白屈菜、冬凌草清热解毒，陈皮、山楂消食和胃，吴茱萸、黄连疏肝和胃，白芍、五味子养阴养血，甘草调和诸药。因患者被蚊子叮咬后出现反应性皮炎，见眼睑水肿，故加石膏以辛凉透散热毒。

【跟师心得】

　　此病例是高教授辨病与辨证相结合、扶正祛邪兼顾治疗慢性胃炎胃黏膜肠上皮化生的典型案例。在半年多的临床治疗期间，以健脾和胃饮为基本方药辨证加减，取得较理想的效果。此外，还需要强调的是，治疗过程中医患配合，患者依从性好，能坚持服药、定期复查，也是取效的不可忽视的因素之一。

病案 2　王某，女，59 岁，2022 年 2 月 21 日初诊。

主诉：胃脘胀痛 1 年余。

现病史：患者 2021 年 1 月 13 日某医院胃镜示贲门慢性炎症，病理示（胃窦）黏膜中度慢性炎、轻度肠上皮化生。

现症：咽部有异物感，口干，纳呆，胃脘胀满疼痛，无恶心及烧心反酸，大便日 1 行，小便可。脉沉弦，舌淡红，苔薄白。

西医诊断：慢性非萎缩性胃炎伴轻度肠上皮化生。

中医辨证：脾胃不和，毒热伤阴。

治法：健脾和胃，养阴解毒。

处方：生黄芪 30g　　炒白术 10g　　防风 10g　　白屈菜 10g

　　　　冬凌草 10g　　仙鹤草 30g　　吴茱萸 5g　　黄连 5g

　　　　陈皮 10g　　　白芍 20g　　　甘草 5g

14 剂

【按语】初诊时，症见胃脘胀痛、纳呆、咽部有异物感，知患者脾胃不和，气机升降失常；口干，可知毒热久蕴，损伤阴液。高教授采用健脾和胃、养阴解毒之法治疗。处方以生黄芪、白术、防风、陈皮健脾和胃、理气祛湿，吴茱萸、黄连疏肝和胃、泻火止痛，白屈菜、冬凌草清热解毒，白芍、甘草酸甘化阴、缓急止痛，仙鹤草扶正补虚。

2诊（2022年3月7日）： 药后胃痛缓解，自觉口臭较重，脉沉弦细，苔薄白乏津。

处方：生黄芪30g　炒白术20g　防风10g　白屈菜10g
　　　冬凌草10g　石斛10g　麦冬10g　五味子5g
　　　白芍15g　陈皮10g

14剂

【按语】 2诊时患者胃痛减轻，症见口臭、舌苔乏津、脉沉弦细，提示胃热阴伤明显。治疗仍以健脾和胃、养阴解毒为法。方中黄芪、白术、防风、陈皮健脾和胃、理气祛湿，白屈菜、冬凌草清热解毒，石斛、麦冬、五味子、白芍养阴养血。

3诊（2022年3月21日）： 近期胃痛未作，矢气多。

处方：生黄芪30g　炒白术10g　防风10g　白屈菜10g
　　　冬凌草10g　鸡内金10g　炒山楂10g　柴胡10g
　　　黄芩10g　陈皮10g　甘草5g

14剂

【按语】 3诊时患者胃痛未作，但矢气多，提示仍有肝脾胃不和，气机升降失常。治疗以健脾和胃、疏肝清热为法。故上方去石斛、麦冬、白芍、五味子，加柴胡、黄芩疏肝理气、清胆和胃，加鸡内金、炒山楂健脾胃、消食积，加甘草调和诸药。

4诊（2022年4月4日）： 因情志不畅胃痛反复发作，恶心，咽痛，查双侧甲状腺近咽部有轻度触痛，大便1～2天1次，时有干燥，苔中部厚腻。

处方：生黄芪30g　炒白术10g　防风10g　白屈菜10g
　　　冬凌草10g　仙鹤草30g　连翘10g　夏枯草30g
　　　黄连5g　白芍20g　陈皮10g　甘草5g

14剂

【按语】 4诊时患者因情志不舒，肝气郁结，乘脾犯胃，升降失常，湿浊内停，故胃痛复作、恶心、时有便秘、苔中部厚腻；肝胃郁热，熏蒸咽喉，故咽痛、颈部触痛。治疗当健脾和胃、疏肝清热为法。高教授在上方基础上去柴胡、黄芩、鸡内金、山楂，加黄连清热燥湿，加夏枯草、连翘清肝散结，加仙鹤草、白芍以缓肝急。

5诊（2022年5月30日）： 胃部无不适感。现情绪平稳，食欲尚可，咽干咽痒，咽部不利，大便1～2天1次。

处方：生黄芪30g　　炒白术20g　　防风10g　　　白屈菜10g
　　　冬凌草10g　　仙鹤草30g　　黄芩10g　　　桔梗10g
　　　竹茹10g　　　陈皮10g　　　甘草5g

14剂

【按语】5诊时患者无明显胃不适，症见咽部不利、咽干咽痒。因咽与胃相通，故咽部症状当为脾胃不和，胃热熏蒸所致。治疗以健脾和胃、清热利咽为法。故上方去夏枯草、连翘、黄连、白芍，加黄芩、竹茹、桔梗以清热化痰利咽。

6诊（2022年6月13日）：甲状腺近咽部触痛感减轻，咽部痒痛时好时坏。现胃部时有不适，咽部异物感仍在，干咳，耳内有鼓胀感。

处方：生黄芪50g　　炒白术20g　　防风10g　　　白屈菜10g
　　　冬凌草10g　　仙鹤草30g　　黄芩10g　　　桔梗10g
　　　厚朴10g　　　甘草5g

14剂

【按语】6诊时患者颈部触痛感减轻，但仍有咽部异物感，时有咽部痒痛及胃不适、干咳、耳内有鼓胀感，提示少阳阳明郁热未清。治疗仍遵前法。上方去竹茹、陈皮，加厚朴以行气消胀，与桔梗相配一升一降，使气机调畅。

7诊（2022年7月26日）：药后胃偶有不适，现咽部有异物感，口干，暗哑，小便烧灼感。2022年7月12日医院复查胃镜示慢性非萎缩性胃炎，病理示胃窦黏膜轻度慢性炎症。

处方：生黄芪50g　　炒白术20g　　防风10g　　　陈皮10g
　　　黄芩10g　　　桔梗10g　　　夏枯草10g　　当归10g
　　　白芍10g　　　女贞子10g　　墨旱莲10g　　甘草5g

14剂

【按语】7诊时患者胃部症状基本好转，复查胃镜轻度肠上皮化生消失，疗效显著。因咽部有异物感、胃偶有不适，提示仍有肝胃不和；小便有烧灼感，提示内热偏盛；口干、暗哑，提示热盛伤津。治疗当疏肝清热、健脾和胃、养阴润燥为法。上方去白屈菜、冬凌草、仙鹤草、厚朴，加夏枯草疏肝清热，加陈皮健脾和胃，加当归、白芍、女贞子、墨旱莲养阴养血、生津润燥。

病案3　吕某君，女，32岁，2022年8月5日初诊。

主诉：胃胀满疼痛1个月余。

现病史：患者约1个月前因工作压力大，出现胃脘胀满疼痛，服止痛药后缓解。医院查胃镜示：慢性浅表性胃炎；病理示：（胃窦）黏膜中度慢性炎，中度肠上皮化生，间质充血。

　　现症：情绪波动明显，胃脘胀满疼痛，头晕，嗜食辛辣之物，纳可，眠可，大便日1行，小便正常。末次月经7月15日，行经8天。脉沉细缓，舌嫩红，苔薄白。

　　西医诊断：慢性胃炎伴中度肠上皮化生。

　　中医辨证：肝胃不和，毒热内蕴。

　　治法：疏肝健脾和胃，清热解毒。

　　处方：

生黄芪50g	炒白术20g	当归10g	白芍20g
白屈菜10g	冬凌草10g	仙鹤草30g	香附10g
厚朴10g	川楝子6g	陈皮10g	甘草5g

14剂

　　【按语】患者因平素压力大而情志不畅，肝气郁滞，故情绪波动较大；肝气犯胃，故胃脘胀满疼痛；肝气上逆作风故头晕，肝郁化热伤阴故脉沉细。治应疏肝健脾和胃、清热解毒。高益民教授处方以生黄芪、白术、陈皮、仙鹤草、甘草健脾和胃，当归、白芍养血柔肝，香附、厚朴、川楝子疏肝理气，白屈菜、冬凌草清热解毒。

　　2诊（2022年10月8日）：服用上方2个月，胃脘胀满疼痛已消失。现纳可，眠可，二便调，末次月经9月29日，行经期7天。脉沉细滑，舌淡红，苔薄白略厚。

　　处方：

生黄芪50g	炒白术20g	当归10g	白芍20g
白屈菜10g	冬凌草10g	仙鹤草30g	香附10g
泽泻15g	车前草10g	陈皮10g	甘草5g

14剂

　　【按语】2诊时患者胃脘胀痛已消失，故去厚朴、川楝子，以减轻行气之力；因舌苔略厚，提示湿邪未清，故加泽泻、车前草清热利湿，导湿从小便而去。

　　3诊（2022年10月22日）：情绪不稳时易头晕。舌淡红，苔薄白，脉细滑。

　　处方：

生黄芪50g	炒白术20g	当归10g	白芍20g
白屈菜10g	冬凌草10g	仙鹤草30g	香附10g
陈皮10g	天麻10g	甘草5g	

14剂

　　随访：患者坚持服药半年余，2023年2月10日医院复查胃镜示：慢性浅表性胃炎；病理示：（胃窦）黏膜轻度慢性炎症。

　　【按语】3诊时患者情绪波动时易头晕、脉细滑，提示肝阳易亢。上方去泽泻、车前草，加天麻以平肝息风止晕。经过半年多的中药治疗，胃镜复查中度肠上皮化生已消失，慢性胃炎由中度转为轻度，疗效显著。

病案4 王某识，男，47岁，2018年8月6日初诊。

主诉：胃脘胀满不适1年余。

现病史：2018年7月27日医院胃镜示：慢性萎缩性胃炎；病理示：胃窦小弯重度慢性浅表性胃炎伴轻度糜烂，角切迹轻度萎缩性胃炎伴轻度糜烂，灶性淋巴细胞浸润，胃体小弯重度萎缩性胃炎伴中度肠上皮化生，淋巴滤泡形成。

现症：胃脘胀满疼痛，晨起口苦，口不渴，食纳尚可，无恶心及烧心反酸感，咳嗽有少量痰，偶有心慌，大便日1行。脉沉弦，舌红，苔黄腻。

西医诊断：慢性萎缩性胃炎伴肠上皮化生。

中医辨证：肝胃不和，湿热蕴毒。

治法：疏肝理气，清热和胃，健脾化痰。

处方：

太子参10g	白术10g	茯苓15g	炒枳壳10g
鸡内金10g	白屈菜10g	冬凌草10g	赤芍10g
法半夏10g	吴茱萸5g	黄连5g	陈皮10g
甘草5g			

14剂/颗粒剂

【按语】初诊时患者症见胃脘胀满疼痛、脉沉弦，乃肝气犯胃，胃失通降，不通则痛；晨起口苦、偶有心慌、舌红，乃肝郁化火扰心所致；咳痰、苔黄腻，提示痰热内蕴。治应疏肝理气、清热和胃、健脾化痰。处方以六君子汤、左金丸、枳术丸合方化裁。方中六君子汤健脾益气、祛湿化痰；枳术丸健脾行气；左金丸清肝泻火和胃；鸡内金消食健胃；赤芍、白屈菜、冬凌草清热凉血解毒。

2诊（2019年5月6日）：现食欲尚可，饭后2h胃部刺痛，无打嗝及反酸，大便日2行。2019年4月10日某医院复查胃镜示：慢性萎缩性胃炎，病理示：胃体小弯胃黏膜轻度慢性炎，腺体轻度肠上皮化生，幽门螺杆菌（HP）（-）。

处方：

黄芪30g	白术10g	防风10g	白屈菜10g
冬凌草10g	白芍10g	当归10g	厚朴10g
鸡内金10g	陈皮10g	甘草5g	

28剂

【按语】2诊时患者已服用中药9个月，胃镜复查显示：胃炎由中度转为轻度，肠上皮化生亦由中度转为轻度，疗效显著。因患者仍有饭后胃部刺痛，提示脾胃不和，气血郁滞。治疗以健脾和胃、行气活血解毒为法。方中黄芪、白术、防风、陈皮健脾和胃；白屈菜、冬凌草清热解毒；厚朴、鸡内金行气健胃；白芍、当归养血活血；甘草调和诸药。

高教授常说："临证要抓主症，辨病机，只要病机辨准了、主症抓住了，无论疾病如何复杂多变，都能找到主要矛盾，做到处方用药心中有数。"对于慢性胃炎出现胃黏膜肠上皮化生，他认为其主要病机为"脾胃不和，正虚毒蕴"，属虚实夹杂证。常采用玉屏风散来针对"正虚"之病机，发挥扶正作用；白术与陈皮相配，健脾利湿、理气和胃，主要针对"脾胃不和"之病机，可协调脾胃升降；白屈菜、冬凌草清热解毒，主要针对"毒蕴"之病机，发挥祛邪作用；甘草调和诸药。该核心方药味精简，配伍严谨，诸药协同共同发挥健脾和胃、扶正解毒的功效。高教授应用此方的原则是"药方固定，以守为常"，临床应用时也需要结合患者基础病的临床表现进行随证加减。

（于秀利整理）

慢性疲劳综合征

慢性疲劳综合征是一组以持续或反复发作的疲劳，伴有多种神经、精神症状，但无器质性及精神性疾病为特点的综合征。因慢性疲劳综合征的临床症状复杂，一般体检及实验室检查结果又无重大异常。通常表现程度不同，症状也轻重不一。其病因尚不明确，与长期过度劳累（包括脑力劳动和体力劳动）、饮食生活不规律、工作压力和心理压力过大等精神环境因素以及应激等造成的神经、内分泌、免疫、消化、循环、运动等系统的功能紊乱关系密切。常见症状包括心情抑郁、焦虑不安、全身疲惫、食欲减退等。治疗上药物治疗的效果有限，通常应用止痛类药物可缓解头痛和其他疼痛，抗抑郁类药对调节神经、睡眠有一定效果。

慢性疲劳综合征属于中医"虚损"范畴，根据各脏腑虚损的症状辨证论治。

病案1 张某，男，74岁，2009年6月25日初诊。

主诉：疲乏无力1个月余，近1周加重。

现病史：患者近期发现体力不支，原本每天能游泳300米，现已隔天进行。素有吃夜宵的习惯。

现症：疲乏无力，两眼发沉，喜闭目，情志不舒，纳差食少，二便调，脉沉弦，舌苔白。

西医诊断：慢性疲劳综合征。

中医辨证：肝郁脾滞，气血两虚。

治法：疏肝健脾，益气养血。

处方：

黄芪 30g	白术 10g	当归 10g	生地黄 10g
石斛 30g	柴胡 10g	黄芩 10g	玫瑰花 10g
稻芽 10g	陈皮 10g	甘草 10g	

14 剂

【按语】患者素有吃夜宵的习惯，夜间脾胃当休养生息，日久则过劳而耗伤脾气。脾为气血生化之源，脾虚运化无力，则气血化生减少，不能充养肌肉，故见疲乏无力、纳差食少、两眼发沉、喜闭目、苔白等症。情志不舒，导致肝气郁结，肝木乘土，又进一步加重脾失健运。高教授治疗以疏肝健脾、益气养血为法。处方以柴胡、黄芩和解少阳，玫瑰花行气解郁，黄芪、白术、甘草健脾益气，陈皮、稻芽理气开胃，当归、生地黄、石斛滋阴养血。

2 诊（2009 年 7 月 22 日）：服药 2 周后，精力增加，疲倦好转，食纳尚可，已经改变吃夜宵的习惯，但晚饭多食后易腹胀。上方加厚朴 10g、茵陈 15g。14 剂。

【按语】2 诊时患者药后精力、疲乏均好转，纳食增加，说明脾虚有所改善，但饱食后易腹胀，故综上方，加厚朴、茵陈以行气消胀、清利湿热。

病案 2 闫某云，男，40 岁，2019 年 8 月 19 日初诊。

主诉：疲倦乏力 2 年余。

现病史：患者疲倦乏力已有 2 年余，医院检查肝胆脾胃（钡餐）均正常。工作中接触聚氯乙烯。既往有低血压史，母亲也有低血压史。有吸烟史，已戒烟 5～6 年。

现症：疲倦乏力，白天易出汗，食纳差，记忆力减退，畏寒，下肢寒甚，早泄，脱发多，凌晨常腹泻。脉沉弦，舌质淡，苔薄白。

西医诊断：慢性疲劳综合征。

中医辨证：脾肾阳虚，精血不足。

治法：健脾益气升清，补肾温阳填精。

处方：

黄芪 30g	白术 10g	防风 10g	菟丝子 10g
覆盆子 10g	女贞子 10g	车前子 10g	枸杞子 10g
五味子 5g	巴戟天 10g	葛根 10g	升麻 10g
仙鹤草 30g			

14 剂

【按语】初诊时患者症见疲乏无力、白天易出汗，为气虚失于推动、固摄；畏寒、下肢寒甚，为阳虚失于温煦；食纳差、凌晨腹泻为脾阳虚，失于健运及升清；肾精亏虚，脑髓不充，故记忆力减退；肾失封藏则早泄；肾精化血不足，发失血养，故脱发。证属脾肾阳虚，精血不足。治疗当健脾益气升清，补肾温阳填精。处方以玉屏风散（黄芪、白术、防风）健脾益气，固表止汗；葛根、升麻升脾胃清阳之气；以五子衍宗丸（菟丝子、覆盆子、枸杞子、五味子、车前子）、女贞子、巴戟天补肾温阳，益精养血；仙鹤草扶正补虚，调补气血。

2诊（2019年9月9日）：服药后疲乏、汗出、畏寒肢冷等均好转。现情志不舒，口干口苦。

处方：

黄芪 30g	白术 10g	防风 10g	陈皮 10g
柴胡 10g	黄芩 10g	太子参 10g	葛根 10g
升麻 10g	当归 10g	白芍 10g	甘草 5g
仙鹤草 30g			

14 剂

【按语】2诊时患者服药后诸症均好转，另见情志不舒、口干口苦等少阳郁热之征，继以玉屏风散加太子参、甘草、仙鹤草健脾和胃，益气扶正；柴胡、黄芩、陈皮疏肝理气，清解郁热；当归、白芍养血柔肝；葛根、升麻健脾升阳，加强补气功效。

病案3 孙某，女，40岁，2017年7月3日初诊。

主诉：疲倦乏力3年余。

现病史：患者疲倦乏力3年。血压120/90mmHg。双眼翼状胬肉，曾服黄连羊肝丸治疗。

现症：疲倦乏力，时有心悸胸闷，睡眠差，易早醒，眠不解乏，口干口苦，不喜饮水，口臭，纳差，恶心，偶有呕吐，平素易感冒。月经带经7天，周期37天，经血量少，有血块，末次月经7月2日。脉沉弦，舌质淡，苔黄乏津。

西医诊断：慢性疲劳综合征。

中医辨证：气血两虚，脾胃不和，湿热内蕴。

治法：益气养血，健脾和胃，清利湿热。

处方：

黄芪 50g	当归 10g	白术 10g	陈皮 10g
女贞子 10g	墨旱莲 10g	荷叶 10g	葛根 10g
升麻 10g	车前草 30g	丹参 10g	茯苓 10g
仙鹤草 30g			

14 剂

【按语】初诊时患者症见疲倦乏力、易感冒，乃气虚无力推动和卫外；心悸胸闷、眠差早醒、眠不解乏，为血虚心神失养；纳差、恶心呕吐，为中气虚弱，脾胃升降失常；口臭、口干口苦但不欲饮水，为脾虚生湿，湿热内蕴。治疗以健脾和胃、益气养血、清利湿热为法。处方中黄芪、白术、茯苓、陈皮、仙鹤草健脾益气、理气和胃；升麻、葛根、荷叶升脾胃之清阳；当归补血汤（黄芪、当归）、二至丸（女贞子、墨旱莲）、丹参补气生血养阴；车前草清利湿热。

2诊（2017年7月19日）：药后乏力、恶心、口干口苦减轻，睡眠好转，食欲增加。效不更方，继服上方14剂。

【按语】患者虚实夹杂，以气血两虚、脾胃虚弱为主，兼有湿热内蕴，治疗当标本同治。脾胃症状突出的患者，从脾胃入手往往能取得较好疗效，因脾胃为气血生化之源，脾胃运化则正气充足，标邪易去。

病案4 陈某道，男，40岁，2011年4月4日初诊。

主诉：疲劳乏力10年。

现病史：患者疲劳乏力10年。过敏体质，皮肤划痕试验（＋）。

现症：疲乏无力，食少，眠佳，二便调。周身泛发红色斑块，高出皮肤，瘙痒明显，局部有抓痕。舌淡红，苔根部黄厚腻，脉沉细无力。

西医诊断：慢性疲劳综合征。

中医辨证：脾虚湿盛，血热内蕴。

治法：健脾利湿，清热凉血活血。

处方：	黄芪30g	白术10g	防风10g	陈皮10g
	土茯苓10g	槐花10g	牡丹皮10g	丹参10g
	黄芩10g	白鲜皮10g	凌霄花10g	柴胡10g
				14剂

【按语】患者病史10年，久病肺脾气虚，推动无力，故全身乏力、食少、脉沉细无力；卫表不固，风邪外袭，故常身痒；脾虚不运，水湿内停，久蕴化热，入于血分，故舌苔黄腻、全身泛发红色斑块、瘙痒明显。高教授治疗以健脾利湿、清热凉血活血为法。处方以黄芪、白术、防风、陈皮益气固表，健脾祛湿；柴胡、黄芩、土茯苓、白鲜皮祛风清热，祛湿止痒；牡丹皮、丹参、槐花、凌霄花清热凉血，养血活血。

2诊（2011年4月18日）：药后疲倦减轻，体力有所恢复，全身红斑已消。食欲渐佳，食量尚少，脉沉弦，舌质淡，苔根部厚腻。

处方：	黄芪30g	白术10g	防风10g	陈皮10g
	土茯苓10g	槐花10g	牡丹皮10g	丹参10g
	黄芩10g	黄精10g	凌霄花10g	柴胡10g
				14剂

【按语】2诊时患者服药后诸症好转，说明药证相符。因皮肤红斑瘙痒消失，故去白鲜皮。因食少，故加黄精以补脾益精。

病案 5 白某生，67 岁，2019 年 1 月 7 日初诊。

主诉： 疲乏 3 年余。

现病史： 患者疲乏、眼干涩 3 年余，血压正常，血脂偏高。

现症： 疲乏，双眼干涩，无饥饿感，纳差，腹胀，夜卧时口中流涎，夜寐不佳，双脚发麻。脉沉弦，舌质淡。

西医诊断： 慢性疲劳综合征。

中医辨证： 脾胃虚弱，气血两虚。

治法： 健脾开胃，益气养血。

处方：

党参 10g	白术 10g	茯苓 10g	厚朴 10g
莱菔子 10g	川楝子 10g	鸡内金 10g	山楂 5g
枳壳 10g	白芍 20g	石斛 10g	鸡血藤 30g
甘草 5g			

14 剂

【按语】 患者疲乏多年，症见无饥饿感、纳差、腹胀、夜卧时口中流涎，脾胃虚弱证候突出；脾虚日久，气血不足，组织官窍失养，故目干涩、双脚发麻。治疗以健脾开胃、益气养血为主。处方用四君子汤益气健脾，厚朴、枳壳、川楝子理气消胀除满，莱菔子、鸡内金、山楂消食开胃，石斛滋阴明目，白芍、鸡血藤养血活血通络。

2 诊（2019 年 1 月 28 日）：患者自诉诸症好转，食纳稍有不香。

处方：

党参 10g	白术 10g	茯苓 10g	厚朴 10g
莱菔子 10g	川楝子 10g	鸡内金 10g	山楂 5g
枳壳 10g	白芍 20g	石斛 10g	鸡血藤 30g
甘草 5g	砂仁 5g		

14 剂

【按语】 2 诊时方药对证，诸症明显改善，故效不更方。因纳食不香，故加砂仁以化湿开胃。

【跟师心得】

高教授临床上治疗慢性疲劳综合征，常用当归补血汤补益气血、玉屏风散补气固表、四君子汤健脾益气。他常用仙鹤草作为治疗本病的基本用药。仙鹤草，民间称其劳力草，性平，味苦、涩，归心、肝经，具有收敛止血、止痢、杀虫、补虚作用，江浙地区民间常用该药治疗劳力过度所致的脱力劳伤，症见神疲乏力、纳食尚正常者；此外，高教授在应用补气药的同时，常加升麻、葛根以升脾胃清阳，"升中寓补"以增强补气的作用。

（张素勤整理）

高尿酸血症

高尿酸血症是由于嘌呤代谢紊乱或尿酸排泄异常引起的血尿酸浓度超出正常范围（男性高于 $420\mu mol/L$、女性高于 $360\mu mol/L$）的一种代谢性疾病。其发病与饮食习惯、遗传、免疫系统等因素相关。近年来高尿酸血症发病率逐年上升，是仅次于糖尿病的第二大代谢性疾病，同时也是引起全因死亡、冠心病、高血压、糖尿病和慢性肾病的独立危险因素，严重危害着人们的健康与生活质量。长期规范降尿酸治疗以预防和减少关节破坏及组织损伤，已成现代医家共识。目前西医临床治疗主要使用抑制尿酸合成（如别嘌醇、丙磺舒、非布司他等）和促尿酸排泄（如苯溴马隆等）两大类药物。但这些药物也有一定的不良反应，且停药后尿酸水平也易反弹，故患者长期依从性不佳。

中医认为本病病机为先天禀赋不足、饮食失节、感六淫邪气、情志内伤等，导致脾肾功能失常，痰浊瘀血内停，属本虚标实证。脾肾亏虚为本，痰浊、湿热、瘀血为标。治疗当采用扶正固本、化痰祛湿、清热解毒、活血化瘀等法。根据发作期、缓急期的不同，治标治本各有侧重，总以辨证论治为基本原则。

病案 1 郭某，男，38 岁，2013 年 3 月 25 日初诊。

主诉： 右踝关节肿痛 20 天。

现病史： 患者 4～5 年前查血尿酸偏高，反复发作痛风。20 天前痛风复发，右踝部红肿疼痛，不能行走，服西药秋水仙碱 1 周后已好转。既往酗酒，每日饮酒半斤。有脂肪肝，血脂高，血压靠降压药物控制。

现症： 右踝部仍有肿痛，患者体型肥胖，面色发红，腹胀，得矢气则舒，大便溏，睡眠差。舌淡暗，苔薄白滑，脉沉弦小滑。

西医诊断： 高尿酸血症，继发痛风性关节炎。

中医辨证： 湿热下注，气滞血瘀。

治法： 健脾利湿，清热凉血，行气活血。

处方：
黄芪 50g	炒白术 15g	陈皮 10g	元胡 10g
川楝子 10g	车前草 30g	牡丹皮 10g	丹参 10g
牛膝 10g	木瓜 10g	柴胡 10g	黄柏 10g

14 剂

2 诊（2013 年 4 月 10 日）： 服用上方后诸症改善，踝部疼痛明显减轻，二便尚调。原方继续服用。14剂。

1个月后复诊：疼痛消失，病情平稳。

【按语】本例患者体型肥胖，中医认为"肥人多痰湿"，加之患者平素酗酒，酒性湿热，故体内湿热内蕴。湿热下注，瘀滞筋脉关节，故足踝红肿疼痛。面色发红、睡眠差，乃湿热熏蒸，邪热上犯。大便溏、腹胀、舌淡暗、苔滑提示脾虚湿盛、气滞血瘀。治疗应健脾利湿、清热凉血、行气活血。处方采用黄芪、白术、陈皮健脾燥湿，柴胡、元胡、川楝子疏肝理气止痛，车前草、黄柏清热利湿，牡丹皮、丹参凉血活血消肿，牛膝、木瓜舒筋活络，并引药下行。诸药合用，共奏疏肝健脾、清热利湿、凉血活血之功。药后患者诸症均改善，足踝肿痛减轻，说明湿热瘀阻有所减轻，故守方继进。

病案2 刘某鹏，男，37岁，2019年11月11日初诊。

主诉：右足蹈趾红肿疼痛1个月。

现病史：1个月前右足痛风发作，不能着地行走。查血尿酸677μmol/L（↑）。有高血压病史。

现症：患者拄拐而来，痛苦面容，右足蹈趾仍红肿疼痛，小便黄。脉细数，舌质淡暗，苔黄厚。

西医诊断：高尿酸血症、痛风性关节炎。

中医辨证：湿热下注。

治法：清利湿热，活血通络。

处方：

苍术10g	黄柏10g	生薏苡仁30g	牛膝10g
木瓜9g	青黛6g	滑石10g	知母6g
鸡血藤30g	当归10g	赤芍10g	草薢10g

7剂

2诊（2019年11月18日）：服上方后疼痛减轻，已能弃拐行走，但行动还不方便。效不更方，继服上方7剂。

3诊（2019年11月25日）：痛风症状基本消失，行走自如。继续服用上方以巩固疗效。复查血尿酸455μmol/L，基本恢复正常。

【按语】患者初诊时右足蹈趾红肿疼痛，属于阳热证。但病在下肢、小便黄、舌苔黄厚，乃湿热下注之征。高教授采用清热燥湿之法治疗，方以四妙丸加滑石、草薢清利中下焦湿热，青黛、知母清热泻火、凉血消肿，鸡血藤、当归、赤芍凉血活血通络，木瓜舒筋活络。患者服药后症状明显缓解，后继续服药巩固2周，复查血尿酸已基本恢复正常。

【跟师心得】

痛风虽以湿热、痰浊、瘀血为常见病理因素，但"邪之所凑，其气必虚"，正气不足多为其本。故治疗痛风，采用清热、利湿、活血等基本治法的同时，还应扶正固本以杜绝湿浊产生之源。

（于秀利整理）

代谢综合征

代谢综合征是一组以中心性肥胖、高血糖、血脂异常以及高血压病等多种危险因素聚集，且严重影响机体健康的临床综合征。这些危险因素之间存在一定的关系，因此发生心脑血管疾病的风险较高。其病理基础为中心性肥胖和胰岛素抵抗。目前西医治疗主要是通过药物对患者的血压、血糖及血脂进行控制，以延缓疾病进展。

本病发生多与先天禀赋不足、后天过食膏粱厚味、情志不调、安逸少动、年老体虚等有关。病位主要在肝、脾、肾三脏，多由痰浊、瘀血、郁热、毒邪、气血阴阳失调等因素导致。临床一般分期论治，初期多痰湿为患，应健脾疏肝以化湿、涤痰、降浊；中期痰瘀热互结，应豁痰、清热、化瘀；后期则痰瘀入络、脏腑虚损，应补肝益肾、活血通络、祛邪降浊。

病案1 李某龙，男，46岁，2010年5月24日初诊。

主诉：头晕、乏力2年余。

现病史：患者2年前体检发现血压高，血压140/110mmHg，血清总胆固醇（TC）、甘油三酯（TG）、低密度脂蛋白胆固醇（LDL-C）、高密度脂蛋白胆固醇（HDL-C）均异常，诊为高血压、高脂血症。未服用相关药物。有烟酒嗜好。

现症：近期自感乏力，不耐劳作，时而头晕，休息后可缓解，口中有异味，大便日1～2行、黏腻不爽，小便正常。脉弦滑，舌暗红，苔白厚腻。

西医诊断：代谢综合征。

中医辨证：脾虚湿盛，气滞血瘀。

治法：健脾化湿，理气活血。

处方：

藿香10g	佩兰10g	白术10g	泽泻10g
柴胡10g	黄芩10g	姜半夏10g	陈皮10g
紫苏梗6g	鸡内金10g	赤芍10g	生甘草5g

7剂

【按语】初诊时患者有高血压、高血脂史，症见乏力、头晕、口中异味、便黏、苔白腻、脉滑，乃脾气亏虚，失于运化，水湿内停；舌暗红、脉弦，为水湿内停，引发气滞血瘀。高教授采用健脾化湿、理气活血之法。处方中以藿香、佩兰芳香化湿，白术、泽泻、甘草健脾利湿，陈皮、姜半夏化痰燥湿，三种方法祛除体内的湿浊；柴胡、黄芩疏肝清胆以调节气机升降，紫苏梗、鸡内金行气消积、宽中和胃，赤芍活血化瘀，共同梳理气滞、痰浊、瘀血相互为患。

2诊（2010年6月7日）：服上方后身体感觉明显见好，疲倦感减轻，大便较前通畅，脉弦滑，舌红苔白腻。

处方：藿香10g　　佩兰10g　　白术6g　　泽泻10g
　　　柴胡10g　　黄芩10g　　姜半夏10g　陈皮10g
　　　黄芪20g　　茯苓10g　　生甘草5g

14剂

【按语】2诊时患者诸症改善，疲倦减轻，大便顺畅，说明药证相符，内湿得祛。故在原方基础上稍作加减，去紫苏梗、鸡内金、赤芍，加黄芪、茯苓以增强健脾利湿的功效。

3诊（2010年7月5日）：诸症均有好转，精力尚可。

处方：藿香10g　　佩兰10g　　白术10g　　泽泻10g
　　　柴胡10g　　黄芩10g　　姜半夏10g　陈皮10g
　　　黄芪12g　　茯苓10g　　葛根10g　　白芍15g
　　　生甘草5g

30剂

【按语】3诊时患者症状进一步改善，取效显著，故遵前法，加葛根健脾升清、白芍养血柔肝。患者配合生活方式调节，3个月后随访，检查血脂正常、舒张压已降至正常范围。

病案2　孙某设，男，48岁，2010年5月24日初诊。

主诉： 头晕乏力、入睡困难1个月余。

现病史： 患者血压高，血压150/100mmHg。血脂高，总胆固醇6.2mmol/L（↑），甘油三酯1.92mmol/L（↑），低密度脂蛋白胆固醇3.91mmol/L（↑）。

现症： 头晕，入睡困难，体倦乏力，食纳差，大便调。脉弦细滑，舌暗红，苔薄黄。

西医诊断： 代谢综合征。

中医辨证： 阴虚肝旺，肝气乘脾。

治法： 养阴平肝，疏肝健脾。

处方：白芍30g　　桑叶10g　　菊花10g　　石决明30g

珍珠母 30g	天麻 10g	钩藤 10g	川牛膝 30g
香附 10g	乌药 10g	柴胡 10g	黄芩 10g

7 剂

2诊（2010年7月5日）：服上药21剂，头晕明显减轻。现症偶有失眠、眩晕。血压120/95mmHg。上方继服30剂。

【按语】《素问·至真要大论》指出"诸风掉眩，皆属于肝"，患者头晕的同时，还伴有入睡难、脉弦细滑、舌暗红、苔薄黄等，为阴血亏虚，肝阳偏亢；体倦乏力、食纳差，为脾虚气弱，肝旺乘脾。高教授以治肝为法，采用天麻钩藤饮进行加减。方中白芍重用以柔肝健脾，《神农本草经疏》中言白芍"专入脾经血分，能泻肝家火邪"，可"制肝补脾"；桑叶、菊花、钩藤、黄芩清热平肝；天麻平肝息风，为"治风之神药"；石决明、珍珠母可清肝热、潜肝阳；柴胡、香附、乌药疏肝理气；川牛膝活血利尿，引血下行，含有上病下取之意，《医学衷中参西录》中言"重用牛膝引其气血下行，并能引其浮越之火下行"。服药后患者头晕明显减轻，血压明显下降。

病案3 崔某，女，48岁，2009年4月8日初诊。

主诉：精神疲倦、夜寐多梦1个月余。

现病史：患者在当地医院诊断为2型糖尿病，近日自测空腹血糖8.4mmol/L（↑），餐后血糖16.4mmol/L（↑）。B超示脂肪肝。查胆固醇6.93mmol/L（↑）。血压120/80mmHg。有子宫内膜炎病史，近2个月月经未至。

现症：患者体型肥胖，自觉精神疲倦，夜寐多梦，指尖麻木，纳可，口中异味，大便不成形，日2～3次，夜尿2～3次。舌暗胖大，苔白腻，脉细滑。

西医诊断：代谢综合征。

中医辨证：肝脾不调，痰湿内停，气滞血瘀。

治法：疏肝健脾，化痰祛湿，理气活血。

处方：	柴胡 10g	黄芩 10g	姜半夏 10g	陈皮 10g
	炒白术 12g	茯苓 15g	猪苓 10g	决明子 15g
	瓜蒌 10g	鸡血藤 30g	泽兰 9g	白芍 15g
	赤芍 15g	生甘草 6g		

14 剂

【按语】"肥人多痰湿"，湿性黏滞，导致清阳不升，气血运行不畅，故精神疲倦、大便不成形、指尖发麻、舌暗；湿浊内蕴而趋下，故口中异味、脉滑、舌胖大、苔白腻、夜尿频；痰浊随气上升，扰动心神，故夜寐多梦。高教授认为患者证属肝脾不调、痰湿内停、气滞血瘀，故采用疏肝健脾、化痰祛湿、理气活血之法。方中柴胡、黄芩疏肝理气清热；陈皮、姜半夏理气和胃、祛湿化痰；白术、茯苓、猪苓健脾渗湿，以消生痰之源；决明子、瓜蒌清热化痰、润肠通便；鸡血藤、泽兰、白芍、赤芍养血活血；甘草调和诸药。

2诊（2009年4月22日）： 面色好转，精神改善，小便次数明显减少，大便尚调，经锻炼体重已减2kg，苔白腻较前变薄。遵前法，继服14剂。

【按语】 2诊时患者精神疲倦、尿频、便溏均明显改善，白腻苔变薄，提示体内湿浊得化，故守方巩固。患者坚持服上方1个月，血糖明显下降。

病案4 诸某江，男，46岁，2011年3月21日初诊。

主诉： 头晕、头胀1年余。

现病史： 患者3年前发现高血压，经检查血压160/100mmHg左右，时感头晕头胀，血压靠药物控制。1年前开始，时觉口干口渴，饮水增多，尿量也增大，夜尿5～6次，饭量增加，常有饥饿感，查空腹血糖14.6mmol/L（↑），尿糖（＋＋＋），诊为糖尿病。经饮食控制、口服降糖药物等，效果不显。有抽烟史、酗酒史、动脉硬化。

现症： 体型较胖，易头晕头胀，面红目赤，多食易饥，口干口渴，夜尿频多。脉沉弦细，舌质红，苔薄黄。

西医诊断： 代谢综合征。

中医辨证： 脾肾两虚，肝阳上亢。

治法： 补肾健脾，养阴利湿，平肝清热。

处方：

生地黄10g	山茱萸10g	山药10g	泽泻10g
天花粉10g	菊花10g	杜仲10g	黄芪15g
白术10g	覆盆子10g	益智10g	陈皮10g
白芍10g			

30剂

【按语】 初诊时患者有高血压、高血糖史，症见面红目赤、头晕头胀、口干口渴、舌红苔薄黄、脉沉弦细，提示肝肾阴虚，阴不敛阳，肝阳偏亢；食纳多、易饥饿，为胃热受纳腐熟功能亢进；患者体胖、尿量多、夜尿频，提示脾肾两虚，水湿不化，肾失固摄。治以补肾健脾、养阴利湿、平肝清热之法，予以六味地黄丸加减。方中黄芪、白术、陈皮、泽泻健脾利湿，杜仲、菊花补肾平肝，覆盆子、益智、山药补肾固精，生地黄、山茱萸、白芍、天花粉养阴清热。

2诊（2011年4月21日）： 口干口渴减轻，夜尿减少，1～2次/晚，精神较前好转，查空腹血糖降至10mmol/L（↑）、尿糖（＋）、血压较服药前下降，维持在150/90mmHg，舌淡红，苔薄白，脉弦细。继服20剂。

【按语】 2 诊时口干口渴、夜尿频减轻，精神改善，血糖及血压均有所下降，疗效明显。故守方治疗。

【跟师心得】

随着当今社会工作节奏的加快，精神压力较大，作息不当，脂肪、蛋白质、糖类食物过量摄入，很容易产生情志、饮食、劳逸方面的病因，引发肝脾胃等脏腑功能失调，气、血、津液运行代谢失常，而出现代谢综合征的各类表现。虽然该病临床表现多样，病机复杂，但病因病机均离不开虚、痰、瘀、滞四个字。简单来说，可以用虚实来概括，虚多为脾弱气虚，实即痰浊、瘀血、气滞。

（于秀利 整理）

甲状腺功能亢进症

甲状腺功能亢进症（以下简称甲亢）是指甲状腺激素合成和分泌增加，导致基础代谢增强和交感神经系统兴奋性提高，甲状腺呈现高功能状态的一组神经内分泌系统疾病。甲亢患者主要表现为甲状腺毒症表现、甲状腺肿、眼征三个方面，具体表现为心慌、心动过速、怕热、多汗、食欲亢进、消瘦、体重下降、疲乏无力、情绪易激动、性情急躁、失眠、思想不集中、眼球突出、手足颤抖、甲状腺肿或肿大，女性可有月经失调甚至闭经，男性可有阳痿或乳房发育等。甲状腺肿大呈对称性，有的患者是非对称性肿大，肿大的甲状腺会随着吞咽动作上下移动。目前西医主要以抗甲状腺药物、碘-131 和手术治疗为主。

中医将本病称为"瘿病"。多因情志内伤、饮食及水土失宜，而致气滞、痰凝、瘀血郁结于颈前所致，病位主要涉及肝、脾、心、肾。初期多与肝气郁结相关，中期多见痰气凝滞、肝郁化火、痰瘀互结，后期以脏器虚损、气阴耗伤为主。治疗上初期应理气解郁，中期应清热、化痰、活血，后期应益气养阴，消瘿散结应贯穿治疗始终。临床常用方有龙胆泻肝汤、丹栀逍遥散、柴胡疏肝散、四海舒郁丸、海藻玉壶汤、消瘰丸、生脉散、天王补心丹等。

病案 1 乜某霞，女，39 岁，2010 年 4 月 7 日初诊。

主诉： 心悸伴手抖 3 年。

现病史： 3 年前患甲亢，曾服用丙硫氧嘧啶 2 年，指标未完全正常，自行停药。12 岁初潮，带经 4～7 天，月经周期不规则（短则 25 天，长则 4 个月），患甲亢后一般 3～4 个月行经一次。末次月经 2 月 5 日。

现症：心悸多汗，急躁易怒，乏力失眠，时有手颤，眼突不显，食欲正常，不思饮水。脉沉弦，舌质淡有齿痕，苔黄。血压 120/80mmHg，脉搏 95 次/min。查体：手颤，巩膜略黄，甲状腺Ⅰ度肿大。甲状腺功能检查示：三碘甲状腺原氨酸（T3）1.66nmol/L（正常），甲状腺素（T4）160.35nmol/L（↑），促甲状腺激素（TSH）1.10μIU/ml，总胆红素 28.9μmol/L（↑）。

西医诊断：甲状腺功能亢进症。

中医辨证：肝胆湿热，气血两虚。

治法：疏肝清胆，清利湿热，益气养血。

处方：

茵陈 30g	栀子 10g	车前草 30g	赤芍 10g
丹参 10g	牡丹皮 10g	黄芩 10g	陈皮 6g
柴胡 10g	白术 10g	钩藤 10g	生甘草 6g

21 剂

【按语】患者病程 3 年，初诊时症见心悸、乏力、手颤、舌淡有齿痕，提示久病气血耗伤；失眠、多汗、急躁易怒、舌苔黄、脉沉弦，为心肝郁热所致；目黄、不思饮水，提示肝胆湿热内蕴。治疗应清利肝胆湿热，佐以健脾益气养血为法，采用茵陈蒿汤、丹栀逍遥散合方加减。方中柴胡、黄芩、钩藤疏利肝气，调和肝胆；茵陈、栀子、车前草清利三焦湿热，使湿热从小便排出；白术、陈皮、甘草补气健脾和胃；丹参、牡丹皮、赤芍养血活血，清心除烦。

2 诊（2010 年 5 月 3 日）：患者服药后出汗、心慌减轻，巩膜色黄明显减淡。近几日因情绪影响，汗出复增多，自汗、盗汗、汗出湿衣，心中惊悸不宁、烦急、不欲饮、纳差厌油，脉沉弦细数，舌淡红，苔黄。4 月 26 日行经 1 次，经血量少色暗，有血块。4 月 30 日化验：总胆红素 23.4μmol/L（↑）。血压 110/80mmHg。

处方：

茵陈 30g	栀子 10g	车前草 30g	赤芍 10g
丹参 10g	牡丹皮 10g	黄芩 10g	陈皮 6g
柴胡 10g	白术 10g	钩藤 10g	生甘草 6g
酒大黄 10g	厚朴 10g		

28 剂

【按语】2 诊时患者自述服药后出汗、心慌减轻，目黄变浅，说明药中病机。但近日因情绪波动又有反复，症见烦急、心悸不宁、出汗多、苔黄、脉沉弦细数等，为心肝郁热伤阴；纳差、厌油腻、不欲饮水，提示湿热困脾；月经量少色暗、有血块，提示内有瘀血。继续综前方，加酒大黄、厚朴以行气通腑，泄热逐瘀。

3 诊（2010 年 6 月 14 日）：患者服药后心慌、汗出减轻，情绪稳定，烦急减轻，夜寐安。6 月 3 日化验：T3 1.65nmol/L、T4 135.84nmol/L、TSH 1.10μIU/ml，均正常。总胆红素 22.1μmol/L（↑）。舌淡红，苔薄黄，脉细。

处方: 茵陈 30g　　栀子 10g　　酒大黄 10g　　车前草 30g

　　　　柴胡 10g　　黄芩 10g　　白术 10g　　泽泻 10g

　　　　牛膝 10g　　白芍 12g　　丹参 10g　　牡丹皮 10g

　　　　仙鹤草 30g　生甘草 5g

28 剂

2010 年 7 月 20 日随访: 患者自诉无明显不适,心情愉悦,舌淡红,苔薄,脉细。化验:总胆红素 17.1μmol/L(正常)。

【按语】 3 诊时患者心慌、汗出、烦急等症状明显改善,甲状腺功能指标已正常,总胆红素水平仍偏高,伴见舌苔薄黄、脉细,提示湿热未清,气血未复。治疗需继续清利肝胆湿热,佐以益气养血。故上方去钩藤、赤芍、陈皮、厚朴,加仙鹤草、白芍养血扶正补虚,泽泻、牛膝通利小便以清湿热。

病案 2　林某,女,46 岁,2009 年 9 月 16 日初诊。

主诉: 心慌伴食欲亢进 20 天。

现病史: 2009 年 8 月 10 日确诊为亚急性甲状腺炎,三碘甲状腺原氨酸(T3)、甲状腺素(T4)、促甲状腺激素(TSH)、游离三碘甲状腺原氨酸(FT3)均低于正常。8 月 19 日开始使用甲状腺激素治疗 1 周后出院。血压90/60mmHg。皮肤划痕试验(+)。

现症: 消瘦,烘热汗出,心慌,眠差,乏力,食欲亢进,手足胀,眼胀。脉沉弦,舌质淡,苔薄白。末次月经 9 月 1 日,有血块,经期腰腹坠胀。

西医诊断: 亚急性甲状腺炎、甲状腺功能亢进症。

中医辨证: 气阴两虚,肝胃气逆。

治法: 益气养阴,平肝和胃。

处方: 太子参 10g　　麦冬 10g　　五味子 10g　　柴胡 10g

　　　　黄芩 10g　　陈皮 5g　　香附 10g　　生牡蛎 30g

　　　　浮小麦 15g

7 剂

【按语】 患者因亚急性甲状腺炎而出现甲状腺功能减退,经甲状腺激素治疗后出现甲状腺功能亢进症状,且处于更年期阶段。症见消瘦、乏力、心慌、眠差、舌质淡,提示气血两虚,心神失养;"脾主四肢",手足胀,提示脾虚运化无力,四末水停气滞;烘热汗出、食欲亢进、目胀、脉沉弦,乃阴虚不能敛阳,肝胃之虚阳偏亢。治疗以益气养阴、平肝和胃为法,采用生脉散与小柴胡汤合方加减。处方中太子参、麦冬、五味子益气养阴,柴胡、香附、黄芩、陈皮疏肝理气、清热和胃,生牡蛎、浮小麦潜阳敛汗。

2 诊 (2009 年 10 月 14 日): 服上药 14 剂,自我感觉良好。

三、类案辨治明章法

处方：太子参 10g　　麦冬 10g　　五味子 10g　　柴胡 10g
　　　黄芩 10g　　　陈皮 5g　　　香附 10g　　　生牡蛎 30g
　　　浮小麦 15g　　黄芪 10g　　　白芍 10g

7 剂

【按语】2 诊时患者诸症减轻，说明药证相符。综前法，继续巩固疗效，首诊方加黄芪益气固表、白芍养血柔肝。

3 诊（2009 年 10 月 27 日）：咽痛，头沉。末次月经 10 月 26 日，正值行经期。

处方：柴胡 10g　　　黄芩 10g　　　法半夏 10g　　香附 10g
　　　当归 10g　　　白芍 12g　　　白术 10g　　　黄芪 12g
　　　麦冬 10g　　　五味子 10g　　石斛 15g　　　浮小麦 10g

7 剂

【按语】3 诊时患者正处于行经期，出现头沉、咽痛等症，提示经期气血下行，少阳经气不利。治疗当疏肝清热、益气养阴为法，处方予以小柴胡汤、生脉饮合方加减。方中柴胡、香附、黄芩、法半夏疏肝清热；黄芪、白术、浮小麦健脾益气止汗；当归、白芍、麦冬、五味子、石斛养血滋阴。

4 诊（2009 年 11 月 4 日）：化验 T3、T4 已经正常。现症有腰痛，胃不适，经常嗳气，无反酸，食欲尚可。

处方：柴胡 10g　　　黄芩 10g　　　法半夏 10g　　香附 10g
　　　当归 10g　　　白芍 10g　　　生地黄 10g　　丹参 10g
　　　女贞子 10g　　墨旱莲 10g　　石斛 30g　　　甘草 10g

14 剂

【按语】4 诊时患者甲状腺功能正常，症见胃不适、嗳气，乃肝气犯胃；腰痛，为肝气不舒，经络气血不畅。治疗当疏肝和胃、养血活血为法。故在 3 诊方的基础上去白术、黄芪、麦冬、五味子、浮小麦，加用养血活血类药物，如加二至丸（女贞子、墨旱莲）、生地黄、丹参以补肝肾、养血活血；加甘草调和诸药。

病案 3　田某，女，21 岁，2022 年 9 月 12 日初诊。

主诉： 疲倦无力 3 年。

现病史： 3 年前出现心慌、手抖、颈部变粗、明显消瘦等情况，于某医院检查确诊为弥漫性甲状腺肿伴甲亢，曾服西药进行治疗。2022 年 4 月 2 日检查出现甲减、抗中性粒细胞质抗体（ANCA）（＋），遂停西药至今。关节疼痛 2 年，一直服白芍总苷胶囊。

现症： 疲倦乏力，口干，膝关节痛，活动后加重。查甲状腺肿，伴压痛，B

超示甲状腺非均质性肿大，甲状腺功能检查示 T3 9.57nmol/L（↑）、FT3 48.89pmol/L（↑）、TSH＜0.008mIU/L（↓）。月经周期 25～35 天，带经 5～7 天，经血色暗，量减少，痛经，末次月经 8 月底。脉沉弦，舌淡红，苔薄白。

西医诊断：甲状腺功能亢进症。

中医辨证：气阴两虚，气血瘀滞。

治法：健脾益气养阴，行气活血止痛。

处方：
黄芪 50g	炒白术 10g	防风 10g	仙鹤草 30g
茯苓 10g	葛根 10g	升麻 10g	夏天无 10g
元胡 10g	川楝子 10g	白芍 10g	甘草 5g
牛膝 10g	红景天 10g		

28 剂

【按语】初诊时患者乏力、口干，为气阴不足；甲状腺肿痛、膝关节痛、月经量少色暗及痛经，为气血瘀滞之征。证属本虚标实，应进行健脾益气养阴、行气活血止痛治疗。方中玉屏风散（黄芪、白术、防风）、茯苓、葛根、升麻健脾益气，提升清阳；白芍、甘草养血缓急；仙鹤草、红景天扶正补虚、收敛活血；夏天无、元胡、川楝子行气活血止痛；牛膝补肝肾壮腰膝、活血通络。

2 诊（2022 年 10 月 16 日）：诸症均有改善，遵上方 28 剂。

【按语】2 诊时患者症状改善，效不更方，继续服药。

3 诊（2022 年 11 月 15 日）：稍有心烦，胃胀。

处方：
黄芪 50g	炒白术 10g	防风 10g	仙鹤草 30g
陈皮 10g	牡丹皮 10g	炒栀子 5g	夏天无 10g
元胡 10g	白芍 10g	甘草 5g	牛膝 10g
红景天 10g			

28 剂

【按语】3 诊时患者出现心烦、胃胀等，提示肝郁化火扰神。治疗继续综前法，增加清肝和胃的作用。原方去茯苓、葛根、升麻、川楝子，加陈皮以理气和胃，加牡丹皮、栀子清心肝之火。

4 诊（2023 年 3 月 16 日）：服中药 3 个月，甲状腺肿大消退，复查甲状腺功能正常。现疲倦无力，饥饿时胃痉挛性疼痛，食欲尚可，大便正常，月经时稍有痛经。

处方：
生黄芪 30g	炒白术 10g	防风 10g	仙鹤草 30g
陈皮 10g	厚朴 10g	枳壳 10g	夏天无 10g
元胡 10g	川楝子 5g	当归 10g	益母草 10g
香附 10g			

28 剂

【按语】4 诊时患者甲状腺肿痛已消、甲状腺功能正常，疗效显著。症见疲倦乏力、空腹时胃脘痛，乃气阴两虚，胃腑失养；痛经提示气血不畅。治疗继续遵前法，故上方去牡丹皮、炒栀子、白芍、甘草、牛膝、红景天，加厚朴、枳壳、香附以理气和胃，加川楝子行气、活血止痛，加当归、益母草以养血活血。

病案 4　王某芹，女，52 岁，2016 年 10 月 10 日初诊。

主诉：心慌、出汗多半月余。

现病史：患者确诊甲状腺功能亢进症，9 月 28 日医院查甲状腺功能示：TSH 0.09mIU/L，T3 3.0nmol/L（↑），T4 202.82nmol/L（↑），FT3 12.2pmol/L（↑），FT4 33.08pmol/L（↑）。2 年前患子宫脱垂，闭经已半年。

现症：心慌，汗出多，有饥饿感，血压正常。脉沉弦，舌质红，苔薄黄。

西医诊断：甲状腺功能亢进症。

中医辨证：肝郁化火，脾虚阴亏。

治法：疏肝清热，健脾养阴。

处方：

龙胆 5g	炒栀子 10g	黄芩 10g	柴胡 10g
香附 10g	郁金 10g	牡丹皮 10g	当归 10g
白芍 15g	茯苓 10g	白术 10g	葛根 10g
升麻 10g	甘草 5g		

14 剂

【按语】初诊时患者甲亢病史不长，症见心慌、汗出、易饥、舌红苔黄等火热内盛表现，因肝经循行经过颈前甲状腺部位，故其病位在肝。治疗当疏肝清热为法，采用龙胆泻肝汤、丹栀逍遥散合方进行加减。方中柴胡、香附疏肝气；龙胆、栀子、黄芩清肝火；郁金、牡丹皮凉血活血；当归、白芍养血柔肝；白术、茯苓、葛根、升麻、甘草健脾益气升清。

2 诊（2016 年 11 月 14 日）：药后心慌诸症状均好转。现食欲可，睡眠可，大便不成形，同时服用西药甲钴胺、维生素 B$_1$、甲巯咪唑片。

处方：

柴胡 10g	黄芩 10g	法半夏 10g	黄芪 30g
茯苓 10g	白术 10g	葛根 10g	升麻 10g
当归 10g	白芍 10g	赤芍 10g	丹参 10g

30 剂

【按语】2 诊时症状改善，因大便不成形，故减去龙胆、栀子、牡丹皮、郁金等寒凉药，加黄芪、法半夏以健脾燥湿，加丹参、赤芍养血凉血，处方为小柴胡汤与丹栀逍遥散合方加减。

3 诊（2016 年 12 月 12 日）：症见易汗出，盗汗明显，睡眠差，无口干，食欲尚可。11 月 24 日医院化验：TSH 1.81mIU/L，T3 2.03nmol/L，T4 86.116nmol/L，FT3 5.25pmol/L，FT4 17.263pmol/L，结果全部正常。

处方：黄芪 30g　　白术 10g　　防风 10g　　柴胡 10g
　　　　黄芩 10g　　青蒿 10g　　当归 10g　　白芍 10g
　　　　丹参 10g　　茯苓 10g　　泽泻 10g　　香附 10g
　　　　合欢花 10g

30 剂

【按语】3 诊时复查甲状腺功能指标全部恢复正常。现症患者盗汗明显，系气阴两伤所致。高教授采用玉屏风散、逍遥散合方加减。方中黄芪、白术、防风、茯苓、泽泻益气固表、敛汗祛湿，当归、白芍、丹参益阴养血，柴胡、香附、合欢花疏肝理气，黄芩、青蒿清热透邪。

病案 5　李某莲，女，39 岁，2015 年 9 月 28 日初诊。

主诉：心烦心慌 3 个月。

现病史：患者 3 个月前因心烦心慌，西医院全面检查后确诊甲亢，但服西药过敏，故寻求中医治疗。

现症：出汗多，心慌，嗜睡，心烦急躁，多食，口渴，疲倦，易感冒。月经周期 25 天，带经 5～7 天，末次月经 9 月 15 日。脉沉细稍数，舌稍红，苔薄白。

西医诊断：甲状腺功能亢进症。

中医辨证：肝郁化火，耗伤气阴。

治法：疏肝清热，益气养阴。

处方：黄芪 30g　　炒白术 10g　　防风 10g　　龙胆 5g
　　　　黄芩 10g　　生龙骨 30g^{先煎}　　生牡蛎 30g^{先煎}　　通草 5g
　　　　当归 10g　　白芍 10g　　生地黄 10g　　石斛 10g
　　　　甘草 5g

14 剂

【按语】初诊时患者症见出汗多、心慌、心烦急躁、多食，为火热亢盛之象，口渴、疲倦、嗜睡、易感冒为气阴两伤。高益民教授采用龙胆泻肝汤、玉屏风散合方加减。方中黄芪、白术、防风健脾益气、固表敛汗，龙胆、黄芩、通草清肝泻火，龙骨、牡蛎滋阴平肝，当归、白芍、生地黄、石斛益阴养血，甘草调和诸药。

2 诊（2015 年 11 月 3 日）：服上药 30 剂后疲倦、心烦急躁减轻。现口干，舌淡红，苔薄乏津。10 月 28 日医院化验示：T3 2.86nmol/L（↑），FT3 7.46pmol/L（↑），TSH 0.002mIU/L（↓）；碱性磷酸酶（ALP）175U/L（↑）；促甲状腺激素受体抗体（TRAb）34.48IU/L（↑）。

处方：黄芪 30g　　炒白术 10g　　防风 10g　　龙胆 5g

| 柴胡 10g | 黄芩 10g | 法半夏 10g | 生牡蛎 30g |
| 木通 5g | 陈皮 10g | 五味子 5g | 甘草 5g |

28 剂

【按语】 2 诊时患者心烦、疲倦均减轻，仍见口干、舌苔乏津，提示热盛阴伤仍明显。查甲状腺功能、肝功能指标存在部分异常。治疗继续综前法，以龙胆泻肝汤、小柴胡汤、玉屏风散合方加减。方中柴胡、龙胆、黄芩、法半夏疏肝清胆，调理气机升降；木通清心除烦利尿；玉屏风散（黄芪、白术、防风）、陈皮健脾和中；牡蛎、五味子滋阴敛汗；甘草调和诸药。

3 诊（2015 年 12 月 7 日）： 药后心慌、疲倦无力、易饥均好转，无口干口渴。12 月 1 日查 TRAb 30.92IU/L(↑)。

处方：
龙胆 5g	柴胡 10g	黄芩 10g	木通 5g
白术 10g	茯苓 10g	香附 10g	泽兰 10g
牛膝 10g	川芎 5g	陈皮 10g	五味子 5g
甘草 5g	三七 2g		

28 剂

【按语】 3 诊时患者症状改善，复查促甲状腺激素受体抗体较前有所下降。处方予龙胆泻肝汤加减。方中龙胆、黄芩、木通清肝泻火，柴胡、香附、陈皮疏肝理气，泽兰、牛膝、川芎、三七活血化瘀，白术、茯苓、甘草、五味子健脾祛湿益阴。

【跟师心得】

通过以上病例可以看出，甲亢采用中医辨证治疗，不但临床症状能够改善，甲状腺功能异常指标亦可恢复正常。中药取效的关键在于需结合患者的病史、体质状况、症状体征、检查指标，进行综合分析，整体辨证，分辨正邪的盛衰情况，扶正与祛邪兼顾。

（王文娟整理）

红斑狼疮

红斑狼疮是一种原因不明、可累及全身多脏器的自身免疫性结缔组织病，以发热、面部蝶形红斑、关节痛及水肿、血中或骨髓中查到红斑狼疮细胞为主要临床特征。其发病由多因素造成，与体质、遗传、内分泌、环境、病毒感染等有关，青年女性多发，男女患者比例为 1∶9。根据发病部位的不同，红斑狼疮可分为系统性红斑狼疮（systemic lupus erythematosus，SLE）和皮肤型红斑狼疮（cutaneous lupus erythematosus，CLE）。SLE 通常累及关节、心、肾、肝等多个器官和系统，CLE 主要累及皮肤和黏膜。西医治疗 SLE 需要长期使用糖皮质激素、免疫抑制剂、生物制剂等药物，此类药物虽有一定疗效，但长期使用会出现骨质疏松、血糖升高、免疫功能低下、严重感染等诸多不良反应，进一步威胁患者的生命健康。

本病属于中医"蝴蝶丹""红蝴蝶疮""阴阳毒""赤丹""茱萸丹""日晒疮""温毒发斑""葡萄斑""周痹"等范畴。中医认为本病多因先天禀赋不足，毒热入血，瘀阻脉络，内伤脏腑，外阻肌肤而成。

病案 1 张某，女，26 岁，2013 年 5 月 12 日初诊。

主诉：疲倦乏力 1 周。

现病史：自述 2013 年 2 月产后在新装修店面内工作，不久即反复发热，面部出现红斑，4 月经某医院检查确诊为系统性红斑狼疮，入院接受激素及免疫抑制剂治疗。出院后口服醋酸泼尼松 50mg/d。查尿蛋白（＋）、尿潜血（＋＋），红细胞沉降率 42mm/h（↑），血红蛋白 100g/L（↓），血压不稳。2 年前曾患血小板减少性紫癜，经治疗好转。

现症：面部红斑已消退，疲倦乏力，睡眠尚可。脉沉细数，舌质淡，苔薄白。

西医诊断：系统性红斑狼疮。

中医辨证：气血两虚，毒热内蕴。

治法：益气养血，凉血解毒。

处方：

黄芪 30g	炒白术 10g	防风 10g	黄连 5g
秦艽 10g	当归 10g	生地黄 10g	川芎 10g
丹参 10g	牡丹皮 10g	赤芍 10g	凌霄花 10g
炒栀子 10g	麦冬 10g	枸杞子 10g	

14 剂

【按语】初诊时患者见疲倦、舌淡、脉沉细，伴轻度贫血，提示气血俱亏；仍服用较大剂量激素，查红细胞沉降率偏高、尿有潜血和蛋白，血压不稳，脉细数，提示血分毒热内蕴。治疗当扶正祛邪兼顾，以黄芪、白术、当归、生地黄、川芎、丹参、麦冬、枸杞子益气补血养阴；以秦艽、防风、黄连、炒栀子、牡丹皮、凌霄花、赤芍祛湿解毒、清热凉血。

2 诊（2013 年 5 月 26 日）：小腿出现紫癜，血压不稳，头晕，耳鸣，手抖，口干，爱出汗。

处方：

黄芪 30g	炒白术 10g	防风 10g	黄连 5g
秦艽 10g	当归 10g	生地黄 10g	白芍 10g
枸杞子 10g	菟丝子 10g	石斛 10g	北沙参 15g

红花 10g	大黄 5g	甘草 5g

14 剂

【按语】患者有血小板减少性紫癜病史，2 诊时下肢又出现紫癜，考虑与该病史有关。症见头晕、耳鸣、手抖、口干、汗出、血压波动等均为阴血亏虚、肝阳上亢之证，故一诊方去栀子、麦冬、丹参、牡丹皮、川芎、赤芍、凌霄花等作用偏于上焦的凉血活血药，加菟丝子、石斛、北沙参补肾养阴，白芍、甘草养血柔肝，大黄、红花化瘀泻热。

3诊（2013 年 6 月 9 日）： 目前口服醋酸泼尼松 40mg/d，小腿紫癜消失，头晕、耳鸣减轻，食欲亢进，仍爱出汗，舌头发麻，畏寒。

处方：

黄芪 40g	炒白术 10g	防风 10g	黄连 5g
秦艽 10g	当归 10g	漏芦 10g	白芍 10g
枸杞子 10g	菟丝子 10g	石斛 10g	丹参 10g
红花 10g	大黄 5g	陈皮 10g	甘草 5g

14 剂

【按语】3 诊时紫癜已消，肝阳上亢诸症减轻，激素用量平稳减量，说明药证相符。食欲亢进、爱出汗，与服激素造成的阳热偏盛有关，故加漏芦配合黄连清热解毒，加陈皮理气和胃以防苦寒药伤胃；畏寒、舌头发麻提示气血仍虚，故 2 诊方去生地黄、北沙参，加丹参养血活血。

4诊（2013 年 6 月 23 日）： 目前口服醋酸泼尼松 30mg/d，现症仍有疲倦、自汗出。

处方：

黄芪 50g	炒白术 15g	防风 10g	黄连 5g
秦艽 10g	当归 10g	白芍 15g	牡丹皮 10g
丹参 10g	枸杞子 10g	菟丝子 15g	葛根 10g
升麻 10g	甘草 5g		

14 剂

【按语】4 诊时毒热症状减轻，激素用量继续平稳减量，故 3 诊方去漏芦、石斛、红花、大黄、陈皮，加牡丹皮以清热凉血；疲倦、自汗为气虚所致，加葛根、升麻以健脾益气、提升清阳。

5诊（2013 年 8 月 4 日）： 目前口服醋酸泼尼松 20mg/d，体表出现疖粒 3 个，仍有自汗、畏寒。

处方：

黄芪 50g	炒白术 15g	防风 10g	黄连 10g
秦艽 10g	生地黄 10g	赤芍 10g	丹参 10g
仙鹤草 30g	凌霄花 10g	生石膏 30g	黄芩 10g
枸杞子 10g	葛根 10g	升麻 10g	

14 剂

【按语】5 诊时激素用量继续平稳减量，身上多发疖子，提示热毒内盛未清、气血壅滞，故去温补之当归、菟丝子、甘草，加石膏、黄芩以清气分热；赤芍易白芍、生地黄易牡丹皮，加凌霄花，以清血分热；因患者仍有自汗、畏寒等正气虚的表现，故加仙鹤草以扶正补虚。

6诊（2013年12月17日）：目前口服醋酸泼尼松双日10mg/d、单日5mg/d，疖子未再发，食纳好，眠可，大便正常，口不渴，无疲倦。8月31日月经恢复来潮，末次月经11月23日。查：红细胞沉降率40mm/h(↑)。

处方：
生黄芪 30g	当归 10g	炒白术 10g	陈皮 10g
生地黄 10g	炒白芍 10g	川芎 5g	牡丹皮 10g
炒栀子 10g	凌霄花 10g	生石膏 30g	甘草 5g

28剂

【按语】6 诊时激素用量继续平稳减量，除红细胞沉降率仍偏高外，无明显不适，月经已于8月恢复，周期规律，提示气血得充。处方仍扶正祛邪兼顾，以黄芪、当归、生地黄、白芍、川芎益气养血，白术、陈皮、甘草健脾和胃，牡丹皮、栀子、凌霄花、石膏清热凉血祛毒。

7诊（2014年8月18日）：目前口服醋酸泼尼松5mg/d。已开始工作，体力尚好，食纳正常，无口渴，大便正常，月经规律，末次月经7月28日。舌淡红，苔白稍厚。2014年1月查：红细胞沉降率26mm/h(↑)，抗DNA抗体（一），抗核抗体浓度较前减低。2014年3月查：24h尿蛋白定量1.94g/24h（↑），较以前明显下降。近期检查：尿蛋白（一）。

处方：
生黄芪 30g	炒白术 10g	防风 10g	秦艽 10g
生地黄 10g	白芍 10g	川芎 5g	槐花 10g
凌霄花 10g	丹参 10g	赤芍 10g	甘草 5g

28剂

【按语】7 诊时醋酸泼尼松已减量至5mg/d，月经规律，无明显症状，红细胞沉降率、尿蛋白、抗体等化验指标也明显改善，提示气血得复，邪气渐消。处方予以玉屏风散、四物汤合方加减以益气养血，秦艽、丹参、赤芍、槐花、凌霄花祛风利湿、清热凉血。

【跟师心得】

本例患者经过西医系统治疗，病情虽趋于稳定，但毒热尚未清除、而正虚尚明显，故治疗以祛邪扶正为主。高教授以秦艽丸、玉屏风散、当归补血汤、四物汤合方加减，同时酌加养阴清热、凉血解毒之品，以达益气固表、养血活血、散风除湿、凉血解毒之功。药理研究表明，玉屏风散可有效调节机体免疫；秦艽丸具有抗炎、抗过敏、调节免疫、镇静镇痛等作用。

患者以上方为基础方加减用药 3 个月，诸症明显改善，月经正常来潮，尿潜血转阴。继续加减治疗 7 个月，激素用量平稳减至 5mg/d，红细胞沉降率降至 26mm/h，抗 DNA 抗体（一），抗核抗体浓度减低，尿蛋白（一），已恢复工作，身体无明显不适，说明中西医结合治疗系统性红斑狼疮可取得一定疗效。

病案 2　春某燕，女，56 岁，2016 年 5 月 23 日初诊。

主诉：右臂红斑 1 年。

现病史：患者 2015 年 9 月在广州出差时右上臂发现红斑，11 月份某医院确诊为红斑狼疮、狼疮性脂膜炎。近半年每日服硫酸羟氯喹片、沙利度胺。

现症：右侧上臂、右腰部皮肤各有一片红斑，色红质硬，左上臂疼痛，疲倦乏力，睡眠差，心烦急躁，面色潮红，眼干，纳呆，牙痛，大便干燥、1～3 日 1 行。脉沉弦，舌红少苔。查红细胞沉降率正常。

西医诊断：红斑狼疮。

中医辨证：气阴两虚，脾胃虚弱。

治法：益气养阴，健脾和胃。

处方：

藿香 10g	佩兰 10g	生地黄 10g	玄参 10g
麦冬 10g	五味子 5g	白术 10g	陈皮 10g
厚朴 10	枳壳 10g	莱菔子 10g	鸡内金 10g
仙鹤草 30g	瓜蒌 30g	甘草 5g	

14 剂

【按语】患者初诊时红细胞沉降率正常，症见疲倦乏力、纳呆，为脾胃虚弱，纳运无力；眼干、眠差、心烦急躁、面色潮红、大便干燥、舌红少苔，提示阴亏津少，虚热上扰。治疗以益气养阴、健脾和胃为主。方中白术、仙鹤草、甘草健脾益气，扶正补虚；生地黄、麦冬、玄参、五味子滋阴清热；陈皮、莱菔子、鸡内金消食和胃；藿香、佩兰芳香开胃；厚朴、枳壳、瓜蒌行气通便。

2 诊（2016 年 6 月 6 日）：右手上臂出现结节状红斑，伴眼干、视物易疲劳，大便黏腻。舌质淡红，脉沉弦。

处方：

生黄芪 30g	炒白术 10g	防风 10g	生地黄 10g
玄参 10g	麦冬 10g	五味子 5g	北沙参 10g
川楝子 10g	枸杞子 10g	菟丝子 10g	

14 剂

【按语】2 诊时患者眼干、视物易疲劳，提示肝阴血不足；大便黏腻，提示脾虚湿滞。处方予以玉屏风散、一贯煎、增液汤合方加减。方中玉屏风散（黄芪、白术、防风）健脾益气祛湿；菟丝子、枸杞子、五味子补益肝肾；增液汤（玄参、麦冬、生地黄）、北沙参、川楝子养阴清热。

3诊（2016年6月20日）：右上臂与左髋部有红色皮下硬块，右上臂疼痛，口干欲饮，饮不解渴，食欲尚可。

处方：
黄芪30g	炒白术10g	防风10g	陈皮10g
北沙参10g	生地黄10g	玄参10g	麦冬10g
土茯苓10g	槐花10g	凌霄花10g	红花10g
鸡血藤30g	仙鹤草30g		

14剂

【按语】患者上、下肢均有红斑硬结，伴有口干欲饮、饮不解渴、上臂疼痛，均为肝肾阴虚、血热瘀滞、经络不通所致。高教授继续用玉屏风散加仙鹤草、陈皮健脾和胃，益气扶正；增液汤、北沙参滋补阴液；土茯苓、槐花、凌霄花清热凉血；红花、鸡血藤活血化瘀通络。

4诊（2016年7月11日）：仍见口干欲饮，饮不解渴，脉沉弦，苔薄白。

处方：
秦艽10g	漏芦10g	黄连10g	黄芪30g
当归10g	白芍10g	白屈菜10g	冬凌草10g
生地黄10g	玄参10g	麦冬10g	石斛12g

14剂

【按语】4诊时患者仍有口干欲饮、饮不解渴，是湿热阻滞经络，津液输布障碍，不能上承所致。治疗采用秦艽丸加减。方中主药秦艽祛风通络，黄连、漏芦、白屈菜、冬凌草清热利湿解毒，黄芪益气扶正，当归、白芍、生地黄养血活血，玄参、麦冬、石斛养阴生津。

5诊（2016年7月25日）：口干欲饮情况好转，现症稍有口渴，大便2～3日1行。

处方：
秦艽10g	漏芦10g	黄连10g	黄芪30g
大黄10g	枳实10g	厚朴10g	白屈菜10g
冬凌草10g	石斛10g	玄参10g	麦冬10g
芦荟2g			

14剂

【按语】5诊时患者口干欲饮改善，提示口干乃湿热阻滞，津不上承而致，非阴血不足失于润养所引发，故前方去掉养阴血药当归、白芍、生地黄。患者出现便秘，故加大黄、厚朴、枳实、芦荟以泻热行气通便。

病案 3 董某，女，37 岁，2017 年 3 月 13 日初诊。

主诉： 面部红斑 4 年。

现病史： 患者 2013 年 7 月在某医院确诊为红斑狼疮。2016 年 10 月 14 日因血小板低下住院，诊断为重度贫血、甲状腺右叶中心结节，查甲状腺功能正常。2017 年 2 月 9 日检查：红细胞沉降率 12mm/h（正常），尿蛋白（＋）。目前服用甲泼尼龙片，每日 16mg。月经 13 岁初潮，带经 7 天，周期 28 天。2003 年药物流产后，每次月经提前 5～7 天，有血块。

现症： 疲倦乏力，口干，牙龈出血，球结膜下出血，血压偏高 [（150～160)/110mmHg]。末次月经 2 月 12 日，带经 15 天，有血块，服用西药才停经。脉沉弦、舌质淡。

西医诊断： 红斑狼疮。

中医辨证： 血热蕴毒，气血两虚。

治法： 凉血解毒，益气养血。

处方：

黄芪 30g	当归 10g	白术 10g	陈皮 10g
凌霄花 10g	牡丹皮 10g	丹参 10g	秦艽 10g
漏芦 10g	黄连 10g	车前草 30g	仙鹤草 30g
甘草 5g			

28 剂

【按语】 患者患红斑狼疮日久，曾有血小板低下病史，目前症见牙龈及球结膜下出血、崩漏等出血表现，伴疲倦乏力、口干、舌淡、脉沉弦，提示热毒蕴久动血，出血日久导致气血耗伤。治疗以清热解毒、凉血止血、益气养血为法。方中黄芪、当归补气生血；白术、陈皮健脾胃以促进气血化生，并防止寒凉药伤胃；凌霄花、牡丹皮、丹参凉血活血；秦艽、黄连、漏芦、车前草祛风利湿，清热解毒；仙鹤草收敛止血、扶正补虚；甘草调和诸药。

2 诊（2018 年 6 月 25 日）： 月经不调，偶有淋漓不净，食欲尚可。脉沉弦细，舌质淡，苔薄白。

处方：

黄芪 30g	当归 10g	白芍 10g	白术 10g
陈皮 10g	秦艽 10g	漏芦 10g	黄连 5g
香附 10g	凌霄花 10g	葛根 10g	升麻 10g
三七粉 3g^{冲服}	丹参 10g		

14 剂

【按语】 患者 1 年后以月经不调就诊，偶有月经淋漓不净，伴舌淡、脉沉弦细，提示病机仍为毒热内蕴、气血两虚。治以益气养血、清热解毒、凉血止血之法。方中黄芪、当归补气生血；白术、陈皮、升麻、葛根健脾和胃，提升清阳；秦艽、黄连、漏芦祛风利湿，清热解毒；白芍、丹参、凌霄花养血凉血；香附、三七行气活血，化瘀止血。

3 诊（2018 年 11 月 19 日）： 目前月经行经时间较长，淋漓不净 10 余日，已连续 3 个月以上。检查：血红蛋白 91g/L（↓）。服甲泼尼龙片每日 8mg，持续 2 年。

处方：
黄芪 60g	当归 12g	白术 10g	陈皮 10g
凌霄花 10g	牡丹皮 10g	丹参 10g	阿胶珠 10g^{烊化}
血余炭 10g	黄连 5g	车前草 10g	仙鹤草 30g
地榆炭 10g	侧柏炭 10g	椿皮 10g	三七粉 2g^{冲服}

14 剂

【按语】 患者行经时间长，已连续 3 个月余，出现贫血，结合其病史及用药情况，分析其病机为热扰血海不宁，出血日久造成气血两虚。治疗应以清热凉血、补气养血为主。方中黄芪、当归补气生血；白术、陈皮健脾胃；凌霄花、牡丹皮、丹参清热凉血；黄连、车前草、椿皮清利中下焦湿热；地榆炭、侧柏炭凉血止血；阿胶珠补血止血；三七、血余炭化瘀止血；仙鹤草收敛止血。

4 诊（2018 年 12 月 3 日）： 月经淋漓出血基本停止，现症腰膝酸软，脉细，舌淡。

处方：
黄芪 30g	当归 10g	白芍 10g	炒白术 10g
血余炭 10g	阿胶珠 10g^{烊化}	葛根 10g	升麻 10g
薏苡仁 10g	五味子 5g	桑寄生 10g	续断 10g
三七粉 3g^{冲服}			

14 剂

【按语】 患者月经淋漓出血基本停止，症见腰酸、舌淡、脉细，提示脾肾两虚，阴血不足。治疗当健脾补肾、养血益阴。方中黄芪、白术、葛根、升麻、薏苡仁健脾益气，升阳利湿；当归、白芍、阿胶珠养血；血余炭、三七化瘀止血；桑寄生、续断、五味子补肾益阴。

病案 4 王某，女，38 岁，2017 年 9 月 18 日初诊。

主诉： 面部红斑半年。

现病史： 半年前因面部红斑确诊为红斑狼疮。2017 年 5 月 19 日某医院化验示：红细胞沉降率正常，肌酐 91μmol/L（↑），尿蛋白 0.55g/24h（↑），CA19-9 54.2U/L（↑），CA242 28.9U/L（↑），血糖低。甲泼尼龙每日 24mg，每 2 周减 1 片（4mg）。

现症： 满月脸，面部红斑，疲倦乏力，食纳尚可，上眼睑浮肿，足踝部稍肿，夜尿 2 次，大便干燥。脉沉弦，舌质淡。

西医诊断：红斑狼疮，狼疮性肾炎。

中医辨证：脾肾两虚，湿热瘀阻。

治法：健脾补肾，清热利湿，活血化瘀。

处方：
黄芪 30g	白术 10g	秦艽 10g	漏芦 10g
枸杞子 10g	车前草 30g	菟丝子 10g	五味子 10g
红花 10g	大黄 5g	丹参 10g	白芍 10g
生地黄 10g	仙鹤草 30g		

21剂

【按语】 患者初诊时肾功能异常，正服用激素，可见满月脸、面部红斑、眼睑浮肿、足踝部肿等湿热瘀阻的表现；大便干燥为热盛津伤，肠道失润；疲倦乏力、舌淡为脾气虚所致；夜尿频为肾气虚，失于气化、固摄。治以健脾补肾、清热利湿、活血化瘀，予以秦艽丸、五子衍宗丸合方加减。方中黄芪、白术、仙鹤草健脾益气、扶正补虚，菟丝子、枸杞子、五味子补肾固精，生地黄、白芍养阴补血，秦艽祛风通络，漏芦、车前草清热利湿，大黄、红花、丹参活血化瘀。

2诊（2017年10月9日）：晨起口苦，大便每日1次，夜尿2～3次，闭经7个月。甲泼尼龙每日20mg。9月29日某医院化验示：乳酸脱氢酶266U/L(↑)，24h尿蛋白定量0.8g/24h(↑)，甘油三酯3.28mmol/L(↑)，尿白细胞15个/HP(↑)，红细胞16.8×10^{12}/L(↑)，白细胞10.84×10^9/L(↑)，红细胞沉降率13mm/h。

处方：
黄芪 30g	炒白术 10g	防风 10g	女贞子 10g
墨旱莲 10g	当归 10g	白芍 10g	枸杞子 10g
菟丝子 10g	车前草 30g	红花 10g	大黄 10g

14剂

【按语】 2诊时患者症见晨起口苦，化验尿中有白细胞，提示湿热内蕴；夜尿频、闭经、蛋白尿，提示脾肾两虚，精血亏虚。治疗当健脾补肾、益精养血、清利湿热、活血化瘀。方以玉屏风散、五子衍宗丸、二至丸合方加减。方中玉屏风散（黄芪、白术、防风）健脾益气利湿，菟丝子、枸杞子补肾益精；二至丸（女贞子、墨旱莲）滋阴补肾；当归、白芍养血活血；红花、大黄、车前草清热利湿、活血化瘀。

3诊（2017年10月30日）：药后口苦已减轻，近日腰痛，自觉易上火，腿沉，心慌，月经未至，夜尿2次，脉沉细，舌质淡，苔薄白乏津。甲泼尼龙每日20mg。10月27日某医院化验示：甘油三酯1.01mmol/L，24h尿蛋白定量0.96g/24h(↑)，白细胞9.9×10^9/L(↑)，血小板394×10^9/L(↑)。

处方：
黄芪 30g	炒白术 10g	防风 10g	女贞子 10g
墨旱莲 10g	秦艽 10g	漏芦 10g	柴胡 10g

黄芩 10g	白芍 10g	益智 10g	乌药 10g
甘草 5g			

14 剂

【按语】 3 诊时患者口苦好转，但自觉火大，查白细胞升高，提示热毒未清；心慌、闭经、舌淡、苔乏津、脉沉细，提示气血亏虚；腰痛、腿沉、夜尿频，提示肾虚水湿不化。治疗应以清热解毒、益气养血、补肾利水为法。处方以玉屏风散（黄芪、白术、防风）健脾益气祛湿；二至丸（女贞子、墨旱莲）、白芍养阴养血；益智、乌药温肾缩尿；秦艽、柴胡、漏芦、黄芩祛风利湿、清热解毒；甘草益气解毒，调和诸药。

4 诊（2017 年 12 月 14 日）： 药后腰痛减轻，一般情况尚可。现自觉经常上火，口干，夜尿 2 次，脉沉弦，舌淡，苔白腻。服甲泼尼龙每日 20mg。11 月 6 日某医院化验示：甘油三酯 2.01mmol/L（↑），尿蛋白定量 1.43g/24h（↑），尿酸 360μmol/L（↑）。11 月 13 日某医院 CT 示：双肺多发小结节，右肺下叶结节较前明显增大。

处方：黄芪 50g	炒白术 10g	防风 10g	白芍 10g
枸杞子 10g	菟丝子 10g	五味子 5g	大黄 10g
红花 10g	车前草 30g	仙鹤草 30g	升麻 10g
甘草 5g			

14 剂

【按语】 4 诊时患者腰痛减轻，但仍夜尿频、有蛋白尿，提示肾虚不固；口干、易上火、苔白腻，查甘油三酯及尿酸偏高，提示湿热内蕴。治疗应以清利湿热、健脾祛湿、补肾固精为法。方中以玉屏风散（黄芪、白术、防风）、升麻、仙鹤草健脾祛湿，益气升清；菟丝子、枸杞子、五味子补肾固精；白芍养阴养血；红花、大黄、车前草清利湿热、活血化瘀；甘草调和诸药。

病案 5 刘某，女，23 岁，2014 年 2 月 24 日初诊。

主诉： 面部红斑 11 年。

现病史： 患者 2003 年因面部出现红斑、上肢出现盘状红斑而就诊，某医院确诊为红斑狼疮。现甲泼尼龙 12mg/14mg 交替服用。2014 年 1 月 5 日化验：红细胞沉降率 22mm/h（↑），抗双链 DNA+ 491（↑），血小板 302×10⁹/L（↑）。2 月 17 日某医院化验示：红细胞 3.31×10¹²/L（↓），血红蛋白 105g/L（↓），红细胞沉降率 14mm/h，白细胞 15×10⁹/L（↑）。

现症： 满月脸，疲倦无力，食欲差，睡眠尚可，大便正常。月经 12 岁初潮，带经 5～6 天，周期 28 天，血量正常，有血块，偶有痛经，末次月经 2 月 4 日。脉沉细数，舌暗淡，苔薄白。

西医诊断： 红斑狼疮。

中医辨证： 气血两虚，血热瘀毒。

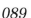

治法：益气养血，凉血活血解毒。

处方：
黄芪 30g	当归 10g	白芍 10g	丹参 10g
牡丹皮 10g	炒栀子 10g	凌霄花 10g	茜草 10g
白术 10g	陈皮 10g		

14 剂

【按语】患者初诊时红细胞沉降率偏高、血象异常，正服用激素治疗，病情尚未稳定，症见疲倦无力、食欲差、脉细、舌淡等气血两虚表现；月经有血块、痛经、舌暗，为血热瘀毒表现。治疗采用益气养血、凉血活血解毒之法。方中黄芪、白术、陈皮健脾胃以补气血，栀子、牡丹皮、凌霄花清热祛毒、凉血消斑，当归、白芍、丹参、茜草养血活血，茜草还能止血化瘀。

2 诊（2014 年 3 月 10 日）：自觉有上火症状，面部有痤疮，口干欲饮，末次月经 3 月 9 日，目前为行经期，经血量少，痛经，舌淡，脉数。甲泼尼龙 12mg/14mg 交替服用。

处方：
牡丹皮 10g	炒栀子 10g	白芍 10g	丹参 10g
凌霄花 10g	茜草 10g	赤芍 10g	黄芩 10g
黄连 10g	秦艽 10g	白术 10g	

14 剂

【按语】2 诊时患者有上火症状，如面部痤疮、口干欲饮、脉数，提示热毒内盛。月经量少、痛经、舌淡，提示血虚血瘀。治疗当清热解毒、养血活血。处方以秦艽、栀子、黄芩、黄连清热解毒，牡丹皮、赤芍、凌霄花清热凉血，白术、白芍、丹参益气养血，茜草活血化瘀。

3 诊（2014 年 3 月 31 日）：舌淡，苔白乏津。继服甲泼尼龙每日 12mg。3 月 19 日某医院化验示：白细胞 11.05×10^9/L（↑），红细胞 3.25×10^{12}/L（↓），血红蛋白 108g/L（↓），红细胞沉降率 23mm/h（↑）。病情控制得不够理想。

处方：
黄芪 30g	白术 10g	当归 10g	丹参 10g
生地黄 10g	柴胡 10g	黄芩 10g	炒栀子 10g
牡丹皮 10g	赤芍 10g	凌霄花 10g	陈皮 5g

14 剂

【按语】3 诊时患者除了舌淡、苔白乏津外，无明显不适，检查有贫血，同时白细胞和红细胞沉降率偏高，提示热盛兼气血虚。治疗以清热凉血、益气养血为法。处方以栀子、黄芩、柴胡清热；牡丹皮、赤芍、凌霄花凉血；黄芪、白术、陈皮健脾和胃；当归、丹参、生地黄养血。

4 诊（2014 年 4 月 14 日）：末次月经 4 月 12 日，目前为行经期，经血量少，有血块，痛经。服甲泼尼龙每日 12mg。

处方：
| 黄芪 30g | 白术 10g | 当归 10g | 白芍 10g |
| 益母草 10g | 丹参 10g | 香附 10g | 柴胡 10g |

牡丹皮 10g   红花 10g   凌霄花 10g   川芎 5g

21 剂

【按语】4 诊时患者正处于月经期，经血量少、有血块、痛经，辨证为血虚血瘀。处方以黄芪、白术健脾益气以促进气血化生，当归、白芍、丹参养血活血，柴胡、香附理气活血，牡丹皮、红花、川芎、益母草、凌霄花活血化瘀。

5 诊（2014 年 5 月 5 日）： 睡眠尚可，食欲正常，大便干结、每日 1 行，舌体胖大，苔薄白。4 月 19 日经间期出血持续至今仍未净。甲泼尼龙 12mg/10mg 交替服。

处方： 黄芪 30g   当归 10g   香附 10g   益母草 10g

赤芍 10g   白芍 10g   熟地黄 10g   川芎 5g

红花 10g   阿胶珠 6g^{烊化}   丹参 10g

21 剂

【按语】5 诊时患者经间期出血持续不净，治以补气养血、化瘀止血为法。方中以黄芪、当归补气生血，白芍、熟地黄、丹参、阿胶珠养血止血，赤芍、川芎、红花、益母草、香附活血调经。

6 诊（2014 年 5 月 26 日）： 面部有红斑，与天气炎热有关。末次月经 5 月 10 日，带经 6 天，血量少。甲泼尼龙 12mg/10mg 交替服用。

处方： 生地黄 15g   玄参 10g   麦冬 10g   石斛 10g

瓜蒌 30g   丹参 10g   白鲜皮 30g   黄芩 10g

川芎 5g   女贞子 10g   墨旱莲 10g   黄芪 30g

益母草 10g   甘草 5g

21 剂

【按语】6 诊时患者面部红斑明显，加之曾经间期出血 10 余日，此次月经量少，考虑为血虚血热。治以益阴养血、清热凉血之法。方中黄芪、甘草健脾益气，促进津血化生；玄参、麦冬、石斛、女贞子、墨旱莲草补肾养阴；瓜蒌、黄芩、白鲜皮清热润燥；生地黄、丹参、川芎、益母草凉血活血。

【跟师心得】

　　高教授主张红斑狼疮应分期治疗。临床诊治时，他常根据患者红细胞沉降率结果数据分期治疗，若红细胞沉降率偏高则处于发作期，若红细胞沉降率正常乃属缓解期。他认为发作期多为血分蕴毒、血脉瘀滞，治疗应清热解毒、凉血活血；缓解期多为正虚而毒热未清，治疗应扶正兼解毒。常以秦艽丸为基础方，辨证配合使用玉屏风散、当归补血汤、四物汤、增液汤、二至丸、加味逍遥散、土槐饮、小柴胡汤等。通过以上病例治疗情况可以看出，中医药治疗红斑狼疮，可兼顾标本，既能促进机体正气恢复，又能有效防止病情反复，同时还能明显减轻激素带来的副作用，有利于患者激素平稳减量，保持病情稳定。

（迟莉整理）

白塞综合征

白塞综合征是一种原因未明的全身多个系统受损的反复发作的慢性疾病，亦称眼、口、生殖器综合征。本病在发展过程中常见皮肤、黏膜、肌肉、关节、血管等多部位及消化道、中枢神经系统等多系统、多器官累及。血管炎是该病的基本病理改变，皮肤黏膜损害是由于非特异性的小动脉、毛细血管和小静脉炎症引起的。

现代医学认为白塞综合征发病与自身免疫失调有关。目前尚无理想的治疗办法，治疗目的在于减轻症状、控制病情、预防多脏器损害。常用药物主要有肾上腺皮质激素、免疫抑制剂、非甾体抗炎药等。对轻症或仅有皮肤和黏膜损害者，可局部用药和对症治疗；对有内脏损害者应采用肾上腺皮质激素和免疫抑制剂，以控制症状并阻止病情的发展。若一种免疫抑制剂效果不佳，可联合使用两种免疫抑制剂治疗以提高疗效。

根据临床症状，白塞综合征属于中医"狐惑病"范畴。《金匮要略论注》："狐惑，虫也。虫非狐惑，而因病以名之，欲人因名思义也。大抵皆湿热毒所为之病。"中医认为本病的病因病机，早期以湿热邪毒内蕴为主，后期则以肝脾肾亏虚为主。治疗当分期论治，对于疾病初期和活动期者，当清热利湿、解毒化浊为主；对于疾病后期和迁延期者，当温补脾肾为主。

病案 1 苏某华，男，51 岁，2013 年 3 月 25 日初诊。

主诉： 反复发作口腔溃疡 20 年，加重 2 周。

现病史： 患者 20 多年前开始出现口腔溃疡，反复发作。2 周前口腔内出现新发溃疡。2012 年 8 月某医院检查发现食管溃疡，大小 2.5cm×3cm，服西药 1 周溃疡愈合。2012 年 12 月 27 日某医院化验示：红细胞沉降率 18mm/h(↑)。既往有抽烟史、酗酒史、慢性浅表性胃炎史、脂肪肝史。

现症： 面色微黄，口腔有溃疡，心烦急躁，入睡困难，耳鸣耳聋，大便干结如羊屎蛋。脉沉弦，舌淡红，苔薄白。查双侧颌下淋巴结肿大。

西医诊断： 白塞综合征。

中医辨证： 湿热内蕴，气阴两伤。

治法： 清利湿热，益气滋阴。

处方：

北沙参 10g	生地黄 10g	枸杞子 10g	麦冬 10g
当归 10g	黄芪 15g	土茯苓 10g	炒槐花 10g
白芍 15g	女贞子 10g	墨旱莲 10g	鸡内金 10g
瓜蒌 30g	枳壳 10g	甘草 5g	

14 剂

【按语】患者初诊时病史已有 20 余年，见面色微黄、口腔溃疡等湿热内蕴之征，湿热熏蒸，上扰心神，心肝火旺，故入睡困难、心烦急躁、耳鸣耳聋；湿热久蕴，耗气伤阴，故大便干结如羊屎蛋。辨证为湿热内蕴，气阴两伤。高教授采用清利湿热、益气养阴之标本兼顾的治法，予以土槐饮、一贯煎、当归补血汤、二至丸合方加减。处方中瓜蒌、槐花清胃肠之热；土茯苓、枳壳祛湿解毒、理气宽胸；黄芪、甘草、鸡内金健脾益气、消食开胃，以杜绝湿邪内生；北沙参、生地黄、麦冬、枸杞子、女贞子、墨旱莲养阴清心，当归、白芍养血柔肝。诸药配合正虚得复，湿热得清。

2 诊（2013 年 5 月 20 日）： 因工作劳累口腔溃疡再度复发，头晕，心慌，咽干口干，口苦明显，易饥饿，大便偶干。体检报告示：总胆固醇 5.88mmol/L(↑)。

处方：	柴胡 10g	黄芩 10g	法半夏 10g	生地黄 10g
	白术 10g	陈皮 10g	赤芍 10g	黄连 10g
	北沙参 10g	升麻 10g		

14 剂

三、类案辨治明章法

【按语】2 诊时患者因劳累口腔溃疡再度复发，中医认为"劳则气耗"，最易耗伤肺脾之气，肺脾气虚则运化通调无力，水湿内停而致口腔溃疡发作。头晕、咽干口干、口苦等为少阳肝胆郁热症状。易饥、便干为阳明胃肠蕴热症状。肝胆之热上扰心神，故心慌。处方以柴胡、黄芩、法半夏等小柴胡汤的主要药来疏解肝胆郁热；以黄连、升麻清心火，降胃火，兼燥湿解毒；白术、陈皮健脾和胃，燥湿化痰；生地黄、赤芍、北沙参养阴清热、凉血化瘀。诸药配合，标本兼顾。

病案 2 王某，女，32 岁，2012 年 2 月 20 日初诊。

主诉： 反复发作口腔溃疡 8 年。

现病史： 患者 8 年前确诊为白塞综合征，每于劳累后复发。

现症： 睡眠可，二便正常，月经正常。舌质红，苔薄白，脉沉弦。血压 90/60mmHg。

西医诊断： 白塞综合征。

中医辨证： 内热偏盛，气阴亏虚。

治法： 清热凉血，益气养阴。

处方：	生石膏 30g	知母 10g	北沙参 15g	玄参 10g
	麦冬 10g	牡丹皮 10g	炒栀子 10g	生地黄 10g
	黄柏 10g	凌霄花 10g	炒槐花 10g	甘草 5g

14 剂

玉屏风颗粒，口服。

【按语】患者初诊时病史已有 8 年，每于劳累后口腔溃疡就发作，《黄帝内经》云"阳气者，烦劳则张"，过度劳累造成气阴耗伤，阴不敛阳，虚阳浮越，故易发作口腔溃疡。舌质红、脉沉弦提示内热偏盛。治疗当清热凉血、益气养阴。处方以栀子、石膏、黄柏清三焦之热；牡丹皮、凌霄花、槐花清热凉血；知母、北沙参、玄参、麦冬、生地黄养阴清热；甘草清热解毒，调和诸药；玉屏风颗粒健脾益气固表。

2 诊（2012 年 8 月 20 日）： 近 3 个月咽部肿痛，疲倦无力，食欲可，睡眠正常，大便干。舌淡红、齿痕明显。

处方：
黄芪 30g	炒白术 10g	防风 10g	陈皮 10g
白芷 10g	黄连 10g	黄芩 10g	赤芍 10g
桔梗 10g	金银花 10g	牡丹皮 10g	连翘 10g

14 剂

【按语】2 诊时患者症见疲倦无力、舌齿痕明显，提示肺脾两虚，水湿内盛；咽部肿痛、大便干，提示肺胃热盛。治疗采用健脾化湿、清热凉血之法。处方以黄芪、白术、防风、陈皮补肺健脾和胃，祛湿化痰；黄连、黄芩、金银花、连翘清热解毒；赤芍、牡丹皮凉血活血；桔梗、白芷利咽消肿。

3 诊（2012 年 9 月 10 日）： 曾发生丹毒，近日腹泻，日 4～5 行，末次月经 8 月 25 日。舌质淡，苔薄白。

处方：
黄芪 30g	当归 10g	白术 10g	陈皮 10g
生地黄 10g	石斛 15g	玄参 10g	麦冬 10g
白及 10g	葛根 10g	升麻 10g	甘草 5g

14 剂

【按语】3 诊时患者近日有腹泻，日 4～5 行，治以健脾和胃、升清止泻之法，处方以黄芪、白术、陈皮、甘草健脾和胃，葛根、升麻升阳止泻，当归、生地黄、石斛、玄参、麦冬养阴养血以防泄泻伤阴，白及消肿生肌以促进肠黏膜恢复。

4 诊（2013 年 7 月 1 日）： 口腔溃疡新发，伴疲倦无力，精力不足，下午严重，嗜睡，心烦急，食欲尚可，二便正常。2 个月前月经不调，末次月经 6 月 30 日，目前为行经期，月经量少。平素时有早搏，血压偏低。

处方：
黄芪 30g	白术 10g	陈皮 10g	仙鹤草 30g
葛根 10g	升麻 10g	北沙参 10g	五味子 10g
黄芩 10g	香附 10g	生酸枣仁 10g	甘草 5g

14 剂

【按语】4 诊时患者症见疲倦无力、精力不足、嗜睡、早搏、血压低等气虚推动无力、清阳不升的表现；月经量少提示阴血亏虚；口腔溃疡、心烦急，提示热壅肉腐，热扰心肝。治以益气养阴、清热安神。方中黄芪、白术、陈皮、仙鹤草健脾和胃，益气扶正；葛根、升麻提升清阳；北沙参、五味子养阴清热；香附、黄芩、酸枣仁疏肝清热，养血安神；甘草益气解毒，调和诸药。

5 诊（2013 年 10 月 21 日）： 因 10 月 13 日感受风寒加之劳累后口腔溃疡复发，体温 37.4～37.8℃，易出汗，咳嗽，痰黄易咳，咽红肿痛，口干欲饮，食欲差，二便正常。脉沉细，舌质红，苔薄黄稍厚。

处方：
桑叶 10g	桑白皮 10g	地骨皮 10g	杏仁 10g
陈皮 10g	浙贝母 10g	前胡 10g	桔梗 10g
海浮石 10g	黄芩 10g	金荞麦 30g	麦冬 10g
甘草 5g			

14 剂

【按语】5 诊时患感冒，症见低热、汗出、咳嗽痰黄、咽红肿痛、舌红、苔黄厚等，提示余邪未尽，痰热蕴肺；口腔溃疡复发、口干欲饮、食欲差，乃劳累及感冒造成气阴耗伤，虚阳浮越。根据急则治标的原则，应先解决感冒问题。处方予以经验方——清肺止咳方加减。方中桑叶、前胡疏散风热，下气止咳；桑白皮、黄芩、地骨皮清肺泻热；桔梗、杏仁配合，一升一降，宣肺降气，利咽化痰；浙贝母、金荞麦、海浮石、陈皮清肺化痰；麦冬、甘草益气养阴。

病案 3 陈某平，男，58 岁，2018 年 5 月 28 日初诊。

主诉： 口腔反复溃疡 4～5 年。

现病史： 口腔溃疡反复发作，4～5 年前曾确诊为白塞综合征。无烟酒嗜好，否认高血压、高血脂、高血糖。

现症： 因进食辛辣之物而口腔溃疡加重，大便溏，睡眠尚可。脉沉弦，舌暗红、胖大有齿痕。

西医诊断： 白塞综合征。

中医辨证： 湿热内蕴，气血不畅。

治法： 清利湿热，行气活血。

处方：
黄芪 30g	白术 10g	北沙参 20g	生地黄 10g
川楝子 10g	枸杞子 10g	麦冬 10g	当归 10g
黄芩 10g	白鲜皮 30g	车前草 30g	甘草 5g

14 剂

【按语】患者初诊时症见口腔溃疡、便溏、舌胖大有齿痕、舌暗红、脉沉弦，提示脾虚湿盛，湿郁化热，阻滞气血。治以健脾祛湿、清利湿热、行气活血之法，处方予以一贯煎加减。方中黄芪、白术、甘草健脾益气化湿；黄芩、白鲜皮、车前草清利湿热；北沙参、生地黄、麦冬、枸杞子养阴清热，防湿热郁久伤阴；川楝子、当归行气活血。

2诊（2018年6月18日）： 近期吃海鲜喝啤酒后口腔溃疡复发。晨起口干口苦，大便正常，日1~2次。自述血尿酸偏高。

处方：

北沙参30g	生地黄10g	枸杞子10g	麦冬10g
川楝子10g	当归10g	板蓝根10g	白鲜皮30g
桔梗10g	连翘10g	黄芩10g	

28剂

【按语】 患者2诊时因饮食不当而复发口腔溃疡，伴口干口苦，提示湿热上蒸。上方去温补之黄芪、白术，去助湿之甘草，去清利下焦湿热之车前草，加板蓝根、连翘以清解上焦热毒，加桔梗以引药上行并托毒外出。

3诊（2018年11月26日）： 口腔溃疡无新发，睡眠较晚。

处方：

黄芪30g	北沙参20g	生地黄10g	枸杞子10g
麦冬10g	杜仲10g	菊花10g	玄参10g
当归10g	川楝子10g	车前草30g	三七粉3g^{冲服}

14剂

【按语】 3诊时患者病情尚稳定，口腔溃疡未发作，故上方去清热利湿托毒之板蓝根、连翘、黄芩、桔梗、白鲜皮；但睡眠较晚易耗伤阴血，故加黄芪、玄参、三七以益气养阴活血，加杜仲、菊花、车前草以补肝肾、清热利湿。

【跟师心得】

高教授认为白塞综合征患者反复发作黏膜溃疡，溃疡处充血肿胀，符合湿邪为病"缠绵难愈"的特点，故湿是该病的主要病因。湿邪久蕴易化毒生热，故患者多见湿热胶结为患的表现。治疗时当辨别湿热的轻重，在化湿与清热上有所侧重。此外，白塞综合征反复发作，日久耗伤正气，患者常见气虚、阴虚、血虚等表现，邪实与正虚夹杂，故治疗时除了清热利湿以祛邪外，还要注意益气养阴养血以扶正气。祛邪常根据胃肠、肝胆、肝脾等病位不同，选用白虎汤、小柴胡汤、土槐饮、丹栀逍遥散等方；扶正常根据正虚不同，选用一贯煎、增液汤、二至丸、四物汤、玉屏风散、当归补血汤等方，要结合患者病情的变化随症加减。

（迟莉整理）

原发性干燥综合征

原发性干燥综合征是一种累及全身外分泌腺的慢性自身免疫性疾病。以免疫细胞对唾液腺、泪腺等外分泌腺体的破坏为基本特点，常引起眼、鼻、皮肤和阴道的干涩，并可能影响机体的其他器官，如肝、胰、肾等，甚至累及呼吸系统、消化系统、泌尿系统、血液系统、神经系统，以及关节、肌肉等组织。虽然干燥综合征的病因尚不明确，但大量研究显示该病的发生与遗传、EB病毒感染、性激素、神经内分泌系统功能紊乱、免疫功能紊乱等因素相关。主要是由于免疫功能异常引起广泛的急性或慢性血管炎症及非血管炎或（和）炎症细胞作用于神经或肌肉组织而引起一系列病理改变。目前国际上还没有根治该病的方法，西医治疗多以减轻免疫损伤为主，暂无其他有效措施。

根据原发性干燥综合征口干、眼干等临床表现，可将其归属于中医"燥证""虚劳""痹病"等范畴。其病因是体内津液的产生和循行发生障碍，由热生燥，由燥生毒，"虚、瘀、毒交互为患"为其主要病机特点。临床常采用益气、养阴、健脾以生津、清热、活血、祛瘀以通津等方法进行治疗。

病案1　胡某，女，35岁，2014年11月3日初诊。

主诉： 右手无力、口干2年。

现病史： 患者2年前开车打方向盘时发现右手无力，尺侧两指更明显，自觉渐加重，其后发现肌肉萎缩，冬天加重，寒冷时右手活动困难。曾在某医院查肌电图，诊断为C8神经源性损害。长期用激素、环磷酰胺治疗，但未见明显效果。2013年10月15日在某医院确诊为右手神经源性损伤，与干燥综合征有关。

现症： 右手肌肉萎缩、无力渐加重，左手关节僵硬，自觉全身肌肉僵化，手足凉，口干，月经量少，末次月经10月24日。查白细胞、血小板低下，心率快（125次/min）。服泼尼松每日12.5mg。脉沉弦，舌质淡，苔薄白。

西医诊断： 干燥综合征并发运动神经损伤。

中医辨证： 气血两虚，经络不畅。

治法： 益气养血，通经活络。

处方：

黄芪50g	炒白术10g	防风10g	太子参10g
葛根10g	当归10g	白芍10g	丹参10g
麦冬10g	五味子5g	仙鹤草30g	柴胡10g
黄芩10g	姜黄10g	牛膝10g	

14剂

【按语】"脾主肌肉和四肢""脾为气血生化之源",脾虚则气血化生不足,四肢肌肉失于濡养,可致肌肉萎缩、关节僵硬、活动无力;气虚无力推动血液循行四肢,四末失于气血温养,故手足发凉;阴血亏虚,故口干、月经量少。应当从脾论治,健脾益气、养血活血以促进肌肉得充得养。高教授采用健脾益气养血、活血通络之法,予以玉屏风散、生脉散、当归补血汤合方加减。方中黄芪、白术、防风、仙鹤草健脾益气,补虚扶正;葛根健脾升阳,"升中寓补";太子参、麦冬、五味子益气养阴;柴胡、黄芩疏肝清胆,协调脾胃气机升降;当归、白芍、丹参养血活血;姜黄、牛膝行气活血,逐瘀通经。

2诊（2014年11月24日）:睡眠差,神疲,健忘,耳鸣,食欲差,偶有恶心。

处方:

黄芪 50g	炒白术 10g	葛根 10g	升麻 10g
当归 10g	生地黄 10g	白芍 15g	丹参 10g
牡丹皮 10g	凌霄花 10g	柴胡 10g	黄芩 10g
香附 10g	陈皮 10g	甘草 5g	

14剂

【按语】2诊时患者症见食欲差、恶心,提示脾胃虚弱,胃失和降;神疲、健忘、眠差、耳鸣,提示阴血虚,心神失养,肝阳偏亢。治疗当健脾和胃、养血平肝。方中黄芪、白术、陈皮、葛根、升麻健脾和胃升清;生地黄、白芍、当归、丹参、牡丹皮、凌霄花养阴养血,清热凉血;柴胡、香附、黄芩疏肝清热;甘草调和诸药。

3诊（2015年1月5日）:现易出汗,口干,受凉后全身发僵,末次月经12月15日。口服泼尼松10mg/d。

处方:

黄芪 50g	炒白术 10g	防风 10g	太子参 10g
当归 10g	白芍 10g	生地黄 10g	枸杞子 10g
麦冬 10g	北沙参 10g	川楝子 10g	柴胡 10g
黄芩 10g	姜黄 10g	仙鹤草 30g	

14剂

【按语】3诊时患者见出汗多、口干、受凉后全身发僵等气阴两虚表现,遂2诊方去葛根、丹参、升麻、牡丹皮、凌霄花、香附、陈皮、甘草,加枸杞子、北沙参、川楝子、麦冬等一贯煎中的药以加强补肝肾、养阴血的作用,加太子参、仙鹤草扶正补虚。

4诊（2015年2月16日）:眼干口干,疲倦无力,睡眠多梦,食欲较差,大便正常,末次月经1月14日,血量少,带经7天。目前服泼尼松10mg/d,艾司唑仑(舒乐安定)、百乐眠助眠,比索洛尔2.5mg/d治早搏心慌。

处方:

黄芪 50g	炒白术 10g	太子参 10g	砂仁 5g

当归 10g	白芍 10g	生地黄 10g	枸杞子 10g
麦冬 10g	北沙参 20g	柴胡 10g	黄芩 10g
姜黄 10g	仙鹤草 30g		

14 剂

【按语】4 诊时患者见疲倦无力、食欲差等脾胃虚弱表现，以及睡眠多梦、眼干口干、月经量少等阴血亏虚表现。治疗以健脾开胃、益气养阴为主。综前法，上方去防风、川楝子，加砂仁以芳香开胃。

5 诊（2015 年 4 月 6 日）：药后心率快的症状好转，自觉病情进展（手拿纸杯越来越沉，双腿变细）。现症疲倦乏力，口干目干，睡眠不佳，舌红苔黄，脉沉弦细。末次月经 3 月 24 日，曾有经间期出血，持续至月经净后止。2015 年 3 月 21 日查：碱性磷酸酶（ALP）26U/L(↓)，肌酸激酶 31U/L(↓)，补体 C3 为 0.844g/L(↓)，IgM 0.22g/L(↓)。

处方：黄芪 50g	炒白术 10g	当归 10g	白芍 10g
生地黄 10g	玄参 10g	麦冬 10g	北沙参 15g
枸杞子 10g	菟丝子 10g	丹参 10g	黄精 10g

14 剂

【按语】5 诊时患者仍有疲倦乏力、口干目干、睡眠不佳等症，自觉病情进展，伴舌红苔黄、脉沉弦细，提示气阴两虚较重。拟补肾养阴、健脾益气、养血活血为法。上方去柴胡、黄芩、太子参、仙鹤草、砂仁、姜黄，加菟丝子、黄精、玄参、丹参以补肾益精、养阴养血。

6 诊（2015 年 5 月 11 日）：近期因家人患病而忧虑紧张，食不下，消瘦，疲倦，畏寒，心悸，口干，大便日 2 行。月经后错，末次月经 4 月 20 日，带经 9 天。舌尖偏红。

处方：牡丹皮 10g	炒栀子 10g	当归 10g	白芍 10g
柴胡 10g	香附 10g	黄芩 10g	白术 10g
茯苓 10g	泽泻 10g	陈皮 10g	鸡内金 10g
甘草 5g			

14 剂

【按语】6 诊时患者因家事而忧虑紧张。中医认为"忧思伤脾"，导致脾失健运，气血化生不足，故纳差、消瘦、疲倦；气虚则肌表失于温煦，则畏寒；血虚则心失所养，故心悸；阴血虚则组织失于濡润，故口干；精神紧张，可导致肝气郁滞，郁而化热，故舌尖红。处方予以丹栀逍遥散加减。方中白术、陈皮、鸡内金、甘草健脾开胃，茯苓、泽泻健脾祛湿，柴胡、香附疏肝理气以行津，炒栀子、黄芩清泻肝热，当归、白芍、牡丹皮养血柔肝、凉血活血。

7 诊（2015 年 7 月 20 日）：口干口苦，脱发多，腿疼。末次月经 7 月

14日，经血色黑，淋漓不净。2015年6月20日某医院化验：红细胞沉降率正常。

处方：黄芪30g　　炒白术10g　　防风10g　　北沙参15g
　　　生地黄10g　　续断10g　　玄参10g　　麦冬10g
　　　川楝子10g　　丹参10g　　益母草10g　　枸杞子10g
　　　石斛10g

14剂

【按语】7诊时患者症见口苦、月经淋漓不净，乃肝经郁热，扰动血海所致；口干、脱发多、月经色黑、腿疼，提示脾肾阴血虚亏，经络不畅。治疗以疏肝泻热、健脾养血、补肾养阴为法。处方予以玉屏风散、一贯煎合方加减。方中黄芪、白术、防风健脾益气，促进阴血化生；生地黄、丹参、益母草养血活血；续断、枸杞子、石斛、北沙参、玄参、麦冬补肾养阴；川楝子疏肝泻热，行气止痛。

8诊（2016年4月11日）：4月6日感冒，现疲乏无力，心烦，眼干口干，苔厚腻。末次月经2月8日，淋漓不净。

处方：黄芪30g　　北沙参15g　　丹参10g　　仙鹤草30g
　　　生地黄10g　　玄参10g　　石斛10g　　黄芩10g
　　　生石膏30g　　牡丹皮10g　　炒栀子10g　　陈皮10g
　　　甘草5g　　　麦冬10g　　五味子5g

14剂

【按语】8诊时患者近期感冒，症见心烦，提示余邪未清，热扰胸膈；疲乏无力、眼干口干、月经淋漓不净，提示气阴两虚，虚热扰动血海；苔厚腻，提示脾胃不和，痰湿内生。治疗当清解余热、益气养阴、健脾化痰。上方去白术、防风、川楝子、续断、枸杞子、益母草，加陈皮、甘草健脾和胃、理气化痰，加牡丹皮、栀子、黄芩、石膏清热凉血以除心烦，仙鹤草、五味子补气养阴、扶正补虚。

9诊（2016年7月11日）：从4月至今已感冒3次，现疲倦乏力，口干，食肉后咽部不适，脉沉细，舌淡红，苔薄白。末次月经6月19日，带经8天，量多，无血块，无痛经。某医院查干燥综合征抗原（＋＋＋）。

处方：黄芪30g　　炒白术10g　　防风10g　　陈皮10g
　　　升麻10g　　葛根10g　　仙鹤草30g　　香附10g
　　　郁金10g　　丹参10g　　柴胡10g　　黄芩10g

14剂

【按语】9诊时患者反复感冒提示卫表不固；气虚推动无力故疲倦乏力；气不布津故口干；脾虚失运，痰湿内生，故食肉后咽部不适。处方以玉屏风散（黄芪、白术、防风）加升麻、葛根、仙鹤草健脾升清，固表补虚；丹参、郁金养血活血以通津；柴胡、香附疏肝理气以行津；黄芩、陈皮清热化痰。

10 诊（2017 年 1 月 9 日）：断续服用中药，眼干口干好转。现症食量少，近期感冒，自觉右手握力降低，脉沉弦细，舌红，苔薄白。末次月经 1 月 2 日，周期 28 天，月经量少。2016 年 9 月查有子宫肌瘤。

处方：黄芪 30g   炒白术 10g   防风 10g   北沙参 15g
       生地黄 10g   葛根 10g   升麻 10g   仙鹤草 30g
       麦冬 10g   当归 10g   白芍 10g   丹参 10g

14 剂

【按语】10 诊时患者反馈服药后眼干口干好转，现症见食少、易感冒、月经量少等气阴亏虚之象，故处方以玉屏风散（黄芪、白术、防风）、葛根、升麻、仙鹤草健脾升清、益气扶正固表，北沙参、生地黄、麦冬养阴生津，当归、白芍、丹参养血活血以通津。

11 诊（2017 年 4 月 10 日）：眼干口干好转，现症疲倦乏力，精气神差。末次月经 3 月 27 日，带经 7 天，血量尚可，痛经。脉沉细，舌淡红，苔黄乏津。

处方：黄芪 50g   炒白术 10g   香附 10g   三七粉 3g^{冲服}
       生地黄 10g   葛根 10g   升麻 10g   仙鹤草 30g
       麦冬 10g   当归 10g   白芍 10g   五味子 5g

14 剂

【按语】11 诊时患者口干眼干症状缓解，仍见疲倦乏力、精力不足等正气亏虚的表现。因经期痛经，故上方去防风、北沙参、丹参，加香附、三七以行气活血、调经止痛，加五味子以补肾敛阴。

病案 2 赵某媛，女，78 岁，2012 年 3 月 19 日初诊。

主诉：口干口黏 3 个月。

现病史：患者在 2011 年 12 月安装心脏支架 2 个。

现症：口干口黏症状夜间较甚，后背痛，食纳尚可，大便正常。脉沉细无力，舌光红无苔。

西医诊断：干燥综合征。

中医辨证：气阴两虚，经络不畅。

治法：益气养阴，活血通络。

处方：黄芪 30g   当归 10g   北沙参 10g   麦冬 10g
       五味子 10g   鸡血藤 30g   丝瓜络 5g   葛根 10g
       升麻 10g   陈皮 10g   白术 10g

14 剂

【按语】患者初诊时症见口干口黏夜间甚、舌光红无苔、脉沉细无力等气阴亏虚之象。后背痛乃经络气血不通所致。处方以黄芪、白术、陈皮、葛根、升麻健脾和胃、补气升清；北沙参、麦冬、五味子养阴生津；当归、鸡血藤、丝瓜络养血活血通络以通津。

2诊（2012年4月2日）：近日口干，头晕，疲倦无力，心烦，入睡难，起夜2次，大便排出无力，左下腹疼痛。

处方：
生地黄10g	玄参10g	麦冬10g	石斛15g
五味子10g	升麻10g	焦白术10g	陈皮10g
莱菔子10g	柴胡10g	黄芩10g	甘草5g

14剂

【按语】2诊时患者症见口干、头晕、疲倦无力、心烦、入睡难、大便排出无力等气阴两虚、虚热扰神的表现；左下腹疼痛为气虚推动无力，气机不通所致。处方以柴胡、黄芩、陈皮、莱菔子疏肝理气以行津，白术、升麻、甘草健脾益气升阳，生地黄、玄参、麦冬、石斛、五味子养阴生津、清心除烦。

3诊（2012年4月16日）：口干口黏下午加重，右侧足背有灼热感，左手晨起麻木。

处方：
柴胡10g	黄芩10g	法半夏10g	石斛15g
玄参10g	麦冬10g	丹参10g	赤芍10g
鸡血藤30g	木瓜10g	陈皮10g	

14剂

【按语】3诊时患者症见口干口黏下午重，右侧足背有灼热感，提示湿热内蕴；左手晨起麻木，提示阴血亏虚，经络不畅。治疗当清热燥湿、滋阴养血、活血通络。方用柴胡、黄芩、陈皮、法半夏疏肝清热、燥湿化痰，玄参、石斛、麦冬养阴生津，丹参、赤芍、鸡血藤、木瓜养血活血、通经活络以通津。

4诊（2012年4月30日）：精神好转，疲倦减轻，现症口发黏，饭后左下腹胀痛，得矢气后缓解，舌光红无苔。

处方：
柴胡10g	黄芩10g	法半夏10g	石斛15g
玄参10g	丹参10g	赤芍10g	白术10g
陈皮10g	莱菔子10g		

14剂

【按语】4诊时患者神、疲诸症好转，说明气虚稍复。症见口黏，饭后左下腹胀痛、得矢气则舒，乃湿热阻滞气机，胃肠气滞；舌光红无苔，提示阴虚较重。治疗当疏肝理气、清热燥湿、养阴活血。上方去麦冬、鸡血藤、木瓜，加白术、莱菔子健脾理气、消食除胀。

5诊（2012年5月28日）：近期感冒，口涩痛，口干口黏，食欲较差，食量少，舌光红无苔。查白细胞偏低，为 $3.3 \times 10^9/L$（↓）。

处方：柴胡10g　　黄芩10g　　法半夏10g　　北沙参10g

玄参10g　　石斛10g　　桔梗10g　　地骨皮10g

丹参10g　　白芍10g　　藿香10g

14剂

【按语】5诊时患者近期感冒，症见口涩痛、口干口黏，提示湿热蕴久伤阴；食欲差、食量少、舌光红无苔，提示脾胃阴伤、纳运减退。治疗当清热化湿、滋阴养血。方中柴胡、黄芩、地骨皮疏风清热；法半夏、藿香燥湿开胃；北沙参、玄参、石斛、丹参、白芍滋阴清热，养血活血；桔梗引药上行。

【跟师心得】

高教授认为干燥综合征症见口干、眼干、会阴黏膜干等表现，中医认为"燥胜则干"，故燥是主要因素。但是燥产生的原因多种多样，如邪热伤津、耗血、伤阴均可生燥，阳气亏虚导致津血化生或运行减退也可生燥，故需结合患者具体病情来辨证求因。阴津血主管濡润滋养人体的脏腑经络、组织官窍，一旦官窍出现干燥失润的表现，就要分析是津液阴血量的不足还是循行输布障碍，抑或二者兼而有之？

脾胃运化产生的水谷精微为气血津液化生的原料，肝主藏血，肾精可转化为阳气和阴血，故脾胃、肝、肾与气、血、津液、阴阳的关系十分密切。高教授治疗干燥综合征，常从脾胃、肝、肾论治，采用健脾补气以养阴、生津、生血，疏肝理气以行津、活血的治法，热盛者佐以清热，血瘀者佐以化瘀。

（迟莉整理）

痤疮

痤疮是一种毛囊皮脂腺的慢性炎症性皮肤病。皮损常见于面部（前额、脸颊、下颌、口周）、颈部、胸部、背部、上臂等皮脂腺丰富的部位。可表现为粉刺、丘疹、脓疱、结节、囊肿及瘢痕等皮损。皮损发展过程一般初起为细小的黑头或白头粉刺，可挤出豆渣样的皮脂，或为皮色或红色小丘疹；进一步发展可见小脓疱或小结节；严重者形成脓肿、囊肿，或蜂窝织炎并伴有疼痛。皮脂溢出过多者，可伴有红斑、油腻、瘙痒等脂溢性皮炎的症状。反复发作者常继发凹凸不平的瘢痕和色素沉着。根据临床症状，可分为寻常痤疮、聚合性痤疮、迟发性痤疮和其他类型痤疮4大类。

痤疮是一个多因素参与的疾病，如内分泌因素、生物因素、免疫因素、精神因素、化学因素、食物因素、环境因素、遗传因素等。痤疮的发生主要与皮脂分泌过多、毛囊皮脂腺导管堵塞、细菌感染和炎症反应等密切相关。其病理生理基础是雄激素作用、毛囊皮脂腺导管角化异常、皮脂过度分泌和排出障碍、痤疮丙酸杆菌的作用。西医对痤疮的治疗主要采用抗感染、维A酸及调节内分泌等手段。

　　痤疮属于中医粉刺、肺风粉刺等范畴，其发生与湿、热、毒、痰、瘀等因素有密切关系。临床上痤疮常见证型有肺经风（血）热型、胃肠（脾胃）湿热型、肝经郁热型、肝肾阴虚型、痰热瘀结型等。对于痤疮的治疗，中医常辨证采用清热、解毒、祛湿、化痰、活血、散结等法。

病案1　张某，男，27岁，2011年1月17日初诊。

主诉：面部反复出现粟粒样红丘疹8年。

现病史：患者8年来面部反复出现粟粒样红丘疹，西医诊断为痤疮。长期上夜班及出差，饮食、睡眠均不规律。2008年初自觉排尿不畅，查有前列腺增生。手足冰凉2～3年。有吸烟史。

现症：额头、两颊痤疮较多，呈暗红色斑丘疹，有的伴有脓头。大便日1行、偏干。睡眠、食欲尚可。脉沉弦细，舌红，苔薄白。

西医诊断：寻常痤疮。

中医辨证：湿热内蕴，肺风粉刺。

治法：健脾利湿，祛风清热。

处方：

黄芪15g	白术10g	防风10g	秦艽10g
柴胡10g	黄芩10g	黄连5g	苦参15g
白鲜皮15g	车前草30g	仙鹤草30g	甘草5g

14剂

　　【按语】初诊时患者额头及两颊痤疮较多，呈红色丘疹伴脓头，根据皮损部位及形态可初步判断是湿热上蒸于面；患者舌红、大便偏干、小便不畅、手足凉、脉沉弦提示湿热阻滞，气机不畅。处方以黄芪、白术、仙鹤草、甘草健脾益气利湿，扶正固表；防风、秦艽、柴胡祛风胜湿；黄芩、黄连、苦参清热燥湿；白鲜皮、车前草清热利湿。

　　2诊（2011年1月31日）：服上药后面部痤疮减轻，大便干结，口干不欲饮水，脉沉弦细，舌淡红，苔薄白。

处方：

黄芪15g	白术10g	防风10g	秦艽10g
柴胡10g	黄芩10g	黄连5g	苦参15g
白鲜皮15g	车前草30g	仙鹤草30g	甘草5g

酒大黄 10g　　　鸡血藤 30g

14 剂

　　【按语】2 诊时患者痤疮减轻，便秘、口干不欲饮水明显，故加酒大黄以泻热通便，加鸡血藤以养血活血。

　　3 诊（2011 年 3 月 7 日）：服上药 28 剂痤疮基本消失。现症面部有少量新发痤疮，小便有尿不尽感，大便正常，脉沉弦，舌淡红，苔薄白。

　　处方：黄芪 30g　　　白术 10g　　　防风 10g　　　黄芩 10g
　　　　　黄连 5g　　　连翘 10g　　　白鲜皮 30g　　酒大黄 10g
　　　　　牡丹皮 10g　　赤芍 10g　　　红花 10g

14 剂

　　【按语】3 诊时患者痤疮消退后停药又复发，伴小便不畅、脉沉弦，提示湿热未清。故继续以玉屏风散（黄芪、白术、防风）健脾利湿，益气固表；黄芩、黄连、连翘、白鲜皮清热祛湿；酒大黄、牡丹皮、赤芍、红花凉血活血，清热通下。

　　4 诊（2011 年 3 月 21 日）：面部痤疮偶发，食纳可，舌红，苔薄白。因要出差想服中成药。

　　处方：五子衍宗丸、知柏地黄丸适量内服。

　　【按语】4 诊时痤疮偶有新发，需继续巩固，因出差服药不便，故改用中成药。考虑患者长期熬夜，肾阴虚相火偏旺，故以五子衍宗丸补肾益精、知柏地黄丸养阴清热。

　　5 诊（2011 年 5 月 9 日）：因出差生活不规律而痤疮加重，小便有尿不尽感。前列腺液检查示：红细胞 2 个/HP，白细胞 3 个/HP，卵磷脂小体（＋＋＋）。脉沉弦，舌尖红，苔薄白。

　　处方：黄芪 30g　　　白术 10g　　　防风 10g　　　黄芩 10g
　　　　　黄连 5g　　　连翘 10g　　　白鲜皮 30g　　酒大黄 10g
　　　　　菊花 10g　　　赤芍 10g　　　红花 10g　　　陈皮 10g
　　　　　甘草 5g

14 剂

　　【按语】5 诊时患者因生活不规律导致痤疮加重，伴排尿不畅、舌尖红、前列腺液检查异常，故仍进行清热利湿治疗。处方以玉屏风散（黄芪、白术、防风）、陈皮、甘草健脾祛湿，益气固表；菊花、连翘、黄芩、黄连、白鲜皮清热解毒祛湿；酒大黄、赤芍、红花凉血活血通下。

　　6 诊（2011 年 5 月 23 日）：服上药 14 剂面部痤疮消失，一般情况尚可。

　　处方：黄芪 30g　　　白术 10g　　　防风 10g　　　黄芩 10g

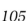

| 黄连 5g | 连翘 10g | 白鲜皮 30g | 酒大黄 10g |
| 金银花 10g | 红花 10g | 陈皮 10g | 甘草 5g |

14 剂

【按语】6 诊时患者痤疮消退，无明显不适。为防止反复，故仍遵前法，将赤芍、菊花换成金银花以加强清热解毒作用。

> **【跟师心得】**
>
> 本例患者以面部暗红色斑丘疹为主，为痤疮中度 2 级。高教授根据患者痤疮部位、形态及全身症状，结合患者年轻气盛的体质状态，以及长期熬夜、饮食不规律等不良生活习惯，综合判定其证型为湿热内蕴证。治以清热利湿为主，处方以玉屏风散、大黄黄连泻心汤合方加减，经治疗痤疮消退，效果明显。

病案 2 所某，女，26 岁，2010 年 8 月 9 日初诊。

主诉：面部丘疹伴便秘 10 年。

现病史：初中时面部出现痤疮、大便秘结，便秘减轻则痤疮也减轻。自觉体型偏胖，曾针灸拔罐减肥治疗。减肥期间出现过 2 次经期延长，迁延 15 日方净。月经 11 岁来潮，周期 5/30 天，轻度痛经。有乳腺增生症。

现症：额头及面颊散发红色丘疹结节状痤疮，面色偏暗，出汗多，动则汗出淋漓，口渴，大便秘结，睡眠尚好，纳谷较香。经期痤疮加重，末次月经 7 月 14 日。脉沉细，舌红，苔薄白。

西医诊断：寻常痤疮。

中医辨证：血虚肝郁，肺胃瘀热。

治法：养血疏肝，清热通便。

处方：	牡丹皮 10g	炒栀子 10g	当归 10g	白芍 10g
	柴胡 10g	黄芩 10g	酒大黄 10g	赤芍 10g
	黄芪 20g	白术 10g	防风 10g	白鲜皮 30g

14 剂

【按语】初诊时患者正处于经前期，痤疮为红色丘疹结节，并有月经前痤疮加重的规律，经前期正是肝经气血充盛之时，这时痤疮加重说明肝经郁热明显；口渴、汗多、便秘，提示阳明热盛，"肺与大肠相表里""肺主皮毛"，故胃肠之热循阳明经上蒸于面，外发于皮，故便秘严重则痤疮加重，二者密切相关。面色偏暗、脉沉细，提示阴血耗伤，血行不畅。治疗应疏肝清热、通腑泻热、养血活血。处方以丹栀逍遥散、玉屏风散合方加减。方中柴胡、栀子疏肝清热；黄芩、白鲜皮清热祛湿；酒大黄清热活血、通腑泻热；当归、白芍、牡丹皮、赤芍养血柔肝、凉血活血；玉屏风散（黄芪、白术、防风）益气固表敛汗。

2诊（2010年8月23日）：药后痤疮明显减轻，大便正常，日1行。现汗出仍多，口干。末次月经8月11日，带经6天，量多色正，无血块，轻度痛经，伴腰酸。脉沉细，舌红，苔薄黄。

处方：
柴胡10g	黄芩10g	连翘10g	白鲜皮15g
土茯苓10g	槐花10g	赤芍10g	丹参10g
酒大黄10g	冬葵子10g	车前草30g	瞿麦10g

14剂

【按语】 2诊时患者痤疮及便秘均减轻，但还有出汗多、口干、舌红苔薄黄，提示热邪内盛，迫津外泄；口干、脉沉细，提示阴血耗伤。治疗应清热泻火、养血凉血。处方以柴胡、黄芩清肝热，连翘、白鲜皮清肺热，土茯苓、槐花清血热，赤芍、丹参养血凉血，酒大黄、冬葵子清胃肠热，车前草、瞿麦清热利湿而使热邪从小便而出。

病案3 藏某微，女，38岁，2011年12月5日初诊。

主诉：面部反复出现红疹2年。

现病史：2年前面部开始反复出现痤疮，多集中在额头、两颊、下颌等处。

现症：口唇周围新发痤疮，为红色丘疹。月经14岁初潮，周期（4～5）/28天。脉沉细，舌淡红，苔薄白。

西医诊断：寻常痤疮。

中医辨证：肝胃郁热，耗伤阴血。

治法：疏肝清胃，养阴活血。

处方：
柴胡10g	香附10g	牡丹皮10g	炒栀子10g
黄芩10g	黄连5g	白术10g	白鲜皮30g
红花10g	白芍10g	女贞子10g	墨旱莲10g

14剂

【按语】 初诊时患者的痤疮主要分布在口唇周围，为红色丘疹，证明胃经郁热；患者为中年女性，既往痤疮反复发作于额头、两颊、下颌等处，提示发病还与肝肾功能失调有关，加之脉沉细，推测其病机为肝胃郁热，耗伤阴血。治疗应以疏肝清胃、养阴养血为法。处方予以丹栀逍遥散、黄连解毒汤、二至丸合方加减。方中柴胡、香附疏肝理气，栀子、黄芩、黄连清热泻火，白术、白芍健脾柔肝、益气养血，女贞子、墨旱莲滋阴养血，牡丹皮、红花凉血活血，白鲜皮引药达皮。

2诊（2011年12月19日）：面部残留痘痕，无新发痤疮，食欲尚可，睡眠安定，无其他不适。脉沉弦，舌淡红，苔薄白。末次月经12月1日。

处方：
黄芪30g	当归10g	丹参10g	连翘10g
夏枯草10g	白芷10g	红花10g	川芎5g

| 牡丹皮 10g | 赤芍 10g | 三棱 10g | 莪术 10g |

14 剂

【按语】2 诊时痤疮消退，残留痘痕，治疗以养血活血、消斑散结为法，处方以黄芪、当归、丹参养血活血，川芎、牡丹皮、赤芍、三棱、莪术、红花凉血活血，连翘、夏枯草清热散结，白芷引药上行。

病案 4 隗某程，男，15 岁，2012 年 6 月 4 日初诊。

主诉： 面部及胸背部红疹 3 年。

现病史： 自 12 岁开始面部出现痤疮。曾服皮肤病血毒丸未见效果。

现症： 面红，鼻尖红，面部痤疮为红色丘疹，伴脓头，前胸、后背呈瘢痕疙瘩状，色红、突起，伴压痛。易感冒，二便正常，睡眠可。脉沉弦滑，舌红，苔灰而厚腻。查皮肤划痕试验强阳性。

西医诊断： 聚合性痤疮。

中医辨证： 湿热结聚，血热瘀滞。

治法： 清热祛湿，解毒散结，凉血活血。

处方：

夏枯草 10g	连翘 10g	白鲜皮 15g	白屈菜 10g
三棱 10g	莪术 10g	赤芍 10g	丹参 10g
生地黄 10g	凌霄花 10g	土茯苓 10g	槐花 10g
陈皮 10g	甘草 5g		

14 剂

【按语】初诊时患者面红、鼻尖红，提示阳热偏盛。面部痤疮为红色丘疹伴脓头，脉沉弦滑，舌红苔灰而厚腻，均提示湿热内盛。前胸、后背部痤疮融合成瘢痕疙瘩，伴色红、突起、压痛，乃湿热结聚、气血瘀滞而成。治疗应清热祛湿，同时还要行气血、散瘀结。方中夏枯草、连翘、白屈菜清热解毒散结，白鲜皮、土茯苓清热祛湿，三棱、莪术理气化瘀，丹参、生地黄、赤芍、凌霄花、槐花清热凉血、养血活血，陈皮、甘草化痰和胃。

2 诊（2012 年 6 月 25 日）： 药后面部红色消退，晨起易干呕。

处方：

夏枯草 10g	连翘 10g	白鲜皮 30g	白屈菜 10g
丹参 10g	生地黄 10g	赤芍 10g	凌霄花 10g
三棱 10g	莪术 10g	茜草 10g	土茯苓 10g
槐花 10g	陈皮 10g	甘草 5g	

14 剂

【按语】2 诊时患者面部红色消退，说明郁热减轻；晨起易干呕，乃邪热内扰，胃气上逆所致。治疗遵前法继续巩固。初诊方中白鲜皮加量，以增强清热祛湿之力；加茜草以增强化瘀活血之功。

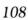

3 诊（2012 年 7 月 27 日）：药后面部痤疮消退，背部变化不明显。

处方：

夏枯草 10g	连翘 10g	白鲜皮 30g	黄芩 10g
丹参 10g	生地黄 10g	赤芍 10g	凌霄花 10g
莪术 10g	三棱 10g	紫草 10g	陈皮 10g

14 剂

【按语】3 诊时面部痤疮得消，但背部痤疮变化不明显，乃病程较久，湿热瘀结较重，应继续遵前法，以图缓缓消散。2 诊方去白屈菜、土茯苓、槐花、茜草、甘草，加黄芩以清热燥湿，加紫草以凉血消斑。

病案 5　郑某，男，32 岁，2013 年 11 月 18 日初诊。

主诉：面部红疹加重一个半月。

现病史：既往痤疮不明显，近 1 个月来应酬多，生活不规律，常吸烟饮酒，身体锻炼少，面部痤疮明显加重。

现症：痤疮为暗红色丘疹，口干口苦，食欲佳，大便日 1～2 次。脉沉弦，舌红，苔白腻。

西医诊断：寻常痤疮。

中医辨证：湿热内蕴，气血瘀滞。

治法：清热祛湿，凉血活血。

处方：

黄芪 30g	炒白术 10g	防风 10g	白鲜皮 30g
苦参 10g	黄芩 10g	黄连 5g	连翘 10g
土茯苓 10g	炒槐花 10g	车前草 30g	凌霄花 10g
甘草 5g			

14 剂

【按语】初诊时患者因生活不规律，熬夜、饮酒、身体活动量少等诸因素叠加，造成湿热内蕴，阳热蒸腾于上，致面部痤疮加重；口干口苦、舌红提示热邪偏盛；苔白腻提示湿邪亦盛；痤疮为暗红色丘疹，提示气血瘀滞。治疗应清热利湿、凉血活血。方中玉屏风散（黄芪、白术、防风）健脾祛湿；苦参、黄芩、黄连、连翘清热燥湿；土茯苓、车前草清热利湿；槐花、凌霄花清热凉血；白鲜皮清热利湿，引药达皮；甘草调和诸药。

2 诊（2014 年 1 月 13 日）：药后痤疮消退，无新发痤疮，过敏性鼻炎发作，鼻塞重，口干，脉沉弦，舌淡红，苔薄白。

处方：

黄芪 30g	白术 10g	防风 10g	白鲜皮 30g
苦参 10g	黄芩 10g	土茯苓 10g	炒槐花 10g
柴胡 10g	辛夷 10g	苍耳子 10g	陈皮 10g
甘草 5g			

14 剂

【按语】2诊时患者痤疮消退，无新发痤疮。因过敏性鼻炎发作，鼻塞、口干，故在守方基础上去黄连、连翘、车前草、凌霄花，加柴胡、辛夷、苍耳子以散风热、通鼻窍，加陈皮以燥湿化痰。

> **【跟师心得】**
>
> 高教授认为痤疮的发生与过食高脂肪、高热量食物，导致脾胃湿热内蕴熏蒸于肌肤有关；还与日常压力过大、精神紧张，造成情志不畅，肝郁气滞血瘀，肝郁化热伤阴有关。他治疗痤疮常用赵炳南老中医的土槐饮、刘奉五老中医的瓜石汤，以及加味逍遥散、小柴胡汤、秦艽丸、当归补血汤、玉屏风散、二至丸等方剂，并加用引经达皮之白鲜皮等药物。

（王文娟整理）

过敏性皮炎

过敏性皮炎是机体受花粉、粉尘、食物、药物、寄生虫等抗原性物质（也称过敏原）刺激后引起的皮肤炎症反应，属于变态反应性疾病。一般多发于过敏体质者，精神紧张、失眠、过度疲劳、情绪变化、慢性消化系统疾病、新陈代谢障碍、内分泌失调等均可诱发或加重过敏性皮炎。外在病因包括饮食、吸入物、气候、接触过敏物等，其中食用海鲜、辛辣食品，吸入花粉、尘螨，接触化学物品等是最常见的诱因。其病理过程为：过敏原首次进入人体时，过敏体质的免疫系统对该种过敏原产生记忆。当过敏原再次进入体内，过敏体质的免疫系统发生强烈反应，引起肥大细胞和嗜碱性细胞的细胞膜破裂，释放组胺、5-羟色胺、慢反应物质等过敏反应介质，过敏反应介质与皮肤血管黏膜相结合，导致皮肤出现红斑、丘疹、水疱、大疱、肿胀、灼热、瘙痒甚至疼痛等不适症状。西医治疗本病多采用抗组胺药物、糖皮质激素、维生素等治疗。

本病属于中医"漆疮""桃花癣""面疮"等范畴，认为本病多由于先天禀赋不足，或肌肤腠理不密，或接触某些毒邪，邪气蕴而化热，毒热与气血搏结于肌肤所致。中医治疗本病，急性期以清热解毒、凉血活血、利湿消肿为法，康复期以养阴养血、益气固表、健脾祛湿为法。

病案1 杨某瑞，女，49岁，2014年5月26日初诊。

主诉：面部红肿3天。

现病史：3天前吃辛辣及海鲜食物后面部开始红肿。其间曾静脉输注地塞米松治疗。2008年、2011年均急性发作过敏各1次。有子宫次全切史。已绝经。血压正常。

现症：面部红斑肿胀，伴皮疹、瘙痒、疼痛。眼睑浮肿，睡眠不佳，口渴明显，大便3日1行、不成形。脉沉弦，舌暗红，苔薄白。

西医诊断：过敏性皮炎。

中医辨证：毒热壅盛，血瘀水停。

治法：清热解毒利湿，凉血活血消肿。

处方：

生黄芪 30g	白术 10g	防风 10g	黄芩 10g
黄连 10g	连翘 10g	蒲公英 30g	白鲜皮 30g
土茯苓 10g	槐花 10g	凌霄花 10g	生地黄 10g
川芎 5g	红花 10g		

7剂

【按语】初诊时患者因食物引发面部过敏，面部红肿疼痛已3天，经激素、抗过敏治疗改善不明显，要求服用中药。中医认为"头面部为诸阳之会"，感受邪毒之后，毒热上攻于面，故面部出现红斑肿胀、皮疹；热盛则作痒；热伤津液，故口渴；毒热壅盛，阻滞血行，不通则痛，故皮损疼痛、舌暗红；"血不利则为水"，血行不畅可影响津液输布，故面部肿胀、眼睑浮肿、大便不成形。故治疗以清热解毒利湿、凉血活血消肿为法。处方以黄芩、黄连、连翘、蒲公英清热解毒、消肿散结；土茯苓与槐花相配，能入络搜剔血分湿热之邪；白鲜皮清热利湿止痒，同时还能引诸药达皮；凌霄花、生地黄清热凉血；红花、川芎活血消肿，同时川芎还能引诸药上达头面；黄芪、白术、防风为玉屏风散组方，可健脾利湿、固表托毒。

2诊（2014年6月2日）：服上药1周，面部红肿已消退，其间未服用其他药物。现症面部发麻，按之面部皮下有硬结，目干眼花，大便正常，脉沉细，舌暗红，苔黄厚腻。

处方：

生黄芪 30g	白术 10g	防风 10g	生地黄 10g
丹参 10g	赤芍 10g	凌霄花 10g	紫草 10g
白芍 10g	玄参 10g	麦冬 10g	

14剂

【按语】7剂药后患者面部红肿消退，其间并未服用其他药物。面部发麻、目干眼花、脉细等提示阴血亏虚，面部皮下稍有硬结、舌暗红、苔黄等提示血分瘀热，舌苔厚腻提示湿邪未尽。故治疗侧重于益阴养血、凉血活血。方中以紫草清解血分余毒，兼凉血活血；赤芍、凌霄花清热凉血；增液汤（玄参、麦冬、生地黄）、白芍、丹参滋阴养血活血；玉屏风散（黄芪、白术、防风）健脾利湿、固表托毒。

3诊（2014年6月16日）：服上药2周，药后面部硬结已消散，仍余少量红斑。查皮肤划痕试验阳性。自述矢气多，大便量少，有乳胀、白带增多现象。脉弦稍数，舌红，苔薄。

处方：生黄芪 30g　　白术 10g　　防风 10g　　川芎 5g
　　　白芷 10g　　　姜黄 10g　　升麻 10g　　葛根 10g
　　　鸡血藤 30g　　丝瓜络 5g　　元胡 10g　　陈皮 10g

7 剂

【按语】3 诊时患者面部硬结完全消散，提示药已中病。查皮肤划痕试验阳性，提示卫表不固，风邪袭络；矢气多、乳胀、白带增多、舌红、脉弦稍数，提示气郁化热，水湿内停。治疗应益气固表、行气祛湿、活血通络。处方以黄芪、白术、葛根、升麻益气固表，健脾升阳；防风、白芷、陈皮祛风燥湿；姜黄、川芎、元胡行气活血；鸡血藤、丝瓜络养血活血通络。

【跟师心得】

高教授对本病例的治疗，始终是在玉屏风散的基础上加减用药。现代药理研究表明，玉屏风散三药相合，可以提高人体的非特异性免疫功能，防止变态反应的发生。

病案 2　杨某国，男，69 岁，2017 年 12 月 8 日初诊。

主诉：全身散发红色斑疹伴瘙痒 2 个月。

现病史：患者 2 个月前全身出现红疹及红斑，瘙痒明显。有高血压 [(130～150)/(80～90)mmHg]、高血糖、脑血管疾病、高血脂等。有抽烟、饮酒史。

现症：全身散发点状红色丘疹、红斑，瘙痒明显，搔抓后有血痕，无流水渗液。皮肤划痕试验（+）。脉沉弦，舌淡红、歪斜，苔黑。

西医诊断：过敏性皮炎。

中医辨证：血分蕴毒，血热发斑。

治法：清热解毒，凉血消斑，祛风止痒。

处方：黄芪 30g　　白术 10g　　防风 10g　　陈皮 10g
　　　白鲜皮 30g　　蛇床子 10g　　地肤子 10g　　黄芩 10g
　　　柴胡 10g　　　凌霄花 10g　　生石膏 30g　　甘草 5g

14 剂

【按语】初诊时患者全身散发点状红色丘疹、红斑，明显瘙痒，舌苔黑，说明血分蕴毒、血热发斑、血热生风。治疗应清热解毒，凉血消斑，祛风止痒。方中玉屏风散（黄芪、白术、防风）、陈皮益气固表、健脾和胃，既针对患者过敏性体质，又防凉药伤胃；柴胡、黄芩、石膏、甘草清解少阳、阳明气分热毒；白鲜皮、蛇床子、地肤子清热利湿，祛风止痒；凌霄花清热凉血，活血消斑。

跟师全国名老中医临诊学习笔记

2诊（2017年12月25日）：药后红斑减退，手部瘙痒好转。现症后背皮肤瘙痒。

处方：黄芪50g　　白术10g　　防风10g　　生地黄10g
　　　白鲜皮30g　蛇床子10g　地肤子10g　红花10g
　　　凌霄花10g　甘草5g

14剂

【按语】2诊时患者红斑减退、手部瘙痒减轻，说明方药对证，热毒减轻。现症后背仍瘙痒，需继续清解残余热毒。上方去黄芩、柴胡、石膏、陈皮，加生地黄、红花养血活血、凉血消斑。

病案3　杨某建，男，87岁，2012年6月11日初诊。

主诉：皮肤红斑瘙痒10天。

现病史：患者5月28日食用羊肉馅饺子后，头、背、双臂皮肤（阳侧面）开始出现红斑，瘙痒较重，夜间痒甚，影响睡眠。食纳尚可，大便正常。2009年行胃癌大部切除手术。

现症：皮肤红斑色暗红，多形性，呈块状，压之褪色。脉弦数，舌质红，苔部分剥脱，残留苔黄腻。血压115/65mmHg。

西医诊断：过敏性皮炎。

中医辨证：风湿蕴毒，血热发斑。

治法：祛风除湿，清热解毒，凉血消斑。

处方：生黄芪30g　白术10g　　防风10g　　秦艽10g
　　　黄连10g　　蛇床子10g　白鲜皮30g　凌霄花10g
　　　土茯苓10g　槐花10g　　生地黄10g　红花10g
　　　甘草5g

14剂

【按语】初诊时患者发生本病有明显的食物诱因，食于内而发于外，肌肤不能耐受，故背部、上臂皮肤阳侧面出现大块不规则红斑，瘙痒较重为主。中医认为风、湿、热毒入血，发于肌表，均可作痒。治疗应以祛风除湿、清热解毒、凉血消斑为法，处方予以秦艽丸、土槐饮合方加减。方中玉屏风散（黄芪、白术、防风）益气固表扶正，针对患者肿瘤术后且年老体弱，正气亏虚之本；秦艽、防风祛风除湿；黄连、土茯苓清热燥湿解毒；蛇床子、白鲜皮清热祛湿止痒；凌霄花、生地黄、红花、槐花养血活血，凉血消斑；甘草调和诸药。

2诊（2012年6月25日）：服药后过敏性红斑已消退，遗留色素沉着。现口舌生疮，食欲不振，食后腹胀痛。脉弦，舌质红，苔白腻。

处方：柴胡 10g   黄芩 10g   法半夏 10g   生黄芪 30g

　　　　焦白术 10g   茯苓 10g   泽泻 10g   藿香 10g

　　　　佩兰 10g   石斛 10g   厚朴 10g

14 剂

【按语】2 诊时患者服药效果显著，红斑消退，仅遗留色素沉着。因患者还有口舌生疮、食欲不振、食后腹胀痛、舌红、苔白腻、脉弦等症，证属肝郁气滞、脾胃不和。治以疏肝理气、健脾和胃、化湿之法，处方予以小柴胡汤加减。方中柴胡、黄芩疏肝清热；黄芪、白术健脾祛湿；藿香、佩兰芳香化湿和胃；法半夏、厚朴、茯苓、泽泻利湿化痰消胀；石斛养阴清热，以防温燥渗利之药伤阴。

病案 4　孙某国，男，71 岁，2012 年 10 月 29 日初诊。

主诉：皮肤散发性红斑 1 周。

现病史：有骨髓增生异常综合征、难治性贫血、慢性阻塞性肺病史。2002 年曾发作湿疹。近期曾服用药物。1 周前全身出现红斑。

现症：呈全身泛发性红斑，上覆鳞屑，瘙痒较重。脉弦，舌淡红，苔薄白。

西医诊断：过敏性皮炎。

中医辨证：气血两虚，湿热瘀阻。

治法：益气养血，祛湿清热，凉血活血。

处方：生黄芪 30g   炒白术 10g   防风 10g   当归 10g

　　　　丹参 10g   牡丹皮 10g   赤芍 10g   凌霄花 10g

　　　　土茯苓 10g   槐花 10g   陈皮 10g   生地黄 10g

　　　　石斛 12g

14 剂

【按语】初诊时患者过去有骨髓增生异常综合征、难治性贫血、慢性阻塞性肺病等基础疾病，存在肺脾两虚、气血亏虚之本。因服用多种药物而致药毒入血，湿热胶结，发于肌肤，故出现全身泛发性红斑伴鳞屑、瘙痒等严重过敏性药物疹表现。高教授认为此患者年老体虚，皮疹又非常严重，治疗当扶正祛邪同时兼顾。处方予以玉屏风散、当归补血汤、土槐饮合方加减。方中黄芪、白术、当归、丹参、生地黄、石斛益气养血滋阴，针对气血亏虚之本；牡丹皮、赤芍、凌霄花、槐花凉血活血，土茯苓、陈皮、防风祛风清热除湿，针对胶结于肌肤之湿热标证。

2 诊（2012 年 12 月 30 日）：仍有红斑、瘙痒，疲倦无力，脉沉弦，舌淡红，苔厚腻。

处方：生黄芪 30g　　炒白术 10g　　防风 10g　　　当归 10g
　　　丹参 10g　　　牡丹皮 10g　　黄芩 10g　　　凌霄花 10g
　　　土茯苓 10g　　槐花 10g　　　陈皮 10g　　　生地黄 10g
　　　石斛 12g　　　炒栀子 10g　　甘草 5g

14 剂

【按语】2 诊时患者症见疲倦无力、红斑、瘙痒、苔厚腻、脉沉弦，提示湿热偏盛。治疗继续遵前法，以黄芪、白术、防风、陈皮、甘草健脾益气祛湿；土茯苓、槐花清热凉血利湿；栀子、黄芩清热泻火燥湿；当归、生地黄、丹参、石斛、牡丹皮、凌霄花养血滋阴，凉血活血。

3 诊（2013 年 1 月 13 日）：红斑瘙痒仍较重，脉沉弦数，舌淡红，苔薄白。

处方：生黄芪 30g　　炒白术 10g　　防风 10g　　　当归 10g
　　　白鲜皮 30g　　蛇床子 10g　　五味子 10g　　土茯苓 10g
　　　槐花 10g　　　生地黄 10g　　炒栀子 10g　　赤芍 10g
　　　凌霄花 10g

14 剂

【按语】3 诊时因红斑瘙痒较重，脉沉弦数，提示湿热仍盛。治疗继续遵前法，故上方去牡丹皮、丹参、石斛、陈皮、黄芩、甘草，加赤芍、白鲜皮、蛇床子、五味子以加强清热凉血、祛湿止痒作用。

4 诊（2013 年 1 月 27 日）：瘙痒仍明显，肚脐潮湿，脉沉弦稍数，舌淡红，苔有小裂纹。

处方：生黄芪 50g　　焦白术 10g　　当归 10g　　　丹参 10g
　　　白鲜皮 30g　　蛇床子 10g　　黄芩 10g　　　炒栀子 10g
　　　槐花 10g　　　生地黄 10g　　牡丹皮 10g　　赤芍 10g
　　　凌霄花 10g

14 剂

【按语】4 诊时患者瘙痒仍明显、肚脐潮湿，提示风湿热仍偏盛。治疗仍遵前法，故上方去防风、五味子、土茯苓，加黄芩、丹参、牡丹皮以加强清热燥湿、凉血活血作用。

5 诊（2013 年 3 月 3 日）：1 个月前感冒咳嗽后皮肤症状又复发加重，现红斑脱屑，皮肤硬而干裂、有渗液、瘙痒，出汗多，舌质淡，苔薄白，脉沉弦。查血红蛋白 87g/L（↓）。

处方：生黄芪 30g　　焦白术 10g　　当归 10g　　　白鲜皮 30g
　　　蛇床子 10g　　黄芩 10g　　　凌霄花 15g　　槐花 10g
　　　生地黄 10g　　牡丹皮 10g　　丹参 10g　　　土茯苓 10g

陈皮 10g

14 剂

【按语】5 诊时患者感冒后皮肤症状加重，红斑干裂、有渗液，提示湿热内蕴，耗伤阴血，血燥生风。故上方去赤芍、炒栀子，加土茯苓、陈皮以加强利湿解毒作用。

6 诊（2013 年 4 月 28 日）：自觉精力、体力不足，血红蛋白 83g/L，脉沉弦，舌质淡，苔根腻。

处方：生黄芪 30g　　白术 10g　　　防风 10g　　　藿香 10g
　　　佩兰 10g　　　黄芩 10g　　　白鲜皮 30g　　凌霄花 10g
　　　当归 10g　　　红花 10g　　　生地黄 10g　　葛根 10g
　　　升麻 10g　　　陈皮 10g　　　甘草 5g

14 剂

【按语】6 诊时因患者气血两虚明显，故以玉屏风散（黄芪、白术、防风）、当归、葛根、升麻、甘草益气养血、健脾升清；因湿热之邪未尽，故以藿香、佩兰、陈皮芳香化湿，黄芩、白鲜皮清热利湿，凌霄花、红花、生地黄凉血活血。

7 诊（2013 年 6 月 9 日）：皮肤增厚、瘙痒，食纳可，眠差，喜冷水浴，舌质淡，苔腻乏津，脉沉弦。

处方：生黄芪 50g　　焦白术 10g　　当归 10g　　　生地黄 10g
　　　丹参 10g　　　蛇床子 10g　　白鲜皮 30g　　黄芩 10g
　　　炒栀子 10g　　牡丹皮 10g　　赤芍 10g　　　凌霄花 10g
　　　炒槐花 10g

14 剂

【按语】7 诊时患者症见皮肤增厚和瘙痒、眠差、舌淡，提示气血两虚，皮肤失润，心神失养；喜冷水浴、苔腻乏津，提示湿热偏盛。治疗当益气养血活血、祛风清热利湿。方中黄芪、白术、当归、生地黄、丹参益气养血活血；蛇床子、白鲜皮祛风除湿，清热止痒；栀子、黄芩清热燥湿；牡丹皮、赤芍、凌霄花、槐花凉血活血。

8 诊（2013 年 7 月 7 日）：皮屑减少，皮肤增厚、有包块、瘙痒，睡眠差，食纳尚可，前几日出现肺部感染。

处方：生黄芪 50g　　土茯苓 10g　　槐花 10g　　　皂角刺 10g
　　　连翘 10g　　　蛇床子 10g　　白鲜皮 30g　　防风 10g
　　　红花 10g　　　凌霄花 10g　　赤芍 10g　　　没药 10g

14 剂

【按语】8 诊时因皮肤增厚、有包块、瘙痒，故针对虚、湿、热、瘀四方面组方用药。方中生黄芪益气扶正；土茯苓、皂角刺、连翘祛湿化痰、清热散结；蛇床子、白鲜皮、防风清热除湿、祛风止痒；槐花、红花、凌霄花、赤芍、没药凉血活血。

9诊（2013年7月21日）：药后下肢皮损好转，鳞屑减少。现症瘙痒，皮肤起包块，脉沉，舌质淡，苔薄白。

处方：藿香10g　　佩兰10g　　白术10g　　柴胡10g
　　　　槐花10g　　凌霄花10g　生黄芪30g　白鲜皮30g
　　　　赤芍10g　　连翘10g　　皂角刺10g　红花10g
　　　　防风10g

14剂

【按语】9诊时下肢皮损减轻，鳞屑减少，开始见到效果。因湿邪缠绵难除，故上方去土茯苓、蛇床子、没药，加藿香、佩兰、白术、柴胡以加强祛风化湿作用。

10诊（2013年8月18日）：药后手臂皮肤变软，皮屑减少，前胸皮肤光滑，下肢皮肤有温热感，皮肤已能出汗。睡眠易醒，手臂及腰背部皮肤瘙痒，脉沉弦，舌质淡，苔黄腻。

处方：生黄芪30g　当归10g　　焦白术10g　陈皮10g
　　　　蛇床子10g　皂角刺10g　莪术10g　　丹参10g
　　　　红花10g　　槐花10g　　赤芍10g　　生地黄10g
　　　　鸡内金10g

14剂

【按语】10诊时全身皮损进一步减轻，皮肤出汗功能恢复，处方稍作调整，以益气养血、凉血活血、祛湿止痒为法。方中生黄芪、当归、丹参、白术、陈皮、鸡内金益气养血，健脾开胃；槐花、赤芍、生地黄清热凉血；红花、皂角刺、莪术活血化瘀散结；蛇床子祛湿止痒。

11诊（2013年9月30日）：现全身皮损仅见色素沉着，尚有细小白色皮屑，瘙痒减轻，部分皮损软化。脉沉弦，舌质红，苔白。

处方：生黄芪50g　焦白术10g　当归10g　　丹参10g
　　　　黄芩10g　　蛇床子10g　地肤子10g　白鲜皮15g
　　　　皂角刺10g　赤芍10g　　槐花10g　　凌霄花10g

14剂

【按语】11诊时经多月调治，患者严重的全身泛发性红斑皮疹已完全消退，仅遗留色素沉着，病变皮肤逐渐恢复正常，中药疗效显著。因皮损尚有细小白色皮屑、轻度瘙痒、舌红、苔白、脉沉弦，提示肌肤失润，湿热未清。当继续遵前法，以巩固疗效。上方去陈皮、莪术、红花、生地黄、鸡内金，加黄芩、凌霄花、地肤子、白鲜皮继续清热祛湿、凉血活血，以防湿热邪气卷土

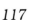

重来。

病案 5 埃尔弗瑞德（德国籍），女，63 岁，2014 年 10 月 13 日初诊。

主诉：面部红斑 1 周。

现病史：2013 年因咳嗽加重伴体重下降而入德国汉诺威医院行 CT 检查，确诊为左肺下叶肺癌、淋巴结转移。医院给予靶向抗癌药特罗凯口服（150mg/次，2次/d）。服药 20 天后突然全身泛发红色斑疹，头面、胸背、四肢皆有，瘙痒明显，嗜卧，身倦乏力。曾服用抗过敏西药未效。2014 年 1 月 6 日开始服用高教授所开中药，2 周后全身红色斑疹完全消退，服药期间一直未停用抗癌药。

现症：1 周前面部开始出现充血性红斑，上肢散发细小红色斑疹，自觉皮肤干燥，头皮屑多，脱发重。脉沉弦，舌质红，苔薄乏津。

西医诊断：过敏性皮炎。

中医辨证：血热蕴毒发斑。

治法：清热解毒，凉血消斑。

处方：

黄芪 30g	白术 10g	防风 10g	黄芩 15g
连翘 15g	白鲜皮 30g	牡丹皮 10g	凌霄花 15g
鸡血藤 30g	丝瓜络 5g	川芎 5g	甘草 5g

7 剂

【按语】 本患者是因患肺癌服用靶向药出现过敏性皮炎，以面部红斑、上肢散发细小红疹为主，伴皮肤干燥、头皮屑多、脱发重、舌红乏津等。高教授认为本病病机乃药物入血，蕴发毒热。毒热上蒸于头面，故面部发斑、脱发重、头皮脱屑；热盛伤阴，故皮肤干燥、舌红乏津。治疗应以清热解毒、凉血消斑为主。服中药期间未停抗癌西药。方中玉屏风散（黄芪、白术、防风）益气固表扶正，黄芩、连翘、白鲜皮清热解毒、祛风止痒，牡丹皮、凌霄花清热凉血，鸡血藤、丝瓜络、川芎养血活血通络，甘草调和诸药。

2 诊（2014 年 10 月 20 日)：药后面部红斑消退。现疲倦明显，食欲不振，皮肤干燥。

处方：

黄芪 30g	白术 10g	防风 10g	白屈菜 20g
草河车 10g	三棱 10g	莪术 10g	丹参 10g
凌霄花 15g	陈皮 20g	红豆杉 2g	甘草 5g

14 剂

【按语】 2 诊时患者面部红斑已消退，效果显著。因患者尚有疲倦、食欲不振、皮肤干燥等气阴两虚之象，且有肺癌，故在前方基础上稍增减。处方以玉屏风（黄芪、白术、防风）、陈皮健脾和胃、益气固表，丹参、凌霄花养血凉血，白屈菜、草河车、三棱、莪术、红豆杉清热解毒、化瘀散结，甘草调和诸药。

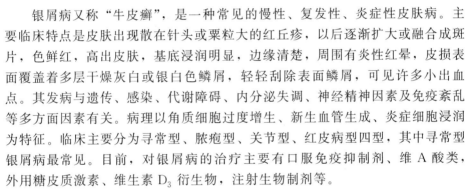

【跟师心得】

高教授认为，过敏性皮炎以红、肿、热、痒为主要症状，中医认为"风胜则痒""热胜则肿"，故发病多与风热毒邪蕴于血分有关。治疗时注重祛风止痒、清热解毒、凉血活血，常以白鲜皮、地肤子、蛇床子等祛风止痒，黄芩、黄连、连翘、蒲公英、白屈菜、草河车等清热解毒，丹参、牡丹皮、赤芍、生地黄、凌霄花、槐花等凉血活血。

（王文娟整理）

银屑病

银屑病又称"牛皮癣"，是一种常见的慢性、复发性、炎症性皮肤病。主要临床特点是皮肤出现散在针头或粟粒大的红丘疹，以后逐渐扩大或融合成斑片，色鲜红，高出皮肤，基底浸润明显，边缘清楚，周围有炎性红晕，皮损表面覆盖着多层干燥灰白或银白色鳞屑，轻轻刮除表面鳞屑，可见许多小出血点。其发病与遗传、感染、代谢障碍、内分泌失调、神经精神因素及免疫紊乱等多方面因素有关。病理以角质细胞过度增生、新生血管生成、炎症细胞浸润为特征。临床主要分为寻常型、脓疱型、关节型、红皮病型四型，其中寻常型银屑病最常见。目前，对银屑病的治疗主要有口服免疫抑制剂、维A酸类，外用糖皮质激素、维生素 D_3 衍生物、注射生物制剂等。

中医认为本病属"白疕""松皮癣""干癣"等范畴。初期多由血热内蕴、复感外邪、七情内伤等因素内外结合，导致风、湿、热、毒搏结肌肤所致。病程日久，邪气化燥伤阴，邪气阻于血脉致血脉运行不畅，还可形成瘀血。各医家根据其皮损特点，大体将其分为 3 型：血热型（血热风燥型）、血燥型（血虚风燥型）、血瘀型（瘀滞肌肤型）。治疗应结合运用祛风止痒、清热利湿、清热解毒、清热凉血、养血润燥、活血化瘀等法。

病案 1　祁某彬，男，60 岁，2013 年 12 月 3 日初诊。

主诉：皮肤鳞屑粗糙反复发作 20 余年。

现病史：全身泛发性银屑病史 20 余年，春秋加重，冬夏减轻。曾服甲氨蝶呤后皮损恢复正常，停药后又反复。手腕部腱鞘囊肿已 2 年。血压 120/80mmHg，血糖正常。

现症：双臂肘部、腰部皮损呈大面积团块状增厚，上覆银白色细碎鳞屑，微痒。食纳好，眠好，大便正常，无口干，平素饮水较多。脉沉弦，舌暗红，苔白腻。

西医诊断：银屑病。

中医辨证：湿毒凝聚，气血瘀滞。

治法：祛湿解毒，凉血活血。

处方：生黄芪30g　　秦艽10g　　漏芦15g　　黄芩10g

　　　　黄连10g　　连翘10g　　白鲜皮30g　　蛇床子10g

　　　　三棱10g　　莪术10g　　凌霄花10g　　红花10g

　　　　生甘草5g

14剂

【按语】 初诊时患者除了肘部、腰部见大片皮损伴轻度瘙痒外，无明显全身不适，高教授认为患者病史20余年，反复发作，舌苔白腻，符合"湿性黏滞"的特点；皮损粗糙肥厚呈团块状，伴轻度瘙痒，舌暗红，脉沉弦，乃湿邪郁久化生热毒，伤津化燥，凝滞气血之象。处方以漏芦、黄芩、黄连、连翘清热利湿，解毒散结；秦艽、白鲜皮、蛇床子祛风止痒，清热利湿；三棱、莪术、凌霄花、红花清热凉血，活血化瘀；生黄芪、甘草益气扶正，托毒外出。

2诊（2013年12月17日）：服上药2周，药后皮损明显消退，已愈约1/3，自觉有上火症状。

处方：生黄芪30g　　秦艽10g　　漏芦15g　　黄芩10g

　　　　黄连10g　　连翘10g　　白鲜皮30g　　蛇床子10g

　　　　三棱10g　　莪术10g　　凌霄花10g　　红花10g

　　　　生甘草5g　　炒栀子10g

14剂

【按语】 2诊时患者皮损消退明显，说明药已中病，故遵原方。患者稍有上火症状，考虑湿祛热无所依而上炎，故加炒栀子以清热泻火。

3诊（2014年1月16日）：服上药2周，药后皮损变薄，自觉皮肤恢复弹性。查皮损上覆少量白色鳞屑，基底可见正常皮肤，无瘙痒。脉沉弦，舌淡红，苔薄白。

处方：生黄芪30g　　秦艽10g　　漏芦15g　　黄芩10g

　　　　黄连10g　　防风10g　　白鲜皮30g　　蛇床子10g

　　　　三棱10g　　莪术10g　　凌霄花10g　　红花10g

　　　　炒栀子10g　　苦参10g　　生甘草5g

5剂

共研极细末，过300目筛，5g/次，2次/d，用热水冲服。

【按语】 3诊时患者皮损变薄，皮肤弹性恢复，已无瘙痒，说明风湿热诸邪得祛，局部皮肤气血得荣养。因湿邪缠绵易反复，为防止病情复发，故2诊方去连翘，加苦参、防风加强祛风止痒、清热利湿之功，做成散剂长期服用以巩固疗效。

【跟师心得】

本患者患银屑病已 20 余年，高教授根据患者的临床表现，认为该病目前处于静止期，证为湿毒凝聚、气血瘀滞，处方予以秦艽丸（秦艽、防风、乌梢蛇、黄芪、黄连、苦参、漏芦、大黄）加减。高教授认为秦艽丸的方义十分契合银屑病"风、湿、热、毒、瘀"的病机特点，故以该方为基础加凌霄花、红花、三棱、莪术清热凉血、活血化瘀以助消散增厚之皮损斑块，加黄芩、连翘、炒栀子、生甘草以增强清热解毒之力，加白鲜皮、蛇床子以加强祛湿止痒之功。3 次治疗后患者皮肤瘙痒消失，皮损变薄，基底可见正常皮肤，皮肤恢复弹性，说明药证相符，故将该方研极细末每日冲服，以图长久之功。

病案 2　刘某芳，女，72 岁，2013 年 7 月 15 日初诊。

主诉：局部皮肤增厚伴白色鳞屑 1 年余。

现病史：哮喘病 10 余年，平素痰多、易喘憋，哮喘发作时口服氨茶碱治疗。一年前颈下部、耳内及耳周、发际前等处皮肤开始变红、增厚、粗糙，出现白色鳞屑，无瘙痒。曾外用激素类软膏治疗，皮损时好时坏，好转时皮肤呈色素沉着样改变。

现症：自觉皮损处干燥，耳周、发际处皮损有扩大趋势，颈下部皮损有向前胸部发展的趋势。查颈下至前胸上部出现大块皮损，色红、粗糙，上覆细小白色鳞屑，面积 15cm×20cm。目前食纳尚可，睡眠尚可，大便正常，眼睛满布血丝，天热则皮损加重。脉沉弦细，舌边尖红，苔薄白。

西医诊断：银屑病。

中医辨证：湿热蕴毒，血燥生风。

治法：祛湿清热解毒，养血活血祛风。

处方：

秦艽 10g	土茯苓 15g	槐花 10g	藿香 10g
佩兰 10g	丹参 10g	生地黄 10g	紫草 10g
凌霄花 10g	牡丹皮 10g	鬼箭羽 10g	莪术 10g

14 剂

【按语】初诊时患者颈下、胸前皮损融合成片，面积较大，基底色红，伴粗糙、鳞屑，瘙痒明显，处于进展期。时值盛夏，皮损天热加重，舌边尖红，证属湿热蕴毒、血燥生风，治以祛湿清热解毒、养血活血祛风之法。方中秦艽祛风除湿止痒，土茯苓、槐花清热凉血、祛湿解毒，藿香、佩兰芳香化湿，丹参、生地黄、凌霄花、牡丹皮、紫草养血凉血活血，莪术、鬼箭羽行气祛风、破血化瘀。

2诊（2013年9月9日）： 服上药 42 剂，颈下部皮肤变薄，皮色变浅，皮损仍干燥起白色鳞屑。开空调易感冒，痰多。脉沉弦，舌偏红，苔薄白。

处方：生黄芪 30g　　秦艽 10g　　漏芦 10g　　黄连 10g

黄芩 10g　　白鲜皮 10g　　丹参 10g　　赤芍 10g

桔梗 10g　　杏仁 10g　　凌霄花 10g　　甘草 10g

14 剂

【按语】 2 诊时患者颈下部皮肤变薄、皮色变浅，皮损得到改善。仍有皮损干燥有白色鳞屑，提示阴血亏虚，皮肤失润；易感冒，提示肺气不足，卫表不固；痰多、舌红、脉沉弦，提示湿热未清。治疗当益气养血、清热利湿，予以秦艽丸加减。方中黄芪、丹参益气固表，养血活血；桔梗、杏仁宣肺降气化痰；秦艽、白鲜皮祛风除湿；漏芦、黄连、黄芩清热燥湿排毒；赤芍、凌霄花清热凉血活血；甘草清热解毒，并调和诸药。

3诊（2013年11月18日）： 服上方后，颈下部皮损明显缩小，皮色变浅，尚有少量白色鳞屑。入冬后咳喘又发作，痰多色白质稀。食纳尚可，睡眠尚可，大便正常。脉沉弦，舌淡红，苔薄黄。

处方：荆芥 10g　　防风 10g　　白屈菜 12g　　北沙参 10g

生黄芪 30g　　白术 10g　　生地黄 10g　　玄参 10g

陈皮 10g　　黄芩 10g　　金荞麦 30g　　桔梗 10g

14 剂

【按语】 3 诊时患者颈下部皮损明显缩小，皮色变浅，应效不更方，继续巩固。但其有咳喘病史，入冬后咳喘发作，症见痰多色白质稀、苔薄黄、脉沉弦，提示风寒袭肺，入里化热。根据"急则治其标"的原则，当先治其咳喘，以祛风散寒、清肺化痰、益气养阴为法。方中荆芥、防风祛风散寒；黄芩、白屈菜、金荞麦清肺化痰平喘；桔梗、陈皮宣肺化痰；黄芪、白术益气补肺；生地黄、玄参、北沙参养阴清热。

4诊（2014年5月26日）： 咳喘平后，患者继服 2 诊处方数剂。现颈下部皮损已恢复正常，耳周、左肘部还有白色鳞屑。双手掌皮肤色红，皮下散布细小水疱，瘙痒，皮肤粗糙脱皮，远端指关节屈曲状。脉沉弦，舌质红，苔薄白。

处方：秦艽 15g　　漏芦 10g　　黄连 10g　　黄芩 10g

白鲜皮 30g　　防风 10g　　生地黄 10g　　紫草 10g

凌霄花 10g　　丹参 10g　　甘草 5g

14 剂

【按语】 4 诊时患者颈下部皮损已恢复正常，效果显著。耳周、肘部、手掌皮肤仍粗糙有鳞屑，乃阴血亏虚，肌肤失于润养；手掌处皮肤色红瘙痒、皮下有水疱，脉沉弦，舌红，提示风湿热未清。采用祛风清热除湿、养血凉血活血法巩固疗效，继续以秦艽丸加减。方中秦艽、防风祛风除湿，黄连、黄芩、漏芦清热燥湿解毒，丹参、生地黄、紫草、凌霄花养血润燥、凉血活血，白鲜皮清热燥湿、祛风解毒并引药达皮，甘草调和诸药。

【跟师心得】

　　本患者1年前颈部、耳周、发际出现银屑病样改变，最近皮损色红，有扩大发展之趋势，高教授认为本病目前处于进展期，乃湿热蕴毒、血热发斑所致。治以祛湿清热解毒、凉血活血消斑之法，以秦艽丸加减，取得了显著的效果。本病例说明秦艽丸对于银屑病缓解期及静止期具有较好的疗效，值得进一步深入研究。

病案 3 潘某坤，男，44岁，2017年2月6日初诊。

主诉：全身散发红斑10余年。

现病史：10年前头部先出现红斑，现症四肢、后背外侧等全身多处散发，劳累后皮损增多。高血压靠药物控制，血糖偏高。喜饮酒，无吸烟史。

现症：食欲可，易嗳气，大便日1行、有排不尽感。脉沉弦，舌淡红，苔薄白。

西医诊断：银屑病。

中医辨证：脾虚湿盛，湿热蕴毒。

治法：健脾祛湿，清热解毒。

处方：
黄芪 50g	秦艽 10g	漏芦 10g	大黄 10g
白术 10g	苍术 10g	黄柏 10g	杜仲 10g
菊花 10g	白屈菜 10g	凌霄花 10g	紫草 10g

14剂

【按语】初诊时患者银屑病史已10余年，劳累后皮损增多，易嗳气，大便有排不尽感，提示脾虚湿阻气滞。湿邪郁久可蕴毒化热，治以健脾祛湿、清热解毒、凉血活血之法。方以秦艽丸加减，其中黄芪、白术、苍术健脾燥湿；秦艽祛风除湿；漏芦、白屈菜清热解毒；大黄、黄柏清热利湿活血；紫草、凌霄花凉血活血；菊花、杜仲补肾平肝，针对高血压肾虚肝旺的基本病机。

2诊（2017年2月20日）：无明显不适，情况尚可。

处方：
黄芪 30g	秦艽 10g	漏芦 10g	大黄 5g
白术 10g	陈皮 10g	黄芩 10g	杜仲 10g
菊花 10g	白鲜皮 30g	凌霄花 10g	生石膏 30g
赤芍 10g			

14剂

【按语】2诊时诸症改善，病情稳定，故守方加减。上方去苍术、黄柏、紫草、白屈菜，加陈皮理气和胃，加黄芩、石膏清气分之热，加赤芍清血分之热且活血化瘀，加白鲜皮祛风解毒、清热燥湿。

3诊（2017年3月6日）：下肢散发红斑，头皮也散发红斑，心慌。

处方：
黄芪 30g	秦艽 10g	漏芦 10g	黄连 5g
白鲜皮 30g	黄芩 10g	杜仲 10g	菊花 10g
凌霄花 10g	生石膏 30g	牡丹皮 10g	

14剂

【按语】3诊时病情反复，身上红斑散发，伴心慌，提示血热发斑。治疗遵前法，加强清热凉血之功，故上方去大黄、赤芍、白术、陈皮，加黄连清热解毒、牡丹皮凉血活血。

4诊（2017年4月24日）：皮损色红，瘙痒，舌质暗，苔薄白。

处方：
黄芪 50g	秦艽 10g	漏芦 10g	黄连 5g
白鲜皮 30g	黄芩 10g	白屈菜 10g	凌霄花 10g
蛇床子 10g	牛膝 10g	陈皮 10g	甘草 10g

14剂

【按语】4诊时皮损色红、有瘙痒，提示血热风盛；舌暗，提示血行不畅。治疗继续综前法，上方去杜仲、菊花、生石膏、牡丹皮，加白屈菜清热解毒，加蛇床子祛风止痒，加陈皮、甘草健脾和胃，加牛膝补肾活血、引药下行。

病案4 耿某，女，20岁，2007年7月10日初诊。

主诉：小腿外侧皮肤增厚、脱屑、瘙痒5年。

现病史：双小腿外侧皮肤发白、增厚、脱屑、瘙痒已5年，曾服中药半年，效果不明显。月经初潮12岁，(3~4)天/30天。

现症：左小腿伸侧皮损为深褐色色素沉着斑，右小腿伸侧皮损相互融合，皮肤增厚高起，呈不规则样皮损斑块，面积约20cm×12cm，表面覆银白色鳞屑，基底部有少量点状出血点。大便2~3日1行。脉沉弦，舌质淡，苔薄白。

西医诊断：银屑病。

中医辨证：血热蕴毒，血燥生风。

治法：凉血解毒，养血息风。

处方：
黄芪 20g	当归 10g	白芍 10g	土茯苓 15g
槐花 10g	黄芩 10g	连翘 10g	生地黄 10g
赤芍 10g	红花 10g	皂角刺 10g	丹参 10g
甘草 5g			

14剂

中成药：冰黄肤乐软膏（大黄、姜黄、硫黄、黄芩、甘草、冰片、薄荷脑），外擦患处，日2次。

【按语】患者初诊时病程已5年，皮损已增厚，表面附着鳞屑，基底有少许点状出血，证属血热蕴毒、血燥生风，病处银屑病活动期。高教授以凉血解毒、养血息风之法治疗。方中土茯苓、槐花清热凉血、利湿解毒；黄芩、连翘清热解毒散结；生地黄、白芍、当归养血润燥；丹参、赤芍、皂角刺、红花凉血活血，血行风自灭；黄芪固表托毒，与当归相配又补气生血；甘草调和诸药。

2诊（2007年7月24日）：右侧小腿皮损较前变薄，瘙痒减轻。

处方：
土茯苓 15g	槐花 10g	黄芩 10g	白鲜皮 10g
生地黄 10g	鸡血藤 15g	红花 10g	皂角刺 10g
黄芪 20g	当归 10g	白芍 10g	莪术 10g
酒大黄 10g	牛膝 10g	石菖蒲 10g	远志 10g

14剂

【按语】2诊时皮损变薄，说明药中病机。上方去连翘、丹参、赤芍、甘草，加鸡血藤、莪术、牛膝以养血活血、引药下行；加酒大黄、白鲜皮以清热化瘀、利湿止痒、引药达皮；加石菖蒲、远志以安神定智。

3诊（2007年8月7日）：皮损缩小变薄，其间已见正常皮肤，瘙痒已减轻，大便畅。

处方：
黄芪 30g	太子参 10g	白术 10g	当归 10g
鸡血藤 30g	生地黄 10g	白芍 10g	赤芍 10g
土茯苓 15g	槐花 10g	黄芩 10g	连翘 10g
红花 10g	凌霄花 10g	皂角刺 10g	白鲜皮 10g
薏苡仁 10g	陈皮 10g		

14剂

【按语】3诊时皮损缩小变薄，其间可见正常皮肤，提示血热渐清，证属气虚血燥，肌肤失养，故治以益气养血、活血润肤之法，再兼清血分之余热、湿毒。方中黄芪、太子参、白术、陈皮健脾益气祛湿；当归、鸡血藤、生地黄、白芍养血活血润燥；赤芍、红花、皂角刺、凌霄花、槐花凉血活血；土茯苓、黄芩、连翘、白鲜皮、薏苡仁清热利湿解毒。

4诊（2007年8月21日）：皮损处皮肤渐软，未见新发疹。

处方：
黄芪 30g	太子参 10g	白术 10g	当归 10g
鸡血藤 30g	生地黄 10g	白芍 10g	赤芍 10g
土茯苓 15g	槐花 10g	黄芩 10g	连翘 10g
红花 10g	凌霄花 10g	皂角刺 10g	白鲜皮 10g
薏苡仁 10g	陈皮 10g	丹参 10g	牛膝 10g

10剂

共研极细末，装胶囊，5g/次，2次/d。

【按语】4诊时皮损变软，说明肌肤得阴血滋润，故在上方基础上加丹参养血活血、加牛膝引药下行。

5诊（2008年2月19日）： 连续服药半年，右小腿伸侧皮损已从地图样斑块成为黄豆、蚕豆大小散在皮损，覆盖白色银屑。

处方：

黄芪 30g	太子参 10g	白术 10g	当归 10g
鸡血藤 30g	生地黄 10g	白芍 10g	赤芍 10g
土茯苓 15g	槐花 10g	黄芩 10g	连翘 10g
红花 10g	凌霄花 10g	皂角刺 10g	白鲜皮 10g
薏苡仁 10g	陈皮 10g	丹参 10g	牛膝 10g
酒大黄 10g	水蛭 10g		

10剂

共研极细末，装胶囊，5g/次，2次/d。

2008年3月18日随访： 右侧小腿皮损已消退，无明显痕迹。嘱继续守方服药，以巩固疗效。

【按语】5诊时服药已半年余，皮损已由融合状态缩小为散在点状皮损。效不更方，在上方基础上加酒大黄、水蛭加强活血化瘀作用。服药1个月后皮损已完全消退。

患者初诊时血热明显，病处活动期，治以凉血解毒、养血息风之法，处方以土槐饮为基础方进行加减；服药1个月后，血热蕴毒渐退，而血燥失养之象显露，疾病进入静止期，故以益气养血、活血润肤善后。本病案体现了高益民教授治疗银屑病按血热、血燥两期分析辨治的经验。高教授不但传承发挥了赵炳南名老中医治疗银屑病的学术经验，也通过实践验证了中药散剂治疗慢性皮肤病的特点。

【跟师心得】

高教授研究传承了赵炳南名老中医治疗银屑病的经验，常按照血热、血燥、血瘀来辨治，采用秦艽丸、土槐饮、桃红四物汤合方加减，以祛风清热燥湿、养血凉血活血为法。秦艽丸由秦艽、苦参、大黄、黄芪、防风、漏芦、黄连、乌梢蛇组成，具有散风止痒、清热除湿、凉血解毒之功，主治疥疮、湿疹、顽癣之干痒、搔之皮起。其中秦艽、乌梢蛇二药搜风通络、除湿止痒，共为君药；苦参、漏芦、黄连清热解毒燥湿，防风祛风胜湿止痒，共为臣药；大黄既清湿热又祛瘀生新，黄芪益气扶正、托毒外出，助血行而化瘀，二者共为佐药。土槐饮是赵炳南名老中医的经验方，由土茯苓、槐花、甘草组成，可清解血分之热毒。桃红四物汤养血活血。三方配合适用于银屑病各型各期，具体应用时还需根据不同证型加减用药。

（王文娟整理）

湿疹

湿疹是一种常见的过敏性皮肤病，以红斑、丘疹、水疱、渗出、糜烂、瘙痒和对称分布、反复发作为主要特点。本病发病机制尚未完全阐明，目前认为与免疫功能异常、皮肤屏障功能受损、遗传等内在因素，以及环境、食物等外在因素相关。按病程不同，可分为急性湿疹、亚急性湿疹、慢性湿疹三种。

西医对于湿疹分预防治疗、局部治疗和系统治疗。预防治疗是维护皮肤屏障。局部治疗主要为外用糖皮质激素、钙调磷酸酶抑制剂、抗生素软膏等。外用药物疗效不佳者，系统治疗有口服糖皮质激素、抗组胺药、免疫抑制剂、生物制剂等，临床有效但副作用明显，且极易复发。

古代中医文献中虽无湿疹之名，但某些病象的描述却与湿疹相符，如"奶癣""旋耳疮""四弯风""绣球风""窝疮"等。现代中医文献中多将湿疹归属于"湿疮""浸淫疮"范畴，赵炳南名老中医将湿疹称作"湿疡"。中医认为，本病由先天禀赋不耐，内外因素共同影响所致，内因多为饮食不节、脏腑功能失调，外因多为风湿热邪客于肌肤。病位多在脾胃、心、肺，病理因素主要为风、湿、热、毒、瘀、虚。一般来说，湿疹急性及亚急性期多因风、湿、热蕴结于气分，或湿、热、毒壅滞于营血分，治宜祛风止痒、清热利湿、清热解毒、凉血活血；湿疹慢性期多兼正虚，如脾虚湿蕴、血燥生风、血虚血瘀等，治宜扶正祛邪兼顾，如健脾化湿、润燥祛风、养血活血等。

病案 1 李某，女，32 岁，2016 年 4 月 18 日初诊。

主诉：全身泛发性红疹瘙痒 3 个月。

现病史：2016 年 1 月去南方出差，回来后左侧食指先出现红疹、瘙痒，后全身泛发，以手、脚、腰、腹部为主。月经周期 28 天，带经 3 天，量少，有血块，无痛经，近 2 年月经提前。

现症：查全身散发红色斑丘疹，瘙痒明显，抓之无流水。4 月来月经 2 次，分别是 4 月 1 日、4 月 15 日。脉沉弦细，舌暗淡，苔薄白。

西医诊断：湿疹。

中医辨证：血虚受风，血热发斑。

治法：益气祛风固表，清热解毒，凉血消斑。

处方：

黄芪 50g	白术 10g	防风 10g	黄芩 15g
炒栀子 10g	生石膏 30g	冬凌草 10g	蛇床子 10g
白鲜皮 30g	地肤子 10g	牡丹皮 10g	赤芍 10g

凌霄花 10g　　　红花 10g　　　甘草 5g

7 剂

【按语】初诊时患者湿疹全身泛发已 3 个月，皮疹为红色斑丘疹，瘙痒明显，无流水现象，属干性湿疹。结合患者发病病史及月经频发、经量少等情况，判断其病机为血虚失养，卫表空虚，外受风邪，化热入血而血热发斑。治以益气祛风固表、清热解毒、凉血消斑。方中玉屏风散（黄芪、白术、防风）益气固表扶正，黄芩、栀子、石膏、冬凌草清热解毒，蛇床子、白鲜皮、地肤子清热止痒，牡丹皮、赤芍、凌霄花、红花清热凉血活血，甘草调和诸药。

2 诊（2016 年 5 月 2 日）：颈部出现大片充血性红斑，皮肤粗糙，夜间瘙痒，手痒脱皮。

处方： 黄芪 50g　　　白术 10g　　　防风 10g　　　黄芩 10g
　　　　 炒栀子 10g　　生石膏 30g　　冬凌草 10g　　蛇床子 10g
　　　　 白鲜皮 30g　　地肤子 10g　　牡丹皮 10g　　凌霄花 10g
　　　　 红花 10g

14 剂

【按语】2 诊时患者颈部出现充血性红斑、皮肤粗糙、夜间瘙痒、手痒脱皮，为血热生风之征。证候与初诊证相符，故遵前法（首诊方去赤芍、甘草）。

3 诊（2016 年 5 月 23 日）：颈部红斑消退，手部湿疹明显减轻，瘙痒也减轻。现足部红斑仍在。末次月经 5 月 7 日，月经量少。

处方： 黄芪 50g　　　白术 10g　　　防风 10g　　　黄芩 10g
　　　　 蛇床子 10g　　白鲜皮 30g　　桑枝 10g　　　凌霄花 10g
　　　　 茯苓 10g　　　泽泻 10g　　　车前草 30g　　甘草 5g

14 剂

【按语】3 诊时患者颈部红斑消退，手部湿疹好转，瘙痒减轻，说明血热有所消减。因足部仍有红斑，因湿性缠绵易趋下，考虑下肢红斑不消与湿热相关。治疗遵前法，酌加利湿药。故上方去栀子、石膏、冬凌草、地肤子、牡丹皮等清热凉血药，加茯苓、泽泻、车前草导湿邪从小便排出，再加桑枝活血通络以引药达于四末，加甘草调和诸药。

病案 2　田某延，女，59 岁，2015 年 7 月 20 日初诊。

主诉：眼睑及双下肢反复起红疹、流水一年半。

现病史：一年半前全身散发红色皮疹，伴瘙痒、流水。

现症：眼睑、双下肢见红色圆形皮损，瘙痒明显，搔抓后流水。右脚缝内有渗出液。消化力弱，食纳少，嗳气，饭后心慌，腹部发凉，睡前尿频，大便次数多。脉沉弦细，舌质淡，苔薄。

西医诊断：湿疹。

中医辨证：脾胃虚弱，湿热内蕴。

治法：健脾和胃，清热祛湿。

处方：
黄芪 30g	党参 10g	白术 10g	茯苓 10g
柴胡 10g	姜半夏 10g	鸡内金 10g	白鲜皮 30g
泽泻 10g	车前草 30g	甘草 5g	

14 剂

【按语】初诊时患者湿疹主要发于眼睑、双下肢及足部，皮损色红、瘙痒、流水，为湿热偏盛。同时患者消化力弱、食少、腹部发凉、大便次数多，说明脾胃偏虚。治以健脾和胃、除湿清热法，予以四君子汤、小柴胡汤合方加减。方中黄芪、党参、白术、茯苓、甘草健脾益气祛湿，柴胡、姜半夏、鸡内金疏肝和胃，白鲜皮、车前草、泽泻清热祛湿。

2诊（2015年8月3日）：药后双下肢红斑消退，皮损减少。现症神疲乏力，嗜睡，心慌，吃生冷之物易便溏。

处方：
黄芪 30g	党参 10g	白术 10g	茯苓 10g
葛根 10g	陈皮 10g	仙鹤草 30g	黄芩 10g
白鲜皮 30g	凌霄花 10g	泽泻 10g	车前草 30g

14 剂

【按语】2诊时患者下肢红斑已消退，皮损减轻，湿热势减。但是还有神疲乏力、嗜睡、心慌、易便溏等脾气虚清阳不升、气血化生减少的表现。故上方去柴胡、姜半夏、鸡内金、甘草，加仙鹤草扶正补虚，加葛根、陈皮健脾升清、理气调中，加黄芩、凌霄花清热燥湿、凉血祛风。

3诊（2015年8月17日）：药后下肢皮损面积缩小、颜色变浅，足部湿疹好转，晨起精神尚好。昨日双耳内有流水，小腹发凉。

处方：
黄芪 30g	太子参 10g	白术 10g	茯苓 10g
葛根 10g	陈皮 10g	仙鹤草 30g	黄芩 10g
白鲜皮 30g	凌霄花 10g	泽泻 10g	车前草 30g
赤芍 10g			

14 剂

【按语】3诊时患者下肢及足部湿疹均好转，晨起尚有精神。治疗继续遵前法，将党参换成太子参以清补肺脾，加赤芍以加强凉血活血的作用。

病案3 郑某，男，46岁，2013年12月16日初诊。

主诉：全身泛发性红色丘疹瘙痒4～5年，加重1周。

现病史：患者4～5年前手部出现红色丘疹瘙痒，诊断为湿疹。1年前全

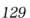

身泛发。吃鱼类后病情加重。工作时接触油漆。

现症：近1周全身湿疹发作明显，背腰部、腋下、臂肘部均见散发红色丘疹，瘙痒明显，抓之流水。手部皮肤呈苔藓样增厚。舌胖大，苔白满布，脉沉弦。

西医诊断：湿疹。

中医辨证：脾虚湿盛，湿郁化热。

治法：健脾利湿，清热止痒。

处方：
黄芪 30g	白术 10g	防风 10g	茯苓 10g
荷叶 10g	蛇床子 10g	黄芩 10g	白鲜皮 30g
地肤子 10g	车前草 30g	土茯苓 10g	槐花 10g

14剂

【按语】初诊时患者湿疹全身泛发、搔抓后流水、舌胖大、苔白，证属脾虚湿盛。患者病史较长，湿邪久蕴可化热、化燥、生风，故全身红疹散发、手部皮肤苔藓样增厚、瘙痒明显。治应以健脾利湿、清热止痒为法。方中玉屏风散益气固表、健脾祛湿，蛇床子温肾助阳、燥湿止痒，荷叶健脾升清化湿，茯苓健脾淡渗利湿，从多个方面扶正祛湿，杜绝湿邪不断滋生之后患；黄芩清热燥湿以针对上中焦湿热，地肤子、车前草通利小便以针对下焦热湿，白鲜皮能通达上下表里而清热燥湿、祛风止痒，土茯苓、槐花出自赵炳南名老中医治疗亚急性或慢性湿疹的经验方土槐饮，能除湿解毒、清热凉血，与前面诸药配合可除三焦、气分、血分之湿热，共同达到清热利湿、祛风止痒的功效。

2诊（2014年1月13日）：服药14剂后全身湿疹减轻，流水减少。停药后近日又有复发，双手、后背散发，瘙痒明显。

处方：
黄芪 30g	白术 10g	秦艽 10g	黄芩 10g
黄连 10g	漏芦 10g	白鲜皮 30g	蛇床子 10g
土茯苓 15g	槐花 10g	丹参 10g	赤芍 10g
莪术 10g	大黄 10g		

14剂

【按语】2诊时患者服首诊方湿疹减轻，但停药后又复发，瘙痒明显，说明风湿热尤盛。高教授采用治疗慢性湿疹的秦艽丸加减方。方中黄芪、白术、蛇床子健脾益肾、扶正除湿，秦艽祛风除湿，黄芩、黄连、漏芦、白鲜皮、土茯苓清热解毒、燥湿止痒，槐花、丹参、赤芍清热凉血、养血活血，大黄、莪术清热通下、活血化瘀，诸药配合攻补兼施，既益气养血而扶正治本，又能祛除风、湿、热、毒、瘀邪之标。

病案4 张某东，男，79岁，2011年3月14日初诊。

主诉：右足部出现水疱3年余。

现病史：2008 年右足出现水疱后发生感染，右腿肿胀流脓，某医院确诊为湿疹，服中药痊愈。此后 4 次因吃辣椒、韭菜而复发。有肺结核病史 60 年。

现症：右腿发痒微痛，担心复发。查双下肢见不规则暗红色凸起斑块，前胸、耳后均散见红色小斑块，手部皮肤粗糙硬化。大便干结。脉弦，舌质淡，苔薄白。

西医诊断：湿疹。

中医辨证：湿热下注，血燥生风。

治法：清利湿热，养血祛风。

处方：

丹参 10g	生地黄 10g	黄芩 10g	苦参 10g
黄柏 10g	木通 3g	冬瓜皮 15g	车前草 10g
牡丹皮 10g	赤芍 10g	鸡血藤 30g	络石藤 10g
牛膝 10g			

14 剂

【按语】 初诊时患者有 3 年湿疹病史，湿性趋下，故下肢湿疹最重，伴有痒痛。湿邪郁久可化热化燥、耗血伤阴，故皮损均增厚、粗糙，呈暗红色斑块，伴有大便干结。高教授诊为湿热下注、血燥生风，治以清利湿热、养血活血、祛风止痒之法。方中黄芩、苦参清热燥湿；黄柏、木通、冬瓜皮、车前草清热利尿，使湿热从小便排出；生地黄、丹参、鸡血藤养血活血通络；牡丹皮、赤芍、络石藤清热凉血、活血通络；牛膝引药下行。

2 诊（2011 年 3 月 29 日）：药后皮损好转，右腿瘙痒减轻。

处方：

丹参 10g	生地黄 10g	黄芩 10g	苦参 10g
黄柏 10g	白鲜皮 10g	蛇床子 10g	冬瓜皮 15g
车前草 30g	牡丹皮 10g	赤芍 10g	鸡血藤 30g
络石藤 10g	牛膝 10g		

14 剂

【按语】 2 诊时皮损好转，右腿瘙痒减轻，效不更方，原方去木通以稍减清热利尿作用，加白鲜皮、蛇床子以加强清热燥湿止痒之功。

病案 5 于某，男，52 岁，2007 年 12 月 5 日初诊。

主诉：耳周皮疹瘙痒伴流黄水 2 年。

现病史：患者 2 年前耳周上部皮肤出现皮疹，瘙痒难忍，抓搔后皮损流黄水，时轻时重，曾服中西药物均未见效。平素嗜烟酒。

现症：因皮疹瘙痒难忍，抓破后渗液，遂剃成光头。查耳周上部头颞侧皮肤红疹，有抓痕，皮损结痂，有黄色渗液。口干时苦，食纳尚可，夜寐安，小便黄，大便正常。脉弦滑，舌淡，苔黄略腻。

西医诊断：湿疹。

中医辨证：肝胆湿热。

治法：清泻肝胆，清热利湿止痒。

处方：

龙胆 6g	黄芩 10g	苦参 6g	连翘 15g
茯苓 10g	地肤子 10g	白鲜皮 10g	车前子 10g
土茯苓 30g	槐花 15g	赤芍 15g	川芎 10g
升麻 6g	甘草 6g		

7 剂

2008 年 6 月随访：患者服药后皮疹及渗液消失。至今虽烟酒未戒，但未复发。

【按语】患者初诊时湿疹主要发于耳周，中医认为耳部为胆经循行所过，肝胆互为表里，故病位在肝胆。耳上头颞侧皮肤有红疹及黄色渗液、口干口苦、小便黄、苔黄略腻、脉弦滑，均说明湿热内蕴。热盛则痒，故患者瘙痒较重。治应以清泻肝胆、清热利湿止痒为法。处方以龙胆泻肝汤、土槐饮合方加减。方中龙胆、黄芩、苦参、连翘清肝泻火，燥湿解毒；茯苓、土茯苓、地肤子、白鲜皮、车前子利湿止痒；槐花、赤芍清热凉血活血，取"血行风自灭"之意；川芎、升麻引药上行，达于耳部；甘草和中健脾，调和诸药。药后患者耳部湿疹皮损消退，随访半年未再复发。

> 【跟师心得】
>
> 高教授治疗湿疹，常予以秦艽丸、土槐饮、玉屏风散合方加减，既健脾化湿，又清热利湿、凉血活血，标本兼顾。他主要传承了赵炳南名老中医治疗湿疹的宝贵经验，认为湿疹虽形于外实则发于内，多因饮食伤脾，脾胃为湿热所困，加之外受湿热邪气，内外之湿热邪气相互搏结而致。若兼风邪则瘙痒明显，弥漫泛发；若湿热从火化则皮损红赤流水；因湿性黏滞，病多缠绵不愈，经常复发。辨治湿疹遵循赵老的热盛型、湿盛型二分法，通过权衡湿热的比重、正邪的虚实而加减用药。

（王文娟整理）

肺癌

肺癌是我国最常见的恶性肿瘤之一，按组织病理学可分为非小细胞肺癌和小细胞肺癌两大类。非小细胞肺癌占 80%～85%，包括腺癌、鳞癌等亚型，其余为小细胞肺癌。肺癌临床表现多样但缺乏特异性，常在健康体检或其他原因行胸部影像学检查时发现，患者就诊时最常见的症状依次为咳嗽、咯血、呼吸困难、发热、喘鸣等。肺癌的治疗常采取多学科综合治疗和个体化治疗相结合的原则，应用手术、放化疗、分子靶向治疗、免疫治疗等手段，控制肿瘤进展和改善患者生活质量。

本病属于中医"咯血""肺痈""肺积""胸痛""息贲"等范畴，发病以正气亏虚为先，邪气乘虚而入，使肺气失和，气血运行不畅，津液失布，形成痰浊、瘀血等病理产物，日久酿毒而致。根据肺癌的病因病机特点，治疗当扶正与祛邪兼顾，辨病与辨证相结合。

病案 1 李某谱，女，44 岁，2021 年 9 月 19 日初诊。

主诉：干咳 1 年。

现病史：患者 2021 年 9 月 4 日医院检查示：左肺下叶肺癌伴胸膜、左肺门、纵隔、右侧锁骨上、肝门、胃体小弯侧、腹膜后多发淋巴结转移；右肾上腺转移；多发骨转移；转移灶侵犯胰腺；右肺中叶小结节。查：癌胚抗原（CEA）↑。目前服用靶向药治疗，未手术。既往有吸烟史。

现症：干咳无痰，口干欲饮，胸胀不适，大便 2～3 天 1 行、稍干。右上锁骨处凸起。脉沉弦，舌淡红，苔微黄乏津。

西医诊断：左肺下叶肺癌，多发转移。

中医辨证：气阴两虚，毒热蕴结。

治法：益气养阴，清热解毒。

处方：

生黄芪 30g	炒白术 10g	防风 10g	金荞麦 15g
白屈菜 10g	冬凌草 10g	仙鹤草 30g	生石膏 30g
五味子 10g	鸡内金 10g	山楂 5g	甘草 5g

21 剂

【按语】初诊时患者为肺癌伴多处转移，症见干咳无痰、口干欲饮、大便干、苔微黄乏津，提示阴液亏虚，肺系失于濡润；胸胀、脉沉弦，乃肺失宣降，气机不畅。高教授结合患者的病情，认为其证属气阴两虚、毒热蕴结，治疗以益气养阴、清热解毒为法。方中玉屏风散、仙鹤草、甘草健脾益气、扶正补虚；鸡内金、山楂消食开胃；五味子敛肺滋肾；生石膏清热止渴；白屈菜、冬凌草、金荞麦清热解毒、化痰止咳、活血化瘀，是高教授治疗肺部肿瘤的常用药。

2 诊（2021 年 12 月 19 日）：现夜间偶有干咳，无痰，口干，服用靶向药后易生口疮，入睡难，夜尿频，食纳尚可，大便正常，脉沉弦，舌淡，苔薄白。11 月 25 日检查示：左下叶肺癌，较前缩小；左肺门、纵隔肿大淋巴结，较前缩小。

处方： 生黄芪 50g　　炒白术 20g　　防风 10g　　白屈菜 10g

冬凌草 10g　　仙鹤草 30g　　柴胡 10g　　黄芩 10g

陈皮 10g　　甘草 5g

14 剂

【按语】 2 诊时患者复查左下叶肺癌及肿大淋巴结较前缩小，说明靶向药起效，但副作用是容易生口疮。服中药后干咳已减轻，现症见口干、失眠、夜尿频、舌淡，提示气血仍虚，继续守前法治疗。故上方去生石膏、五味子、金荞麦、鸡内金、山楂，增加黄芪、白术用量以健脾和胃、生化气血，加柴胡、黄芩以疏散肝胆，使气机和畅，加陈皮以理气和胃。

3 诊（2022 年 2 月 27 日）： 偶咳，无痰，眠差易醒，夜尿 3 次。末次月经 1 月 5 日，经量少，无血块，无痛经。脉沉弦，舌淡，苔薄白。2 月 17 日 CT 检查示：左下叶肺癌较前略小，左肺门、纵隔肿大淋巴结较前略小。

处方： 生黄芪 50g　　炒白术 20g　　防风 10g　　陈皮 10g

黄芩 10g　　桂枝 10g　　白屈菜 20g　　冬凌草 20g

仙鹤草 30g　　白芍 10g　　炙枇杷叶 10g　　甘草 5g

10 剂/做水丸

【按语】 3 诊时患者病情稳定，症见偶有干咳、失眠、夜尿频、月经量少、舌淡，提示气血亏虚。综前法，故上方去柴胡，加大白屈菜、冬凌草用量以加强清热解毒之功，加炙枇杷叶降气止咳，加桂枝、白芍温阳化气、养血敛阴。将全方共研细末，水泛为丸，每次 5g，每日 2 次，口服。保守治疗的癌症患者，高老推荐"人瘤共存""终身伴随治疗"的方案，水丸对于这类需长期服药的患者更为便捷。

病案 2　乔某兰，女，50 岁，2013 年 10 月 14 日初诊。

主诉： 乏力 3 个月余。

现病史： 患者经检查确诊为右肺上叶多灶性黏液腺癌，大者 4cm×3cm×3cm，紧靠肺膜侵及支气管，小者 1.5cm×1.2cm×1cm，支气管旁、上纵隔、上腔静脉旁、肺门淋巴结、隆突下淋巴结未见转移癌。PET-CT 显示：多发骨转移。于 2013 年 7 月行右上肺癌根治术，术后已化疗 4 次。2013 年 10 月 10 日化验示：白细胞 $2.9×10^9$/L（↓）。高血压 Ⅱ 级。

现症： 疲倦乏力，口干，睡眠差，食欲尚可，大便日 1 行。脉沉弦，舌淡红，苔薄白。现服西药利可君片、中药制剂地榆升白片等药。

西医诊断： 肺癌术后。

中医辨证： 气血两虚，毒热未清。

治法： 益气养血，清热解毒。

处方：生黄芪 50g　　当归 10g　　炒白术 10g　　陈皮 10g

　　　　葛根 10g　　升麻 10g　　白屈菜 10g　　草河车 10g

　　　　杜仲 10g　　菊花 10g　　丹参 10g　　甘草 5g

30 剂

【按语】患者为肺黏液腺癌伴骨转移，初诊时已经历手术及化疗，症见倦怠乏力、口干、睡眠差，为气血两虚，推动无力，血不养神，毒热未清。高教授治疗以益气养血扶正、清热解毒祛邪为法，予以经验方益气解毒抑瘤方（黄芪、白术、当归、茯苓、薏苡仁、草河车、白屈菜、白花蛇舌草、仙鹤草、甘草）加减。方中黄芪、白术、陈皮、甘草健脾开胃，益气扶正；葛根、升麻升提脾胃阳气；当归、丹参养血活血；白屈菜、草河车清热解毒；杜仲、菊花补肾平肝降压，针对高血压、肾虚肝旺的病机。

2 诊（2013 年 11 月 18 日）：（家属代述）药后睡眠、疲倦乏力均见好，二便自调。

　　　处方：生黄芪 50g　　当归 10g　　炒白术 10g　　陈皮 10g

　　　　　　葛根 10g　　升麻 10g　　白屈菜 10g　　草河车 10g

　　　　　　杜仲 10g　　菊花 10g　　香附 10g　　丹参 10g

30 剂

另服：消癌平（乌骨藤），每次 8 片，每日 3 次。

【按语】2 诊时患者睡眠、疲倦均减轻，有效，故守前法治疗。上方去甘草，加香附以疏肝理气活血。另加中成药消癌平，其主要成分为乌骨藤，具有消炎平喘、杀伤肿瘤细胞的功效。

3 诊（2013 年 12 月 16 日）：（家属代述）药后身体状态良好，食欲、睡眠、二便均正常，无咳痰，化验结果均正常。

　　　处方：生黄芪 50g　　当归 10g　　炒白术 10g　　陈皮 10g

　　　　　　葛根 10g　　升麻 10g　　白屈菜 10g　　草河车 10g

　　　　　　杜仲 10g　　菊花 10g　　莪术 10g　　丹参 10g

　　　　　　金荞麦 30g　　甘草 5g

28 剂

【按语】3 诊时患者饮食、二便、睡眠均正常，仍遵前法。上方去香附，加莪术以行气破瘀，加金荞麦清肺化痰，加甘草调和诸药。

4 诊（2014 年 1 月 13 日）：（家属代述）2013 年 12 月 20 日某医院检查示白细胞 $3.9 \times 10^9/L$（↓），红细胞 $3.46 \times 10^{12}/L$（↓），一般情况尚可。

　　　处方：生黄芪 50g　　当归 10g　　白术 10g　　陈皮 10g

　　　　　　白屈菜 10g　　金荞麦 30g　　徐长卿 10g　　防风 10g

　　　　　　白芍 10g　　川芎 5g　　生地黄 10g　　鸡内金 10g

135

甘草 5g

30 剂

【按语】4 诊时患者服药已 3 个月，无明显不适，复查血常规白细胞、红细胞稍低，治疗仍以益气养血、清热解毒为法，予以玉屏风散、当归补血汤、四物汤合方加减。方中黄芪、白术、陈皮、鸡内金健脾开胃，促进气血化生；当归、白芍、川芎、生地黄养血活血；白屈菜、金荞麦清肺化痰解毒；徐长卿、防风祛风利湿、行气活血；甘草调和诸药。

5 诊（2015 年 11 月 3 日）：现症无咳嗽，胃脘胀，食量少，食后嗳气频，自觉体重减轻，畏寒，手足发凉，疲倦无力，气短，不易入睡且易醒。舌淡红，苔薄，脉沉弦细。

处方：
黄芪 30g	焦白术 10g	陈皮 10g	北沙参 15g
金荞麦 30g	白屈菜 10g	黄芩 10g	竹茹 5g
鸡内金 10g	山楂 5g	厚朴 10g	莱菔子 10g
仙鹤草 30g	甘草 5g		

14 剂

【按语】5 诊时患者服中药已 2 年余，症见体重下降、食少、胃胀、嗳气、乏力、气短、畏寒、手足凉、睡眠差等脾胃虚弱、气血生化乏源、心神失养的表现。高教授治疗以健脾开胃、益气养阴、清肺解毒为法。方中黄芪、白术、甘草健脾益气，北沙参、仙鹤草养阴扶正，鸡内金、山楂消食开胃，陈皮、厚朴、莱菔子理气消胀，黄芩、竹茹、金荞麦、白屈菜清肺解毒、化痰和胃。

6 诊（2017 年 4 月 24 日）：现症疲倦乏力，头晕视物有旋转感，口干口苦，不欲饮水，善太息，饭后腹胀，嗳气，大便日 1 行，血压 130/90mmHg。脉沉弦，舌红，苔薄白乏津。近期于医院化疗，其间出现呕吐。4 月 2 日检查：肠系黏膜囊肿。

处方：
生黄芪 50g	白术 10g	陈皮 10g	鸡内金 10g
砂仁 5g	莱菔子 10g	厚朴 10g	柴胡 10g
黄芩 10g	香附 10g	郁金 10g	竹茹 10g
白屈菜 10g	冬凌草 10g	金荞麦 30g	红豆杉 2g

30 剂

【按语】6 诊时距患者服中药已多年，自述服中药后诸症缓解。近期开始新一轮化疗，症见呕吐、乏力、头晕、口干口苦、腹胀、嗳气、善太息等症，高教授辨证为肝脾胃不和、毒热蕴肺，采用疏肝理气、健脾和胃、清肺解毒之法，处方予以益气解毒抑瘤方与小柴胡汤、橘皮竹茹汤合方加减。方中黄芪、白术、陈皮、竹茹益气健脾，和胃降逆；鸡内金、砂仁、莱菔子、厚朴行气开胃；柴胡、黄芩疏肝清胆，调理肝胆气机升降；香附、郁金疏肝解郁，行气活血；白屈菜、冬凌草、金荞麦、红豆杉清热解毒，清肺化痰。

7诊（2017年6月14日）：因对化疗反应大，患者拒绝再次化疗，口服特罗凯150mg/d。现症嗳气，消化不良，不喜饮水，血压156/110mmHg（↑）。脉沉弦，舌质红，苔薄白乏津。

处方：
生黄芪50g	当归10g	白术10g	北沙参15g
陈皮10g	砂仁5g	石斛10g	麦冬10g
玄参10g	竹茹10g	红豆杉2g	甘草5g

30剂

【按语】 7诊时患者化疗后出现嗳气、消化不良等消化系统反应，高教授通过调理脾胃、养阴护津以减轻化疗引起的不良反应。方中生黄芪、白术、砂仁、甘草健脾开胃；陈皮、竹茹降逆止呕；当归、石斛、麦冬、北沙参、玄参益阴养血，清热生津；红豆杉清热解毒，扶助正气。

【跟师心得】

本例为肺黏液腺癌伴骨转移，手术后又进行化疗、靶向药治疗，证属气血两虚、毒热未清。高教授在益气解毒抑瘤方的基础上，根据患者的临床表现，配合使用玉屏风散、当归芍药散、痛泻要方、橘皮竹茹汤、小柴胡汤等进行随症加减。在西医治疗的不同阶段，中药治疗也各有侧重点。在治疗初期，患者术后刚停止化疗，气血损耗严重，故以益气养血为主，辅以清热解毒。已行肺癌根治术，骨转移仍在缓慢发展，再次化疗时，治法上以健脾和胃、清肺解毒为主，服药后患者一般情况良好。

病案3 侯某兴，男，60岁，2017年4月10日初诊。

主诉：乏力、恶心呕吐1周。

现病史：患者经检查确诊为右肺中叶鳞癌，右肺中叶肿物9.5cm×7.0cm，侵及支气管，右肺门纵隔及淋巴结转移，右侧胸腔积液。已化疗2次、放疗1次、介入治疗1次。出现放射性食管炎。有2型糖尿病史。既往有吸烟史。

现症：体重下降，疲倦乏力，气短，食欲不振，恶心呕吐，曾吐鲜血2次。脉沉弦，舌淡，苔片状剥脱，残余苔厚腻。

西医诊断：肺癌。

中医辨证：气阴两虚，湿热毒内蕴。

治法：益气养阴，清热解毒。

处方：
金荞麦30g	北沙参15g	石斛10g	当归10g
白芍10g	麦冬10g	生地黄10g	白屈菜10g

冬凌草 10g   玄参 10g   血余炭 10g   阿胶珠 10g^{烊化}

红豆杉 2g^{冲服}

14 剂

【按语】患者为右肺中叶鳞癌伴转移。因正气亏虚，癌毒内生，肺脾肾三脏亏虚，发生水液代谢障碍，水饮停于胸胁而致胸腔积液。经放化疗、介入治疗，正气进一步耗伤。初诊时症见体重减轻、疲倦乏力、气短、食欲不振、呕吐、吐血、舌苔部分剥脱部分厚腻等，证属气阴两虚、湿热毒内蕴。治疗应益气养阴、清热解毒。处方中北沙参、石斛、麦冬、玄参养阴润燥、增液益胃；生地黄、当归、白芍养血敛阴、柔肝活血；金荞麦、白屈菜、冬凌草、红豆杉清肺化痰、解毒活血；血余炭、阿胶珠补血止血。

2 诊（2017 年 4 月 24 日）： 咯血，咽痛，不欲饮，疲倦乏力，善太息，脉沉弦，苔白腻。

处方：金荞麦 50g   北沙参 20g   白术 10g   陈皮 10g

生地黄 10g   玄参 10g   麦冬 10g   白屈菜 10g

冬凌草 10g   石斛 10g   桑白皮 10g   地骨皮 10g

桔梗 10g   砂仁 5g   甘草 5g   红豆杉 2g^{冲服}

14 剂

【按语】2 诊时患者咯血、咽痛、疲倦乏力、善太息、不欲饮、苔白腻、脉沉弦，提示气阴两虚、湿热未清。处方采用增液汤、泻白散合方加减。1 诊方加大金荞麦、北沙参用量以增强清肺养阴之力，去当归、白芍、血余炭、阿胶珠，加白术、陈皮、砂仁健脾和胃、理气化痰，加桑白皮、地骨皮、甘草清肺泻热，桔梗开宣肺气、载药上行。

3 诊（2017 年 6 月 19 日）： 6 月 17 日刚出院，出院前抽出胸腔积液 800ml。现症疲倦乏力，口中有异味，食欲尚可，嗅觉障碍，睡眠差，脉沉弦，舌淡，苔黄厚腻有片状剥脱。

处方：金荞麦 50g   北沙参 30g   石斛 15g   麦冬 10g

白屈菜 10g   冬凌草 10g   桑白皮 10g   玄参 10g

地骨皮 10g   砂仁 5g   红豆杉 2g^{冲服}

14 剂

【按语】3 诊时患者咯血减少，症见疲倦乏力、口中有异味、睡眠差、苔黄腻片状剥脱等，提示气阴两虚、湿热未清。治疗遵前法，故上方去桔梗、甘草、白术、陈皮、生地黄，使处方养阴清肺、化痰解毒的功效更集中。

4 诊（2017 年 7 月 3 日）： 复查胸腔积液消失，体重增加。现症疲倦乏力，精力不足，睡眠差，气短，食欲尚可，脉沉，舌淡，苔黄腻。

处方：金荞麦 30g   藿香 10g   佩兰 10g   白术 10g

陈皮 10g	石菖蒲 10g	远志 10g	柴胡 10g
黄芩 10g	牡丹皮 10g	鸡血藤 30g	白屈菜 10g
红豆杉 2g^{冲服}			

14 剂

【按语】 4 诊时患者胸腔积液消失，体重增加，正气渐复，但仍见疲倦乏力、精力不足、睡眠差、气短、苔黄腻等正虚、湿毒未清的表现，故治宜健脾化湿、清热解毒。方中藿香、佩兰芳香化湿，醒脾开胃；白术、陈皮、柴胡疏肝健脾和胃，恢复中焦气机升降；石菖蒲、远志化痰和胃，宁心安神；牡丹皮、鸡血藤养血活血；金荞麦、黄芩清肺化痰；白屈菜、红豆杉清热解毒。

5 诊（2017 年 7 月 17 日）： 偶有胸闷、气短，睡眠差，脉沉弦，舌淡，苔厚腻。

处方： 金荞麦 30g	藿香 10g	佩兰 10g	白术 10g
陈皮 10g	石菖蒲 10g	远志 10g	桑白皮 10g
黄芩 10g	地骨皮 10g	炒杏仁 10g	橘红 10g
炙枇杷叶 10g	五味子 5g	白屈菜 10g	红豆杉 2g^{冲服}

14 剂

【按语】 5 诊时患者仍有胸闷、气短、睡眠差、舌淡、苔厚腻等气阴两虚、湿热未清、肺气壅滞的表现。处方在前方基础上配合高教授的经验方——清肺止咳方（桑叶、桑白皮、地骨皮、黄芩、桔梗、杏仁、炙枇杷叶、前胡、橘红、紫菀、牛蒡子、甘草）加减。上方去柴胡、牡丹皮、鸡血藤，加桑白皮、地骨皮清泻肺热，加橘红、杏仁降气化痰，加枇杷叶降气润肺，加五味子养阴敛肺。诸药配合，共奏清肺化痰、化湿解毒之效。

【跟师心得】

　　本例为右肺中叶鳞癌伴转移且行放化疗、介入治疗的患者，放化疗后出现恶心呕吐、食欲不振、疲倦乏力等副作用，还伴有胸腔积液、咯血等症状，病情较重，属于阴虚内热、肺脾肾受损之征。高教授在治疗过程中，根据不同阶段辨证选方遣药，始终以扶正祛邪为基本原则，一方面使用益气健脾、养阴润肺、疏肝理气的药物帮助脏腑恢复生理功能，另一方面使用清热解毒、燥湿化瘀的药物清除内蕴之湿热毒邪。

病案 4　常某忠，男，66 岁，2018 年 8 月 13 日初诊。

主诉： 咳嗽 11 个月余。

现病史： 患者经检查确诊为左肺小细胞肺癌，左侧肺门及纵隔淋巴结转移，左侧锁骨上淋巴结转移。2017 年 11 月开始化疗，2018 年 5 月开始放疗。

有左肺胸膜炎史、高血压史、冠状动脉粥样硬化性心脏病史、慢性胃炎史。

现症：咳嗽少痰，喑哑，视物模糊，疲倦乏力，畏寒，食纳可。脉沉弦，舌淡红，苔白腻。

西医诊断：肺癌。

中医辨证：气阴两虚，湿毒未清。

治法：益气养阴，健脾和胃，化湿解毒。

处方：

金荞麦 30g	北沙参 10g	白术 10g	白屈菜 10g
冬凌草 10g	鸡内金 10g	山楂 5g	麦冬 10g
五味子 5g	香附 10g	郁金 10g	陈皮 10g
甘草 5g	红豆杉 2g^{冲服}		

14 剂

【按语】患者为左肺小细胞肺癌伴转移，初诊时已进行过放、化疗，症见咳嗽少痰、喑哑、视物模糊、疲倦乏力、畏寒、苔白腻等气阴两虚、湿毒未清的症状。治疗应以益气养阴、健脾和胃、化湿解毒为法。处方中白术、陈皮、鸡内金、山楂、甘草健脾开胃，促进气血化生；北沙参、麦冬、五味子加强养阴润肺、益胃生津之效；香附、郁金疏肝理气、行气活血；金荞麦、白屈菜、冬凌草、红豆杉清肺化痰、祛湿解毒。

2 诊（2018 年 8 月 27 日）：药后咳嗽、疲倦乏力减轻，视物模糊，消化不良，血压 100/70mmHg。脉沉弦，舌淡，苔白腻。

处方：

金荞麦 50g	北沙参 20g	白术 10g	白屈菜 10g
藿香 10g	佩兰 10g	鸡内金 10g	山楂 5g
陈皮 10g	甘草 5g	红豆杉 2g^{冲服}	

21 剂

【按语】2 诊时患者服药后咳嗽、乏力均减轻，尚有视物模糊、消化不良、舌淡、苔白腻、脉沉弦等气阴两虚、脾虚湿盛之象。治疗综前法，加强行气祛湿之功。故上方去麦冬、五味子、冬凌草、香附、郁金，加重金荞麦用量以健脾祛湿，加重北沙参用量以养阴清肺，加藿香、佩兰以芳香化湿开胃。

3 诊（2018 年 9 月 17 日）：食欲尚可，口干不欲饮水，大便日 1 行，脉沉弦，舌淡红，苔白。

处方：

金荞麦 50g	北沙参 20g	白术 10g	白屈菜 10g
冬凌草 10g	柴胡 10g	黄芩 10g	鸡内金 10g
山楂 5g	车前草 30g	厚朴 10g	陈皮 10g
甘草 5g	红豆杉 2g^{冲服}		

21 剂

【按语】3 诊时患者一般状态尚可，仍有口干不欲饮水、苔白、脉沉弦，

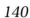

提示湿热毒邪未清。治疗综前法，上方去藿香、佩兰，加柴胡、黄芩疏肝清热，加厚朴燥湿行气，加冬凌草清热解毒，加车前草清热利水。

4诊（2018年10月8日）： 食欲不振，饭后腹胀，脉沉弦，舌淡红，苔薄黄。自服奥美拉唑，20mg/d。

处方：

生黄芪 30g	防风 10g	白术 10g	金荞麦 50g
北沙参 20g	白屈菜 10g	冬凌草 10g	龙葵 10g
藿香 10g	佩兰 10g	鸡内金 10g	山楂 5g
仙鹤草 30g	甘草 5g	红豆杉 2g^{冲服}	

28剂

【按语】 4诊时患者症见食欲不振、饭后腹胀、苔薄黄，提示脾胃不和。上方去柴胡、黄芩、车前草、厚朴、陈皮，加黄芪、防风、仙鹤草健脾益气补虚，藿香、佩兰芳香化湿和胃，龙葵清热解毒活血。

5诊（2018年11月5日）： 食欲恢复，一般情况尚可，脉沉弦，舌淡红，苔薄黄。

处方：

金荞麦 50g	北沙参 20g	白术 10g	茯苓 10g
泽泻 10g	葛根 10g	白屈菜 10g	当归 10g
白芍 10g	陈皮 10g	甘草 5g	红豆杉 2g^{冲服}

28剂

【按语】 5诊时患者食欲改善，无明显不适。治疗以益气养阴、利湿化痰、清肺解毒为法。方中金荞麦、白屈菜、红豆杉清肺解毒；白术、葛根、甘草健脾益气升清；当归、白芍养血活血；北沙参、白芍养阴养血；茯苓、泽泻、陈皮利湿化痰。

6诊（2018年12月3日）： 现口干不欲饮水，脉沉弦，舌淡红，苔薄黄。近期医院复查：肺部CT基本同前。右侧额叶结节，大小9mm×7.3mm，考虑脑转移瘤。准备继续放疗。

处方：

生黄芪 30g	金荞麦 50g	北沙参 20g	白术 10g
茯苓 10g	仙鹤草 30g	玄参 10g	麦冬 10g
生地黄 10g	陈皮 10g	甘草 5g	红豆杉 2g^{冲服}

28剂

【按语】 6诊时患者复查发现脑部转移灶，准备接受放疗治疗。现症见口干不欲饮水、苔薄黄，提示气阴两虚、毒热未清。治疗以益气养阴、清热解毒为法，予以增液汤、益气解毒抑瘤方合方加减。方中黄芪、白术、茯苓、陈皮、仙鹤草、甘草健脾和胃，扶正补虚；北沙参、生地黄、玄参、麦冬养阴润燥；金荞麦、红豆杉清肺解毒。

141

7诊（2019年1月14日）：放疗后无不良反应，现症口干，脉沉弦，舌淡，苔黄。

处方：
生黄芪50g	防风10g	白术10g	金荞麦50g
北沙参20g	茯苓10g	黄芩10g	石斛10g
鸡内金10g	山楂5g	陈皮10g	甘草5g
红豆杉2g^{冲服}			

28剂

【按语】7诊时患者平稳渡过放疗阶段，无明显不良反应，仅见口干、苔黄、舌淡，提示正气亏虚、邪热未清。治疗以健脾开胃、益气养阴、清肺解毒为法。上方去生地黄、玄参、麦冬、仙鹤草，增加黄芪用量以增强全方补益之力，加防风、山楂、鸡内金、石斛以健脾益气、滋阴活血，加黄芩以清肺热。

【跟师心得】

　　本例为左肺小细胞肺癌伴转移，采用放化疗联合治疗。小细胞肺癌约占所有肺癌的14%，易转移和复发，预后差。高教授治疗肺癌的用药规律：注重调理肺与肝、肺与脾、肺与胃的关系，以达到治肺的目的。如使用滋阴润肺药物的同时，不忘使用疏肝养血药物，肝肺相宜则气机通畅，血随气行，气血以通为补；脾肺母子相依，补脾利湿以益肺，更能促进肺气恢复；肺胃经气相通，胃通降功能正常则有助于肺气肃降。通过扶正与祛邪有机结合，患者正气渐复、邪毒渐去，病情稳定。可见中药配合治疗小细胞肺癌对于延缓病情进展，提高患者生存率、生活质量具有重要意义。

病案5　张某学，男，72岁，2017年4月17日初诊。

主诉：咳嗽少痰1个月余。

现病史：患者经检查确诊为左肺鳞状细胞癌，纵隔淋巴结增大、分化差。2016年3月于医院行肺左下叶空洞微创手术。术后行化疗、放疗结合治疗。既往有吸烟史、酗酒史、痛风史、脑双侧基底脑梗死脑疝史。

现症：咳嗽痰少，痰中无血丝，右手麻木，食欲尚可，大便日1行，睡眠可。血压140/80mmHg。脉沉弦，舌红，苔薄白乏津。

西医诊断：左肺鳞状细胞癌。

中医辨证：气阴两虚，毒热蕴肺。

治法：益气养阴，清肺解毒。

处方：
金荞麦50g	北沙参15g	白术10g	陈皮10g
白屈菜10g	冬凌草10g	地骨皮10g	杏仁10g

阿胶珠 10g^{烊化}　　桔梗 10g　　　　黄芩 10g　　　　法半夏 10g
红豆杉 2g^{冲服}

30 剂

【按语】患者为左肺鳞状细胞癌，初诊时已经进行微创手术、放疗、化疗，症见咳嗽痰少、舌红、苔薄白乏津等，提示阴虚肺燥，肺失清肃；手麻乃气虚推动无力，经络血行不畅。证属气阴两虚，毒热蕴肺，治疗以益气养阴、清肺解毒为主。方中金荞麦、黄芩清肺化痰；杏仁、桔梗宣肺降逆，祛痰止咳；北沙参、地骨皮、阿胶珠养阴血，清虚热；白术、陈皮、法半夏健脾益气，和胃化痰；白屈菜、冬凌草、红豆杉清热解毒，止咳活血。

2 诊（2017 年 7 月 3 日）：药后咳嗽消失，偶有咽部不利，咳痰量少，头晕，血压 158/78mmHg，食纳尚可，大便正常，夜尿频。脉沉弦，舌淡，苔薄白。6 月 22 日医院检查：肌酐 134μmol/L(↑)，尿酸 525μmol/L(↑)，C反应蛋白 47mg/L(↑)；双侧颈内动脉颅内段粥样硬化，狭窄率 64%，右大脑后动脉粥样硬化。

处方：金荞麦 50g　　北沙参 15g　　茵陈 30g　　　白术 10g
陈皮 10g　　　　白屈菜 10g　　川芎 5g　　　柴胡 10g
黄芩 10g　　　　菊花 10g　　　杜仲 10g　　　桔梗 10g
红豆杉 2g^{冲服}

18 剂

【按语】2 诊时患者已无咳嗽，症见偶有咽部不利、咳痰少、头晕、夜尿频等症，血压偏高，乃阴虚阳亢的表现。治疗在益气养阴、清肺解毒的基础上，酌加补肾平肝药。上方去冬凌草、地骨皮、阿胶珠、杏仁、法半夏，加杜仲补肝肾以制阳亢，加柴胡、菊花、茵陈清热平肝，加川芎行气活血。

3 诊（2017 年 7 月 24 日）：无明显不适，脉沉弦，舌淡，苔薄白。7月 19 日某医院检查示：血红蛋白 119.4g/L(↓)，癌胚抗原 3.72ng/ml(↑)，神经元特异性烯醇化酶 16.52ng/ml(↑)，血压 134/84mmHg。

处方：金荞麦 50g　　北沙参 20g　　白术 10g　　　陈皮 10g
白屈菜 10g　　　冬凌草 10g　　柴胡 10g　　　黄芩 10g
菊花 10g　　　　杜仲 10g　　　红豆杉 2g^{冲服}

28 剂

【按语】3 诊时患者一般情况尚可，舌淡，脉沉弦，部分检查指标异常，继续守前法治疗。上方去川芎、桔梗、茵陈，北沙参用量增至 20g，加冬凌草以加强清肺解毒功效。

4 诊（2017 年 8 月 28 日）：现症下肢有沉重感，行走后加重，不喜饮水，脉沉弦，舌淡，苔薄白。血压 150/90mmHg，餐前血糖 7.3mmol/L

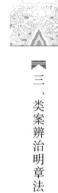

三、类案辨治明章法

143

（↑），餐后血糖 10.5mmol/L（↑）。8月17日某医院B超检查示：双侧颈动脉硬化合并多发斑块，右锁骨下动脉起始部中-重度狭窄，盗血综合征。

处方：杜仲 10g　　　菊花 10g　　　牛膝 10g　　　木瓜 10g

　　　川芎 5g　　　　女贞子 10g　　墨旱莲 10g　　车前草 30g

　　　茯苓 10g　　　泽泻 10g　　　白术 10g　　　陈皮 10g

　　　红豆杉 2g^{冲服}

30 剂

【按语】4诊时患者症见下肢有沉重感，行走后加重，不喜饮水，血压、血糖偏高，辨证为阴虚阳亢、湿热内蕴。治宜养阴平肝、清利湿热。方中杜仲、牛膝、女贞子、墨旱莲补益肝肾；菊花、川芎清热平肝，活血行气；牛膝与木瓜相配，舒筋活络，引血下行；白术、茯苓、泽泻、陈皮健脾利湿化痰；车前草清热利水；红豆杉扶正解毒。

5诊（2017年11月13日）： 两胁疼痛，体位性头晕，下肢有沉重感，右侧上肢麻木，脉沉弦，舌暗，苔薄白乏津。自服养血清脑颗粒。血压 126/78mmHg。11月2日查：尿酸 608.67μmol/L（↑），肌酐 164.3μmol/L（↑）。

处方：金荞麦 30g　　北沙参 15g　　黄芪 30g　　　白术 10g

　　　防风 10g　　　生地黄 10g　　女贞子 10g　　墨旱莲 10g

　　　麦冬 10g　　　茯苓 10g　　　泽泻 10g　　　车前草 30g

　　　红豆杉 2g^{冲服}

30 剂

【按语】5诊时患者病情出现反复，症见胁痛、体位性头晕、上肢麻、舌暗、苔薄白乏津等阴血亏虚、经络不畅之征；下肢沉重感、尿酸及肌酐偏高，提示湿浊停蓄下焦。治疗在益气养阴、清肺解毒的基础上，酌加利水祛湿药。方中金荞麦、红豆杉清肺化痰解毒；黄芪、白术、防风健脾益气祛湿；北沙参、麦冬、生地黄、女贞子、墨旱莲养阴养血；茯苓、泽泻、车前草利水祛湿，导湿浊从小便排出。

6诊（2017年12月18日）： 服药后食纳可，二便正常，眠可。12月4日某医院检查：肌酐 150.84μmol/L（↑），癌胚抗原 3.58ng/ml（↑）。舌暗，苔薄白，脉沉弦。

处方：黄芪 50g　　　白术 10g　　　葛根 10g　　　升麻 10g

　　　防风 10g　　　生地黄 10g　　白屈菜 10g　　冬凌草 10g

　　　当归 10g　　　车前草 30g　　红豆杉 2g^{冲服}

30 剂

【按语】6诊时患者服药后症状减轻，阴血亏虚、湿热内盛之象有所改善，故酌减养阴利湿之品，故上方去金荞麦、北沙参、女贞子、墨旱莲、麦冬、茯苓、泽泻，加葛根、升麻配合补气药以提升清阳，加当归养血活血，加白屈菜、冬凌草清热解毒。

本例为左肺鳞状细胞癌、微创术后放化疗的患者，同时基础病较多，有高血压、高血糖、高尿酸血症、动脉粥样硬化等，病情较为复杂。高教授在辨证论治的基础上，抓住正虚邪实的病机特点，采用益气养阴、清肺解毒、平肝清肝之法，药用玉屏风散、二至丸、小柴胡汤、五苓散、经验方清肺止咳方等加减，既能益气养阴扶助正气，又能清热解毒、清利湿热，通过调理患者不适症状明显改善，获得了阶段性的疗效。

【跟师心得】

高教授治疗肺癌，一定要问清楚患者是否已手术、放化疗等，根据具体病情、临床表现分阶段辨治用药。

已手术切除肿瘤者，邪毒虽已切除，但手术过程实为金刃所伤，加之术中失血，原已受损的正气又被进一步耗伤，临床多表现为气阴两虚、气血两虚、脾肾两虚等。治疗应以扶正固本为主，辨别气、血、阴、阳及脏腑定位，分别施以益气、养血、养阴、健脾、补肾等治法。除扶正固本外，还应适当配合活血化瘀、清热解毒等法，达到预防肿瘤复发、转移的目的。

接受放化疗的患者，中药治疗应以减毒增效为主要目标，通过调理脾胃，化生气血，养护阴津，以扶助正气，减轻放化疗的毒副反应，使患者顺利完成放化疗疗程。

保守治疗的患者，多正虚明显而邪毒内盛，治疗应以提高患者生活质量、延长生存时间、带瘤生存为主要目标，可采取益气养血、健脾和胃、宁心安神、培补脾肾等扶正固本之法，同时配合活血、解毒、散结等抗癌之法。

不管是手术治疗、保守治疗，还是放化疗的患者，都可以长期使用中药伴随治疗。中药有汤剂、颗粒剂、丸剂、中成药等多种剂型、品种可以选择。药后患者一般情况良好，生活质量有所改善，病情也能够得到有效控制。

（张璐整理）

乳腺癌

乳腺癌是女性常见的与激素相关的恶性肿瘤之一。目前乳腺癌的治疗方法以手术为主，辅以放疗、化疗、内分泌治疗等综合治疗手段。

中医学将乳腺癌归为"乳岩""乳石痈""妒乳"等范畴，认为本病主要是由七情引发脏腑气血功能紊乱，致使气滞、血瘀、痰凝、邪毒聚结于乳络而成，证属本虚标实。其病位主要涉及肝、脾胃、肾、冲脉和任脉。乳腺癌术前多以癌毒痰瘀为主，治疗当在扶正的基础上，抗癌解毒、化痰活血以祛邪；术后癌毒虽除，但手术耗伤气血，使本虚之体更虚，若再进行放化疗，则药毒会更进一步损伤正气，正气虚弱则余毒易滞留体内，因此治当扶正为主，佐以祛邪。

病案 1 张某，女，52 岁，2012 年 5 月 7 日初诊。

主诉：疲乏无力 5 个月。

现病史：2011 年 12 月 31 日因左侧乳腺癌而于肿瘤医院行保乳切除术，肿瘤 1cm×1.5cm，淋巴清扫未见转移；病理示浸润性小叶癌，部分呈浸润性导管癌，侵及脂肪组织。2012 年 2 月开始放疗及化疗，目前仍在化疗中。2008 年因子宫内膜非典型增生而行子宫全切。

现症：疲倦无力，睡眠差，耳鸣，多汗，厌食油腻。脉沉细，舌质淡、齿痕明显，苔薄白。查血常规：红细胞、血红蛋白均偏低。

西医诊断：乳腺癌术后围放化疗期。

中医辨证：气血亏虚，脾虚胃弱。

治法：益气养血，健脾和胃。

处方：
黄芪 30g	白术 10g	防风 10g	白芍 10g
仙鹤草 30g	葛根 10g	升麻 10g	阿胶珠 5g烊化
丹参 10g	当归 10g	鸡内金 10g	陈皮 10g

14 剂

【按语】患者初诊时正处于乳腺癌术后围放化疗期，肿瘤术后多表现为气血两虚，同时体内残余的癌毒未能清除干净，而放化疗的热毒又加重了患者气、血、津的耗伤。患者症见疲倦、汗出、失眠、耳鸣、厌食等气血亏虚、脾虚胃弱之证。治疗以扶正为主，处方用玉屏风散（黄芪、白术、防风）、仙鹤草益气固表敛汗，葛根、升麻健脾升阳，阿胶珠、丹参、当归、白芍养血活血，陈皮、鸡内金健脾开胃。

2 诊（2012 年 5 月 21 日）：药后体力好转，出汗减少，完成 33 次放疗，化疗已结束。现症食纳少，入睡难，易心悸，口干喜饮，下肢发凉，足麻，放疗局部皮肤有烧灼感。查白细胞（WBC）$2.2×10^9$/L，红细胞（RBC）$3.4×10^{12}$/L，均偏低。

处方：
黄芪 30g	白术 10g	防风 10g	白屈菜 10g
凌霄花 10g	草河车 10g	丹参 10g	牡丹皮 10g

| 生地黄 10g | 当归 10g | 金银花 10g | 紫花地丁 10g |
| 白鲜皮 30g | 黄芩 10g | | |

14 剂

【按语】2 诊时患者已完成化疗，正在放疗中。放疗属于热毒，易损伤阴津，故口干喜饮，灼伤局部肌肤故皮肤有烧灼感。处方在益气养血养阴（黄芪、白术、防风、丹参、当归）的基础上，加白屈菜、草河车以解毒抗癌，加金银花、紫花地丁、黄芩以清解肌表之热毒，加牡丹皮、凌霄花、生地黄清热凉血，加白鲜皮清热燥湿且能引诸药达皮。

3诊（2012年7月2日）：

药后体力恢复，食纳好转，查 WBC 计数 $3.57×10^9/L(\downarrow)$，RBC 计数正常。现症入睡难，偶有心悸易惊，夜间感觉下肢发沉。

处方：黄芪 30g	白术 10g	防风 10g	当归 10g
丹参 10g	太子参 10g	麦冬 10g	五味子 10g
凌霄花 10g	仙鹤草 30g	紫花地丁 10g	

14 剂

【按语】3 诊时患者经过近 2 个月的调治，正气明显恢复，但气血仍有不足，不能养心安神，故偶有失眠惊悸。治疗继续在益气养血、凉血解毒的基础上，加生脉饮（太子参、麦冬、五味子）以补气养阴，加仙鹤草以扶正补虚，继续巩固治疗。

【跟师心得】

本患者在乳腺癌术后放化疗期间开始服用中药，一方面可减轻放化疗引发的毒副反应，如骨髓抑制、胃肠道反应等，另一方面还可扶助正气，促进患者的气血恢复，提高生活质量。

病案 2 高某芝，女，64 岁，2019 年 10 月 21 日初诊。

主诉：乳腺癌术后 5 年伴多发转移。

现病史：患者经检查确诊为乳腺癌，于 2014 年 3 月行左侧乳腺癌全切术，术后放化疗。2016 年查有淋巴结转移，2018 年查有脑转移。近期复查双肺斑片影，左肺下叶小结节，不排除转移。现已在医院行脑部放疗 8 次，准备进行化疗。既往有糖尿病、高血压史。

现症：咳嗽，夜间较重，痰多色白，偶有血丝，咽痛，恶心易干呕，食欲不振，二便可，手术部位有阵发性疼痛。脉沉细无力，舌淡，苔薄白。检查：CA15-3 34.51U/ml($\uparrow$)，癌胚抗原 174ng/ml($\uparrow$)。

西医诊断：左乳腺癌全切术后多发转移。

中医辨证：脾胃不和，痰热蕴肺。

治法：健脾和胃，清肺化痰。

处方：

黄芪 50g	白术 10g	茯苓 10g	泽泻 10g
鸡内金 10g	山楂 5g	生石膏 30g	五味子 5g
桑白皮 10g	桑叶 10g	枇杷叶 10g	黄芩 10g
桔梗 10g	浙贝母 10g		

14 剂

【按语】患者为乳腺癌术后出现多处转移，初诊时已完成放疗，准备进行化疗。现症咳嗽、痰多色白、偶有血丝、咽痛、恶心干呕、食欲不振、脉沉细无力、舌淡等，为久病正虚，脾胃虚弱，气机升降失调，水湿不化，上聚于肺而蕴湿生热，邪热灼伤肺络。治疗当健脾和胃、清肺化痰。方中黄芪、白术、茯苓、泽泻健脾益气、利水渗湿，鸡内金、山楂消食开胃，桑叶、桑白皮、黄芩、生石膏清泻肺热，桔梗、枇杷叶、浙贝母宣肺降气、化痰止咳，五味子益气生津、敛肺止咳。

2诊（2019年11月4日）：咳嗽，无痰，流涕，恶心干呕，畏寒，偶有头晕。脉沉细，舌淡，苔薄白。

处方：

桑白皮 10g	地骨皮 10g	黄芩 10g	川贝母 5g
杏仁 10g	桔梗 10g	白屈菜 10g	赤芍 10g
枸杞子 10g	炙枇杷叶 10g	竹茹 10g	陈皮 10g
甘草 5g			

14 剂

【按语】2诊时患者咳痰、咽痛已消失，症见干咳、流涕，提示肺失宣降；恶心干呕，为胃中痰浊上泛；畏寒、偶有头晕，提示精气不足。治以宣肺降气、和胃降逆、清肺化痰之法，采用经验方清肺止咳方、橘皮竹茹汤合方加减。方中桑白皮、地骨皮、黄芩清肺泻热，桔梗、杏仁、川贝母、炙枇杷叶宣肺降气、化痰止咳，白屈菜清热解毒、止咳平喘，竹茹、陈皮化痰和胃、降逆止呕，赤芍凉血活血，枸杞子补肾益精气，甘草调和诸药。

3诊（2019年11月25日）：仍咳嗽，痰色白，胸闷气短，善太息，乏力，恶心干呕，食欲不振，大便干。脉沉细无力，舌淡，苔薄白。

处方：

黄芪 30g	白术 10g	防风 10g	陈皮 10g
葛根 10g	升麻 10g	竹茹 10g	决明子 10g
鸡内金 10g	紫菀 10g	山楂 5g	肉豆蔻 5g
海浮石 10g	甘草 5g		

14 剂

【按语】3诊时症见咳嗽、白痰、胸闷气短、善太息、乏力、恶心干呕、食欲不振、大便干、舌淡、脉沉细无力等，乃肺脾气虚，推动无力，痰浊内生，导致肺脾胃气机升降失常。治疗当益气化痰、降逆和胃。处方中黄芪、白术、防风、葛根、升麻、甘草健脾益气升阳，陈皮、竹茹、紫菀、海浮石清热化痰，鸡内金、山楂、肉豆蔻行气消食开胃，决明子泻热通便。

4诊（2019年12月30日）：咳嗽，痰中偶有血丝，食欲差，干呕。脉沉细无力，舌淡，苔薄白。最近检查：CA15-3 34.51U/ml（↑），癌胚抗原174ng/ml（↑），CA125 189.8U/ml（↑）。

处方：
桑叶 10g	桑白皮 10g	地骨皮 10g	陈皮 10g
杏仁 10g	桔梗 10g	海浮石 10g	血余炭 10g
阿胶珠 10g^{烊化}	竹茹 10g	麦冬 10g	浙贝母 10g
甘草 5g			

14剂

【按语】 4诊时患者症状略有缓解，现症见咳嗽、痰中带血丝、食欲差、干呕等肺胃阴虚、虚火灼伤肺络之象。处方予以清肺止咳方加减。方中桑叶、桑白皮、地骨皮清肺泻热，杏仁、桔梗宣降肺气、化痰止咳，浙贝母、陈皮、竹茹清热化痰，海浮石、麦冬润燥化痰，血余炭、阿胶珠养血化瘀止血，甘草益气止咳、调和诸药。

> **【跟师心得】**
>
> 本例为乳腺癌术后多处转移、放化疗的患者。就诊时已查出肺部有转移灶，肺为娇脏，不耐攻伐，手术及放化疗耗气伤阴，肺失润养，宣肃失司，肺气上逆而咳。高教授以扶助正气、减毒增效为法，采用清肺止咳方、橘皮竹茹汤、玉屏风散合方加减，补肺、清肺、泻肺、润肺、敛肺并用，祛邪不伤正，敛肺不留邪，有效改善了患者久咳不愈的症状。

病案3 梁某婷，女，48岁，2010年4月26日初诊。

主诉：乳腺癌术后1年余。

现病史：患者2009年3月在某医院行右侧乳腺浸润性导管癌根治术，肿块大小3.5cm×4.5cm，伴腋窝淋巴结转移。术后进行生物治疗6次、化疗6次、放疗25次。免疫组化显示：CK（＋＋＋），Pgp（＋＋＋），Her-2（＋＋＋），PR（－），p53（－）。有中度脂肪肝史、慢性胃炎伴糜烂史。放疗后曾闭经1年，2010年3月9日月经复潮。

现症：体重增加10kg，疲倦乏力，右臂肿大坚硬、无凹陷。脉弦，舌淡，苔薄白。血压140/100mmHg（↑）。

西医诊断：右乳腺癌术后。

中医辨证：气血两虚，毒热未清。

治法：益气养血，清热解毒。

处方：
黄芪 30g	当归 10g	白术 10g	茯苓 10g
泽泻 10g	仙鹤草 30g	白屈菜 10g	草河车 10g
白花蛇舌草 15g	葛根 10g	升麻 10g	陈皮 10g
柴胡 10g	黄芩 10g	甘草 5g	

7 剂

电话随访：服上方后无不适，偶有疲乏无力，上方继服，自己间断服用复方斑蝥胶囊。

【按语】患者为乳腺癌手术后，初诊时已完成生物治疗、放化疗。手术后出现淋巴水肿而导致右臂肿大坚硬，伴疲倦乏力、舌淡，证属气血两虚、毒热未清。治疗采用益气养血、清热解毒之法，予以经验方益气解毒抑瘤方加减。方中黄芪配当归补气生血；黄芪配白术、茯苓、泽泻健脾祛湿化痰；葛根、升麻健脾升清，增强益气的功效；仙鹤草扶正补虚；白屈菜、草河车、白花蛇舌草清热解毒、活血消肿；柴胡、黄芩、陈皮、甘草疏肝理脾。因患者家在外地，路途遥远，不方便复诊，故一直电话联系，守上方服药，其间电话随访病情平稳，无明显不适。

2诊（2011年5月9日）：疲倦乏力，食欲尚佳，偶有胃痛，脉沉弦，舌淡，苔薄白。自诉生化检查血糖高、转氨酶高，有慢性胃炎史。

处方：
黄芪 30g	白术 10g	茯苓 10g	泽泻 10g
仙鹤草 30g	白屈菜 10g	吴茱萸 10g	黄连 10g
茵陈 20g	葛根 10g	升麻 10g	陈皮 10g
丹参 10g	夏枯草 10g	车前子 10g	川楝子 10g
白及 10g			

90 剂

【按语】患者服药1年后复诊，症见疲倦乏力、舌淡，提示脾气虚弱；偶有胃痛、脉沉弦，提示肝胃不和；查血糖、转氨酶等指标偏高，提示湿热蕴结中焦。治宜健脾益气、疏肝和胃、清利湿热。上方去柴胡、黄芩、当归、草河车、白花蛇舌草、甘草，加吴茱萸、黄连以疏肝清胃、制酸止痛，加夏枯草、川楝子疏肝清肝，加丹参、白及活血生肌，加茵陈、车前子清利湿热。

3诊（2012年2月20日）：口干欲饮，脉沉弦，舌淡，苔薄白。生化检查示：甘油三酯高、胆固醇高。血压 140/100mmHg（↑）。自服血脂康。

处方：
茵陈 30g	炒栀子 10g	大黄 3g	夏枯草 10g
仙鹤草 30g	白芍 15g	白屈菜 15g	丹参 10g
吴茱萸 10g	黄连 10g	黄柏 10g	黄芩 10g

泽泻 10g　　　　陈皮 10g　　　　甘草 5g

10 剂/共研细末

【按语】3 诊时患者一般情况尚可，症见口干欲饮，检查血脂、血压偏高，提示湿热内蕴，治以茵陈蒿汤、左金丸、黄连解毒汤合方加减。方中茵陈、大黄、黄芩、黄连、黄柏清利三焦湿热；吴茱萸性热散寒，以制清热药之寒；陈皮、泽泻化痰利湿；夏枯草、栀子、白屈菜清热解毒；仙鹤草、白芍、丹参扶正补虚，养血活血；甘草调和诸药。

4 诊（2013 年 4 月 22 日）：食纳可，眠可，右手肿胀，口干，脉沉弦，舌淡，苔薄白。检查：白细胞 21.7×10^9/L（↑），空腹血糖 6.93mmol/L（↑）。

处方：茵陈 30g　　　炒栀子 10g　　　大黄 5g　　　仙鹤草 30g
　　　黄芪 30g　　　白术 10g　　　苍术 10g　　　茯苓 10g
　　　泽泻 10g　　　陈皮 10g　　　黄柏 10g　　　莪术 10g
　　　丹参 10g　　　白芍 10g　　　当归 10g　　　白屈菜 10g
　　　吴茱萸 10g　　　黄连 10g

8 剂/共研细末

【按语】患者采用中药伴随治疗近 3 年，症见右手肿胀，查白细胞及血糖偏高，提示湿热偏盛；口干、舌淡，提示气血亏虚。治疗当遵前法，在清利湿热的基础上酌加益气养血药。上方去夏枯草、黄芩、甘草，增加大黄用量，减白屈菜用量，加黄芪、白术健脾益气，加苍术、茯苓燥湿运脾，加当归、莪术行气活血。

5 诊（2014 年 3 月 31 日）：睡眠差，疲倦乏力，手稍肿，偶有烘热汗出症状，脉沉弦，舌淡，苔薄白。复查：空腹血糖 9.5mmol/L（↑）。

处方：茵陈 30g　　　炒栀子 10g　　　大黄 10g　　　防风 10g
　　　黄芪 50g　　　白术 15g　　　苍术 15g　　　茯苓 10g
　　　泽泻 10g　　　陈皮 10g　　　黄柏 10g　　　丹参 15g
　　　白芍 15g　　　白屈菜 12g　　　龙葵 15g　　　姜黄 10g
　　　香附 10g　　　合欢皮 10g　　　远志 10g　　　石菖蒲 10g
　　　吴茱萸 10g　　　黄精 10g

13 剂/共研细末

【按语】5 诊时患者症见睡眠差、疲倦乏力、舌淡、烘热汗出，提示气血两虚；手稍肿、血糖高，提示湿热未清。治疗当益气养血、清利湿热。上方去仙鹤草、莪术、黄连、当归，加黄精健脾益气，加合欢皮、香附疏肝理气，加远志、石菖蒲宁心安神，加防风、姜黄祛风活血，加龙葵清热解毒、活血消肿。

6 诊（2015 年 9 月 14 日）：体重下降，脉沉弦，舌淡，苔薄白。8 月

13 日复查：总胆红素 26.2μmol/L（↑），间接胆红素 21.9μmol/L（↑），谷草转氨酶 55U/L（↑），空腹血糖 7.25mmol/L（↑）。血压偏高，高压最高可达 180mmHg。

处方：

茵陈 30g	炒栀子 10g	大黄 15g	防风 10g
黄芪 50g	白术 20g	苍术 20g	茯苓 10g
泽泻 10g	陈皮 10g	黄柏 10g	车前草 30g
丹参 20g	白芍 15g	红花 10g	白屈菜 15g
杜仲 15g	菊花 15g	天花粉 15g	玄参 10g
黄精 10g	红豆杉 6g		

5 剂/共研细末

【按语】6 诊时患者已术后 6 年余，症见体重下降、舌淡，经检查有肝损伤、血糖高、血压高，证属气阴两虚、湿热内蕴、肝阳上亢。治疗应益气养阴、清热利湿、养血平肝。方中玉屏风散、茯苓、泽泻、陈皮健脾祛湿化痰；茵陈蒿汤（茵陈、栀子、大黄）、二妙丸（苍术、黄柏）、车前草清利中下焦湿热，导邪从二便排出；白屈菜、红豆杉清热解毒、利水消肿；丹参、白芍、红花养血活血；天花粉、玄参、黄精补肾养阴；杜仲、菊花平肝清热。

7 诊（2016 年 5 月 30 日）： 一般状况良好，脉沉弦，舌淡，苔薄白。今年 3 月复查：左侧甲状腺结节 0.3cm×0.5cm，促甲状腺激素 14.97mIU/L（↑），总胆红素 28.56μmol/L（↑），谷草转氨酶 37.8U/L（↑），空腹血糖 6.29mmol/L（↑）。现每日服优甲乐 25μg。

处方：

黄芪 30g	白术 10g	防风 10g	白芷 10g
茯苓 10g	泽泻 10g	黄柏 10g	葛根 10g
丹参 10g	生地黄 10g	白芍 10g	赤芍 10g
枸杞子 10g	白屈菜 10g	冬凌草 10g	红豆杉 2g

7 剂/共研细末

【按语】7 诊时患者服 6 诊方后无明显不适，经检查有甲减、肝功能异常、血糖高，证属气血两虚、湿毒内蕴。治疗当益气养血、清热利湿解毒，采用玉屏风散、四物汤、五苓散合方加减。方中黄芪、葛根健脾升阳，枸杞子、丹参、生地黄、白芍、赤芍养血活血，防风、白芷祛风利湿，白术、茯苓、泽泻、黄柏清热利湿，白屈菜、冬凌草、红豆杉清热解毒。

8 诊（2016 年 11 月 7 日）： 口干，无明显不适，脉沉弦，舌淡，苔薄白。9 月 6 日某医院复查：总胆红素 28.1μmol/L（↑），间接胆红素 22.85μmol/L（↑），谷草转氨酶 46U/L（↑），空腹血糖 7.76mmol/L（↑），CA19-9 317.76U/ml（↑），血压 110/80mmHg。

处方：茵陈 30g　　炒栀子 10g　　大黄 5g　　车前草 30g

白术 10g	陈皮 10g	丹参 10g	杜仲 10g
菊花 10g	白屈菜 10g	冬凌草 10g	黄芪 30g
苍术 10g	黄柏 10g	茯苓 10g	香附 10g
菟丝子 10g	枸杞子 10g	仙鹤草 30g	甘草 5g

6 剂/共研细末

【按语】 8 诊时患者除有口干、舌淡，无明显不适。经某医院检查示肝功能异常、血糖高，提示体内仍有湿热毒邪。处方用茵陈蒿汤、二妙丸清热利湿，车前草祛湿利水，黄芪、白术、茯苓、陈皮、甘草、仙鹤草健脾祛湿、扶正补虚，菟丝子、枸杞子、杜仲、菊花补肾平肝，香附、丹参行气活血，白屈菜、冬凌草清热解毒。

9 诊（2018 年 6 月 18 日）： 一般情况尚可，脉沉弦，舌淡，苔薄白。2018 年 4 月 24 日于某医院复查：促甲状腺激素 4.45mIU/L，总胆红素 27.54μmol/L（↑），间接胆红素 23.02μmol/L（↑），血糖 7.33mmol/L（↑），甘油三酯 2.85mmol/L（↑）。

处方：茵陈 30g	炒栀子 10g	大黄 10g	车前草 30g
白术 10g	红曲 10g	丹参 10g	杜仲 10g
菊花 10g	白屈菜 10g	冬凌草 10g	仙鹤草 30g
苍术 10g	黄柏 10g	石菖蒲 10g	远志 10g
菟丝子 10g	枸杞子 10g	甘草 5g	

10 剂/共研细末

【按语】 9 诊时患者无明显不适，检查促甲状腺激素恢复正常，仍有肝功能异常、血糖高、血脂高，提示气血两虚、湿热内蕴，病机未变，治疗继续综前法。上方去黄芪、茯苓、陈皮、香附，加石菖蒲、远志以化痰和胃安神，加红曲以消积化浊降脂。

10 诊（2019 年 11 月 18 日）： 一般情况可，舌淡，苔薄白，脉沉弦。有甲减、糖尿病、高血压、左侧甲状腺结节，自服硝苯地平、阿司匹林、阿托伐他汀、黄连素片等药。3 月 4 日复查：总胆红素 24.75μmol/L（↑），间接胆红素 20.29μmol/L（↑），血糖 6.98mmol/L（↑）。

处方：茵陈 30g	炒栀子 10g	大黄 5g	柴胡 10g
黄芩 10g	法半夏 10g	丹参 10g	杜仲 10g
菊花 10g	白屈菜 10g	冬凌草 10g	赤芍 10g
墨旱莲 10g	黄连 10g	白芍 10g	龙葵 10g
菟丝子 10g	枸杞子 10g	女贞子 10g	甘草 5g

10 剂/共研细末

2020 年 5 月 18 日电话随访： 自述目前状态良好。

【按语】10 诊时患者已为乳腺癌术后 10 年余，无明显不适，舌淡，经检查有甲减、糖尿病、高血压、甲状腺结节等，提示病机未变，继续守前法。上方去苍术、白术、黄柏、车前草、石菖蒲、远志、红曲、仙鹤草，加柴胡、黄芩、法半夏清解少阳、调理气机升降，加女贞子、墨旱莲补肾养阴，加赤芍、白芍养血活血，加黄连、龙葵清热燥湿解毒。

【跟师心得】

本例为右乳腺癌术后，经生物治疗、放化疗的患者。该患者基础病多，慢性胃炎伴糜烂、高血压、高血脂、高血糖、甲状腺功能减退，病程长，正气虚衰，痰湿、毒热、瘀血交阻，正邪相争，邪恋难离。高教授从整体出发，判定不同阶段虚实之所在，坚守其法，中药伴随治疗 10 年余，病情稳定取得了较为满意的疗效。

病案 4 路某光，女，58 岁，2019 年 12 月 24 日初诊。

主诉： 乳腺癌术后 1 年余，低热伴咳嗽 2 个月余。

现病史： 患者 2018 年 4 月于某医院确诊为乳腺癌，行右乳腺全切术。术后病理示：浸润性导管癌，肿物 1.5cm×0.8cm×0.8cm、3.7cm×2.5cm×1.8cm，乳腺癌分级Ⅱ级，淋巴转移。术后化疗 8 次，放疗 25 次。2019 年 8 月检查：右侧放射性肺炎。2019 年 10 月因右侧放射性肺炎、左侧感染性肺炎住院治疗。出院后仍低热、咳嗽、咳痰。有支气管哮喘史、高脂血症史。

现症： 低热，咳嗽，痰黄易咳出，心慌，自汗，口苦，口干欲饮，食欲不振，恶心，身痛，大便正常。脉沉弦细，舌淡，苔薄白。

西医诊断： 乳腺癌术后，右侧放射性肺炎。

中医辨证： 气阴两虚，痰热未清。

治法： 养阴益气，清肺化痰。

处方：

桑叶 10g	桑白皮 10g	地骨皮 10g	杏仁 10g
陈皮 10g	酒黄芩 10g	炙枇杷叶 10g	蒲公英 30g
金银花 20g	青蒿 10g	浙贝母 10g	海浮石 10g
桔梗 10g	甘草 5g		

14 剂

【按语】患者为乳腺癌术后，初诊时已完成放化疗，但出现放射性肺炎，症见低热、咳嗽、痰黄易咳出、心慌、自汗、口苦口干、食欲不振、恶心、身痛等，乃术后气阴两虚，感受外邪，邪气入里化热，造成痰热蕴肺，肺失宣降。治疗采用经验方清肺止咳方加减。方中桑叶、青蒿清热透邪，引邪外出；桑白皮、黄芩、地骨皮清肺泻热；金银花、蒲公英清热解毒；桔梗、杏仁、陈皮宣肺降气，化痰止咳；海浮石、炙枇杷叶、浙贝母润燥化痰，下气止咳；甘草调和诸药。

2 诊（2020 年 1 月 6 日）：服药后咳嗽减轻，咳黄痰减少。现睡眠差易醒，口干口苦，疲倦，食欲不振，便溏。脉沉弦细，舌淡，苔薄白。

处方：

黄芪 30g	白术 10g	防风 10g	北沙参 20g
白屈菜 10g	冬凌草 10g	鸡内金 10g	山楂 5g
石菖蒲 10g	远志 10g	首乌藤 30g	甘草 5g
红豆杉 2g^{冲服}			

14 剂

【按语】 2 诊时患者咳痰减轻，痰热渐去。症见眠差易醒、口干口苦、疲倦、食欲不振、便溏、脉沉弦细、舌淡，提示气阴未复。治当益气养阴、清解余毒。方中玉屏风散（黄芪、白术、防风）健脾益气固表，北沙参养阴清肺，鸡内金、山楂消食开胃，石菖蒲、远志、首乌藤养心安神，白屈菜、冬凌草、红豆杉清热解毒抗癌，甘草调和诸药。

2020 年 5 月 18 日随访：因疫情未能复诊。5 月 1 日查 CT 示：双肺透光度正常，肺炎较 2019 年 8 月明显好转，但左下肺叶尚有新发肺炎。服用初诊处方 14 剂，目前已明显好转。

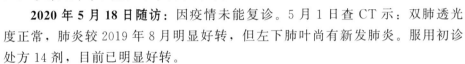

【跟师心得】

放射性肺炎为乳腺癌放疗后常见并发症之一，是在放射野内正常肺组织受到放射损伤导致的炎性反应。中医认为，放射线为"火热毒邪"，最易耗伤人体正气和阴血，引起并发症和后遗症状。研究表明，中药能够增强患者免疫力、减轻炎症损伤、改善氧化应激状态，预防远期放射性肺纤维化的发生。临证时当分清标本缓急，辨证加减，长期坚持，以巩固疗效。

病案 5 李某欣，女，45 岁，2019 年 9 月 16 日初诊。

主诉：口干、乏力 1 年余。

现病史：患者于 2018 年 7 月在某医院确诊为左侧乳腺癌，化疗 8 次后行左乳腺癌局部扩大切除术。病理示：浸润性导管癌，Ⅲ级。免疫组化：雌激素受体（ER）（－），增殖指数 KI-67（＋80％），孕激素受体（PR）（－）。完成放疗 35 次。有多发子宫肌瘤史，大者 7.3cm×5.1cm×6.0cm。

现症：口干，疲倦乏力，食欲可，眠可，脱发多，身痛，血压 110/90mmHg。脉沉弦，舌淡红，苔薄白。

西医诊断：乳腺癌术后。

中医辨证：气血不足，经络失和。

治法：益气养血，养阴缓急。

处方：黄芪 50g　　　白术 10g　　　防风 10g　　　陈皮 10g

当归 10g　　　白芍 10g　　　升麻 10g　　　葛根 10g

仙鹤草 30g　　阿胶珠 10g^{烊化}　血余炭 10g

14 剂

【按语】患者为乳腺癌术后，初诊时已完成化疗、放疗，症见口干、疲倦乏力、脱发多、身痛，证属气血两虚。治宜健脾益气养血。方中玉屏风散（黄芪、白术、防风）、陈皮、仙鹤草健脾和胃，益气补虚；升麻、葛根提升清阳；当归、白芍养血敛阴，缓急止痛；阿胶珠、血余炭滋阴补血化瘀。

2 诊（2019 年 10 月 14 日）： 口干，眼干涩，疲倦乏力，脱发明显，偶有右乳痛。脉沉弦，舌淡红，苔薄白。

处方：黄芪 30g　　　白术 10g　　　防风 10g　　　白屈菜 10g

牡丹皮 10g　　炒栀子 10g　　当归 10g　　　白芍 10g

柴胡 10g　　　茯苓 10g　　　麦冬 10g　　　菊花 10g

枸杞子 10g　　石斛 10g　　　甘草 5g

14 剂

【按语】2 诊时症见口干、眼干、疲倦乏力、脱发明显、右乳痛等，说明气阴两虚、血虚肝郁。治以益气养阴、疏肝清热之法，采用玉屏风散、加味逍遥散合方加减。方中黄芪、白术、茯苓、防风、甘草健脾益气；枸杞子、麦冬、石斛养阴明目；当归、白芍养血柔肝；牡丹皮、栀子、柴胡、菊花疏肝清热；白屈菜清热解毒。

3 诊（2019 年 10 月 29 日）： 药后身痛、脱发减轻，现症口干，畏寒，食欲不振，大便日 3 行，便溏。脉沉弦，舌淡红，苔薄白。

处方：黄芪 30g　　　白术 10g　　　防风 10g　　　鸡内金 10g

山楂 5g　　　肉豆蔻 5g　　　当归 10g　　　白芍 10g

麦冬 10g　　　枸杞子 10g　　石斛 10g　　　甘草 5g

14 剂

【按语】3 诊时身痛、脱发减轻，说明血虚有所改善，仍有畏寒、口干、食欲不振、便溏等，提示脾胃虚弱、气阴不足，治疗当健脾开胃、益气养阴。在上方益气养阴的基础上，加用健脾开胃类药物。上方去白屈菜、牡丹皮、栀子、菊花、柴胡、茯苓，加鸡内金、山楂健脾开胃，加肉豆蔻温中行气。

4 诊（2019 年 11 月 11 日）： 药后口干、食欲不振症状改善，现症嗜睡，眼干，大便溏、日 3~4 次。10 月 31 日复查：腹部 CT 未见明显占位，双锁骨上、双腋下、双乳腺未见明显占位。

处方：黄芪 30g　　　白术 10g　　　防风 10g　　　鸡内金 10g

北沙参 10g　　苍术 10g　　　陈皮 10g　　　葛根 10g

| 白芍 20g | 川芎 10g | 石斛 10g | 郁金 10g |
| 甘草 5g | | | |

14 剂

【按语】4 诊时口干、食欲不振症状改善，复查未见明显转移，仍有嗜睡、眼干、便溏等症，提示气阴两虚，脾虚湿蕴，清阳不升。在 3 诊方的基础上强燥湿升清之力。上方去山楂、肉豆蔻、当归、麦冬、枸杞子，加苍术、陈皮健脾燥湿，加葛根升阳止泻，加北沙参养阴，加川芎、郁金疏肝活血。

5 诊（2019 年 11 月 25 日）： 药后食欲好转，大便日 1 行。现症睡眠多梦、善太息，疲倦乏力，心悸，腹胀。脉沉细，舌淡，苔薄白。

处方：
太子参 10g	白术 10g	竹茹 10g	陈皮 10g
仙鹤草 30g	凌霄花 10g	麦冬 10g	五味子 5g
当归 10g	白芍 10g	柴胡 10g	黄芩 10g

14 剂

【按语】5 诊时食欲好转，大便正常，湿热渐去。症见多梦、善太息、疲倦乏力、心悸、腹胀、脉沉细、舌淡等，提示气血两虚、肝脾不和，治疗以益气养血、疏肝健脾为法。方中太子参、白术、五味子、麦冬、仙鹤草益气养阴，扶正补虚；当归、白芍养血柔肝；柴胡、黄芩疏肝清热；陈皮、竹茹化痰和胃；凌霄花凉血活血。

本例为乳腺癌术后、放化疗结合治疗的患者。高教授以益气养血、疏肝健脾为法，使用玉屏风散、生脉散、丹栀逍遥散、橘皮竹茹汤、小柴胡汤等经典方药配合，使肝郁得疏、脾运复健，气血充盛、气机调和，邪去正安。

三、类案辨治明章法

> **【跟师心得】**
>
> 高教授认为乳腺癌多因正气亏虚、邪毒蕴结所致，治疗应顾护正气，在扶正基础上祛邪解毒。正虚多表现为气阴两虚或气血两虚，故常用四君子汤、玉屏风散、当归补血汤、生脉散等扶正。祛邪则根据病邪的种类，或化痰祛湿，或清利湿热，或清热解毒，或疏肝理气，或活血化瘀。

（张璐整理）

胰腺癌

胰腺癌是指起源于胰腺导管上皮及腺泡细胞的癌症。胰腺癌起病隐匿，易早期发生转移，治疗效果差，5 年生存率不足 5%。其发病受遗传因素、环境因素、疾病因素等多方面影响。一般认为吸烟、高脂饮食和体重指数超标可能是胰腺癌的主要危险因素，糖尿病、过量饮酒、慢性胰腺炎等与胰腺癌的发生也有一定关系。多数患者早期症状不典型，可表现为上腹部不适、隐痛、消化不良或腹泻，常易与其他消化系统疾病混淆。手术治疗是目前胰腺癌的首选治疗方法，但即使根治性地切除肿瘤，术后 5 年生存率仅为 15%～25%。大多数胰腺癌患者确诊时已进入中晚期，故其治疗方式主要是以化疗为主的综合治疗。

中医认为胰腺癌属"癥瘕积聚""黄疸""伏梁"等范畴，具有腹中积块、黄疸、疼痛三大表现，病因病机为外感或内伤因素导致肝胆气机受阻，脾胃功能失调，进一步引发气滞、湿阻、痰留、瘀停等病理变化，为本虚标实证。本病主要证型有湿热证、气滞血瘀证、气血虚弱证等，治法主要为清热利湿解毒、活血化瘀、软坚散结、扶正培本等。

病案 1 赵某稳，女，74 岁，2010 年 10 月 18 日初诊。

主诉：乏力伴失眠 1 个月余。

现病史：1 个多月前服用降糖药后仍血糖高而入院检查，诊断为胰腺癌（胰腺颈部）。1999 年因胃痛、呕吐而行胃大部切除术。

现症：倦怠乏力，睡眠差，夜间盗汗，偶有心慌，大便干、数日一行，食欲不佳，但食量尚可，无黄疸。脉弦细数，舌淡暗，苔白腻稍黄乏津。血压 150/100mmHg（↑）。

西医诊断：胰腺癌。

中医辨证：气阴两虚，湿热内蕴。

治法：健脾化湿，清热解毒。

处方：

黄芪 30g	仙鹤草 30g	藿香 10g	佩兰 10g
柴胡 10g	黄芩 10g	白术 10g	茯苓 10g
草河车 10g	陈皮 10g	焦山楂 12g	

7 剂

【按语】患者有糖尿病病史，1 个月前因血糖居高不下而入院检查确诊为胰腺癌。家属考虑患者年龄较大，遂决定采用中医保守治疗。就诊时患者倦怠乏力、睡眠差、夜间盗汗、偶有心慌、大便偏干数日一行、食欲不佳、脉弦细数、舌淡暗、苔白腻稍黄乏津，证属气阴两虚、湿热内蕴，乃癌毒内阻，蕴生湿热，日久耗伤气阴所致。治以健脾化湿、清热解毒为法。方中黄芪、仙鹤草健脾益气，扶正补虚；白术、茯苓健脾祛湿；藿香、佩兰芳香化湿；柴胡、陈皮、焦山楂疏肝理气，消食开胃；黄芩、草河车清热解毒。

2 诊（2010 年 10 月 25 日）：药后汗出减少。现症入睡困难，疲乏无力，偶有心悸，嗜卧，晨起下肢无力，大便干结如球、3～4 日 1 行。脉沉弦细，舌淡暗，苔黄厚乏津。血压 140/70mmHg(↑)。

  处方：黄芪 20g 仙鹤草 30g 白术 10g 茯苓 10g

      石斛 15g 鸡血藤 30g 丝瓜络 5g 首乌藤 30g

      当归 10g 陈皮 10g   藿香 10g   甘草 5g

      灵芝粉 3g^{冲服}

14 剂

  【按语】2 诊患者出汗减少，症见入睡困难、心悸、大便干、苔黄厚乏津，提示阴血亏虚，虚热内生，脏腑组织失养失润；嗜卧、下肢无力、舌淡暗，提示气虚推动血行无力。治疗当益气养阴、养血活血为法。在首诊方的基础上加用养血活血之类的药物。上方去柴胡、黄芩、草河车、佩兰、焦山楂；加石斛养阴生津，加当归、首乌藤、灵芝、鸡血藤、丝瓜络养血安神、活血通络，两类药共同促进阴血化生，使心神得养，经络得通；加甘草调和诸药。

  3 诊（2010 年 11 月 8 日）：药后乏力、汗出均减轻，睡眠改善，食欲增加，大便 2 日 1 行，排出顺畅。现症仍有疲倦感，偶有口干。脉沉细稍数，舌淡暗，苔薄黄乏津。血压 130/90mmHg。

  处方：黄芪 30g 白术 10g   茯苓 10g   藿香 10g

      佩兰 10g 当归 10g   石斛 10g   黄柏 10g

      首乌藤 30g 决明子 10g 灵芝粉 3g^{冲服}

14 剂

  【按语】3 诊时患者睡眠改善，食欲增加，大便顺畅，乏力及汗出均减轻。因患者仍有疲倦感、口干、舌淡暗、苔薄黄乏津、脉沉细稍数等，说明气阴仍虚。治疗以健脾开胃、养阴养血为法。方中黄芪、白术、茯苓、藿香、佩兰健脾益气，化湿开胃；石斛、当归、首乌藤、灵芝养阴养血，补气安神；黄柏、决明子清热利尿通便，使湿热毒邪从二便而出。

  4 诊（2010 年 11 月 22 日）：药后出汗止，睡眠尚好，食纳好，乏力好转。现症大便偏干，2～3 日 1 行，血压 130/90mmHg。舌淡，苔白根厚。

  处方：黄芪 20g 白术 10g 藿香 10g 佩兰 10g

      陈皮 10g 瓜蒌 30g 石斛 12g 丹参 10g

      杏仁 10g 黄芩 10g

14 剂

  【按语】4 诊时患者乏力好转，出汗已止，说明气虚得复。大便偏干，提示胃肠燥热。舌淡、苔白厚，说明脾虚湿盛。治疗当健脾祛湿、养阴润燥。方中黄芪、白术、陈皮、藿香、佩兰健脾化湿；黄芩、瓜蒌、杏仁清热润肠；石斛、丹参养阴补血活血。

  5 诊（2010 年 12 月 6 日）：药后食欲好，全身乏力好转，睡眠尚好，大便隔日 1 行、稍干。现脉沉细，舌淡红，苔薄白。血压 100/70mmHg。

处方：藿香 10g　　佩兰 10g　　焦白术 10g　　陈皮 5g

丹参 10g　　益母草 15g　　仙鹤草 30g　　葛根 10g

瓜蒌 30g　　枳壳 10g　　甘草 5g

28 剂

【按语】5 诊时患者诸症进一步好转，患者除了大便稍干，无其他明显不适。综前法继续健脾祛湿、养阴润燥。方中藿香、佩兰芳香化湿，白术、陈皮、葛根、甘草健脾和胃、升阳调中，仙鹤草扶正补虚，丹参、益母草养血活血，瓜蒌、枳壳行气润肠通便。

6 诊（2011 年 2 月 14 日）：患者诸症改善，偶有心慌，要求服用中成药，给予生脉饮口服。

【按语】6 诊时经过近 4 个月的调治，患者体力、食欲、睡眠及便秘、出汗等均得到明显改善，提高了带瘤生存患者的生活质量。

病案 2　王某印，男，59 岁，2019 年 5 月 7 日初诊。

主诉：胃脘部胀痛 2 个月余。

现病史：2019 年 3 月 10 日因上腹痛、胃部不适、厌油腻而入院检查。腹部 CT 平扫示：胰腺尾部病变，考虑胰腺癌，侵及脾门处血管不除外；肝脏多发转移瘤可能。肿瘤标志物：癌胚抗原 27.64ng/ml（↑）、铁蛋白 1150.20ng/ml（↑），CA125 32.7U/ml（↑），神经元特异性烯醇化酶 169.40ng/ml（↑）。20～40 岁时曾有酗酒史。

现症：胃脘部胀痛不适，需服止痛药，体重减轻 4～5kg，消谷善饥，小便呈浓茶色，大便日 1～2 行，矢气多。脉沉弦，舌淡红，苔薄白。

西医诊断：胰腺癌肝转移。

中医辨证：肝脾胃不和，湿热蕴毒。

治法：疏肝健脾和胃，清热利湿解毒。

处方：黄芪 30g　　白术 10g　　防风 10g　　白屈菜 15g

冬凌草 10g　　茵陈 30g　　金钱草 30g　　车前草 30g

黄连 5g　　黄芩 10g　　厚朴 10g　　莱菔子 10g

元胡 10g　　夏天无 10g　　徐长卿 10g　　甘草 5g

28 剂

【按语】初诊时患者病情较重但相对稳定，症见体重下降、胃脘部胀痛、矢气频，提示中焦气滞，精微物质化生减少；消谷善饥、厌油腻、小便色深，提示湿热蕴结。治以疏肝健脾和胃、清热利湿解毒。处方中玉屏风散（黄芪、白术、防风）健脾利湿；厚朴、莱菔子行气除胀；徐长卿、夏天无、元胡行气活血止痛；茵陈、金钱草、车前草、黄芩、黄连分别清利三焦湿热，导湿热从小便而出；白屈菜、冬凌草清热解毒；甘草调和诸药。

2诊（2019年6月5日）：患者食欲一般，瓜果尚能食用，胃痛减轻，胃中有烧灼感，有恶心感，疲倦乏力，出虚汗，尚能自由活动，大便每日1行，睡眠尚可。服用金龙胶囊。肝功能化验示：谷丙转氨酶77U/L（↑）。

处方：

黄芪 30g	白术 10g	防风 10g	白屈菜 10g
冬凌草 10g	茵陈 30g	金钱草 30g	厚朴 10g
柴胡 10g	黄芩 10g	徐长卿 10g	鸡内金 10g
夏天无 10g	元胡 10g	山楂 5g	甘草 5g

14剂

【按语】 服首诊方1个月，2诊时患者胃脘胀痛减轻，症见恶心、胃中有烧灼感、疲倦乏力、易出汗，提示脾胃虚弱、湿热中阻。治疗以益气固表、健脾和胃、清热利湿为法。上方去黄连、车前草、莱菔子，加柴胡疏肝理气，加鸡内金、山楂以消食开胃，同时消积活血。

3诊（2019年7月5日）：体重渐增，胃脘疼痛减轻。现食纳尚可，自觉胃部有烧灼感，口干欲饮，大便日2～3次，久卧则背痛。检查：肝功能异常，黄疸指数（＋），血红蛋白119g/L（↓）。舌苔白腻。

处方：

黄芪 30g	白术 10g	茵陈 30g	金钱草 10g
车前草 30g	柴胡 10g	黄芩 10g	徐长卿 10g
夏天无 10g	元胡 10g	茯苓 10g	泽泻 10g
甘草 5g			

28剂

【按语】 患者服2诊方1个月，3诊时体重增加，食欲好转，胃脘疼痛减轻，现症见胃部烧灼感、口干欲饮，提示胃热伤津；大便次数稍频、苔白腻，提示脾虚湿盛。久卧则背痛，说明气血循环不畅。治疗当健脾和胃、清热利湿、行气活血。上方去防风、白屈菜、冬凌草、厚朴、鸡内金、山楂，加车前草、茯苓、泽泻以增强清利湿热的作用。

4诊（2019年8月4日）：体重增加1kg，能下楼活动1h。现症胁肋部偶有刺痛，1～2min后疼痛可消失，饮水时嗳气偶作，睡眠每小时醒1次，大便每日3～4行、尚成形，苔白腻。7月29日化验示：谷丙转氨酶66.9U/L（↑），谷草转氨酶96.1U/L（↑），碱性磷酸酶381.5U/L（↑），谷氨酰转移酶485.4U/L（↑），白蛋白37.9g/L（↓），钙2.07mmol/L（↓）。

处方：

茵陈 30g	炒栀子 10g	金钱草 30g	车前草 30g
藿香 10g	佩兰 10g	炒白术 10g	女贞子 10g

陈皮 10g　　　　墨旱莲 10g　　　甘草 5g

28 剂

【按语】4 诊时患者体重增加，体力增强，说明治疗起效。症见胁肋部偶有刺痛，提示邪气阻滞，血行不畅；眠易醒，提示邪气内扰，心神不宁；大便次数稍频、苔白腻，提示脾虚湿停。治疗继续遵前法，健脾化湿、清热利湿。方中白术、陈皮、甘草健脾祛湿，藿香、佩兰芳香化湿，茵陈、栀子、金钱草、车前草清利湿热，女贞子、墨旱莲养阴血，以防利水伤阴。

5 诊（2019 年 9 月 8 日）： 食纳尚可，饭后腹胀明显，嗳气时作，矢气多，上腹部隐痛，自觉内热较重，大便不成形、每日 4～5 行。CT 示：胆囊多发结石，胰尾、肝内实质性占位，肝内 10.9cm×7.8cm，胰尾 6.9cm×4.6cm×6.6cm 占位。查肝功能异常。

处方：茵陈 30g　　　炒栀子 10g　　　金钱草 30g　　　生石膏 30g
　　　柴胡 10g　　　黄芩 10g　　　　白屈菜 10g　　　冬凌草 10g
　　　莪术 10g　　　白芍 10g　　　　甘草 5g

28 剂

【按语】5 诊时患者自觉内热较重、大便不成形、日 4～5 行，提示湿热偏盛；食后腹胀、嗳气、上腹部隐痛、矢气多，乃气机不通所致。治当以疏肝理气、清利湿热为法，予以茵陈蒿汤加减。方中柴胡、莪术疏肝理气活血；茵陈、炒栀子、金钱草清肝利湿；黄芩、生石膏清胃热；白屈菜、冬凌草清热解毒，活血止痛；白芍、甘草养阴柔肝，缓急止痛。

6 诊（2019 年 10 月 8 日）： 现右胁肋胀痛，晨起腹胀，腹部有压痛，嗳气频，矢气频，小便量少，排出不畅，尿呈黑褐色，大便每日 5～6 行，便中有黏膜状物，背部瘙痒，苔薄白乏津。10 月 6 日化验示：总胆红素 31.6μmol/L（↑），直接胆红素 9.10μmol/L（↑），间接胆红素 22.5μmol/L（↑），谷草转氨酶 80.1U/L（↑），碱性磷酸酶 274.8U/L（↑）。

处方：茵陈 30g　　　金钱草 30g　　　白术 10g　　　茯苓 10g
　　　泽泻 10g　　　车前草 30g　　　陈皮 10g　　　甘草 5g
　　　柴胡 10g　　　黄芩 10g　　　　厚朴 10g　　　莱菔子 10g
　　　白屈菜 10g　　冬凌草 10g

28 剂

【按语】6 诊时患者病情反复，湿热瘀阻，中下焦气机不畅，故黄疸指标升高，小便量少不畅色深，大便频，胁肋及腹部胀痛，嗳气频，矢气频。治疗仍扶正祛邪兼顾，以健脾利湿、疏肝利胆、清热解毒为法。方中白术、茯苓、陈皮、甘草健脾和胃、利湿化痰；柴胡、黄芩疏肝清胆，调理气机升降；厚朴、莱菔子燥湿除满、行气消胀；茵陈、金钱草、车前草、泽泻清利中下焦湿热；白屈菜、冬凌草清热解毒、活血止痛。

【跟师心得】

此患者为胰腺癌伴肝转移，疾病涉及肝胆、脾胃、三焦、肾等多个脏腑，气机逆乱，导致痰湿、湿热、瘀血等病理产物内生，为正虚邪实之证。故治疗以扶正祛邪为原则，在顾护正气的基础上，祛除湿热、痰浊、瘀血，以提高患者生活质量，延长生存时间。

病案3 任某勇，男，56岁，2019年9月11日初诊。

主诉： 胁痛1周。

现病史： 1周前因胁痛去医院检查，确诊为胰腺尾部肿物，5.8cm×5.2cm，伴淋巴结转移、肝内多发性结节。

现症： 右胁及背部疼痛，口干，无饥饿感，体重减轻5kg，10天无大便，偶有心慌，头不晕，血压正常。脉沉弦数，舌淡红，苔薄白乏津、中部有裂纹。有抽烟史、酗酒史。

西医诊断： 胰腺癌。

中医辨证： 肝胆湿热，气滞血瘀。

治法： 清利湿热，理气通便，活血止痛。

处方： 茵陈30g　　炒栀子10g　　大黄5g　　黄芩10g

黄连5g　　瓜蒌30g　　炒枳壳5g　　白屈菜10g

冬凌草10g　　川楝子10g　　元胡10g　　夏天无10g

白芷10g　　甘草5g

14剂

【按语】初诊时患者症见右胁及背部疼痛，提示癌毒内阻，肝胆气机不畅；口干、便秘、心慌、苔乏津有裂纹，乃热毒伤阴，脏腑组织失润；无饥饿感、体重下降提示脾胃虚弱，气血化生不足。因患者十日未排便、右胁及背部疼痛，本着"急则治标"的原则，先通便、止痛。高教授采用清利湿热、理气通便、活血止痛之法。方中茵陈、栀子、黄芩、黄连清利湿热；白屈菜、冬凌草清热解毒；大黄、瓜蒌、枳壳理气通腑泻热；川楝子、元胡、夏天无、白芷行气活血止痛；甘草调和诸药。

2诊（2019年10月29日）： 服上方后患者疼痛、口干减轻，有饥饿感，体重有增加，大便日解1次。近期化疗后体力较差，大便7天1次，夜尿频，怕冷。脉沉弦稍数，舌淡红苔薄白。血压140/80mmHg。

处方： 茵陈30g　　炒栀子10g　　大黄10g　　瓜蒌30g

炒枳壳 10g	白屈菜 10g	冬凌草 10g	柴胡 10g
元胡 10g	夏天无 10g	黄芪 30g	菟丝子 10g
覆盆子 10g			

14 剂

【按语】 2诊时患者疼痛减轻，大便得通，食欲改善，体重增加，病情明显好转。但近期化疗后，阳气受损，失于温煦固摄，故夜尿频、怕冷；气虚推动无力，故体力较差、便秘。治疗在清利湿热、理气通便、活血止痛的基础上，酌加健脾温肾药。上方去黄芩、黄连、川楝子、白芷、甘草，加黄芪健脾益气，加菟丝子、覆盆子补肾固精、温阳益气，加柴胡疏肝升举阳气。

【跟师心得】

高教授所治疗的胰腺癌患者往往都是西医明确诊断，但病已进入晚期，伴有其他系统的转移，病情复杂，病势沉重。针对患者病处晚期、气血俱衰、中虚湿阻、湿毒蕴结的病机特点，高教授主要采取扶正为主、佐以祛邪的治疗原则，辨证运用益气养血、健脾和胃、疏肝利胆、化痰除湿、清热解毒、活血利水等法，以缓解患者症状，提高生活质量，延长生存时间。

（杨坤整理）

胆管癌

胆管癌是发生在胆管系统的恶性肿瘤，好发于50～70岁男性。患者多以瘙痒和无痛性梗阻性黄疸起病，另有腹部隐痛、食欲减退、体重减轻、乏力、陶土样便等表现。胆管癌侵袭性强，预后差，5年生存率低于10%，即使是根治性切除术后，复发率仍在50%～76%之间。

本病属于中医"黄疸""胁痛""虚劳"等范畴，多由情志不畅、作息紊乱导致肝胆气郁；饮食不节使脾胃不和，痰湿蕴结，日久化火，闭阻胆道。中医证候分布研究发现，胆管癌患者主要证型包括肝郁气滞、肝胆湿热、湿热蕴结、热毒炽盛、肝郁脾虚、脾阳虚衰等。治法以疏肝健脾、清热解毒、利湿退黄、活血散结、滋阴养血为主。

病案 1 沈某浩，男，56岁，2022年5月23日初诊。

主诉： 右胁隐痛半年余。

现病史： 患者因右胁肋部疼痛、腹部肿块，于医院检查确诊为肝门胆管癌，行手术切除、胆肠吻合术，目前化疗中，因化疗引起甲减。

现症：右胁隐痛，偶有腋下汗出，疲乏无力，食纳尚可，睡眠尚可，大便不成形。脉沉弦，舌质稍红，苔薄白。5月16日检查示：癌胚抗原6.58ng/ml(↑)；甘油三酯4.28mmol/L(↑)。

西医诊断：肝门胆管癌术后。

中医辨证：肝郁脾虚，气虚毒蕴。

治法：疏肝健脾，益气解毒。

处方：

生黄芪50g	炒白术20g	防风10g	白屈菜10g
冬凌草10g	仙鹤草30g	元胡10g	泽兰10g
陈皮10g	生甘草5g	灵芝粉6g^{冲服}	

14剂

【按语】患者自发病以来历经手术和化疗，症见右胁隐痛、舌红，提示毒热内蕴，肝络失和；倦怠乏力、腋下汗出、大便溏，提示脾虚湿盛。治疗当清热解毒、疏肝通络、健脾益气为法。处方中黄芪、白术、防风、陈皮益气固表、健脾祛湿，元胡、泽兰理气活血，白屈菜、冬凌草清热解毒，仙鹤草、灵芝粉扶正补虚，甘草调和诸药。

2诊（2022年6月6日）：右胁隐痛、胀痛，脉沉弦，舌暗，苔薄白。5月31日检查示：腹膜后、右侧心膈角区异常增大淋巴结，不除外转移；总胆汁酸26.5μmol/L(↑)，肌酸激酶24.8U/L(↑)，甘油三酯7.27mmol/L(↑)，低密度脂蛋白胆固醇5.23mmol/L(↑)。

处方：

生黄芪50g	炒白术20g	防风10g	白屈菜10g
冬凌草10g	仙鹤草30g	元胡10g	泽兰10g
川楝子10g	灵芝粉6g^{冲服}		

14剂

【按语】2诊时患者乏力、汗出、便溏等症状减轻，仍有右胁隐痛胀痛、舌暗等肝失疏泄、肝络失和的症状。治疗在前法基础上，加强疏肝作用，上方去陈皮、甘草，加川楝子与元胡相配，以疏肝行气止痛。

3诊（2022年7月4日）：药后右胁隐痛好转，现右胁隐痛偶作，半身汗出，脚冷，脉沉弦，舌淡，苔薄白。6月29日检查示：癌胚抗原8.85ng/ml(↑)，C反应蛋白34.5mg/L（↑），白细胞介素6 9.89ng/L（↑），谷氨酰转移酶151.9U/L(↑)。

处方：

生黄芪50g	炒白术20g	防风10g	白屈菜10g
冬凌草10g	仙鹤草30g	泽兰10g	生石膏30g
五味子5g	鸡血藤30g	陈皮10g	生甘草5g
灵芝粉6g^{冲服}			

14剂

【按语】3 诊时患者胁痛减轻，症见右胁隐痛偶作、舌淡，提示阴血亏虚；半身汗出、足凉，提示经络不畅。治疗继续综前法，加强养血活血作用。上方去元胡、川楝子，加生石膏助清解热毒，加五味子、鸡血藤以养阴养血、活血通络，加陈皮，甘草健脾和胃。

4 诊（2022 年 8 月 1 日）：药后半身汗出、脚冷好转，偶有右胁隐痛，脉沉弦，舌淡，苔薄白。检查：促甲状腺激素 49mIU/L（↑）。

处方：生黄芪 50g　　炒白术 20g　　防风 10g　　白屈菜 10g
　　　冬凌草 10g　　仙鹤草 30g　　葛根 10g　　生石膏 30g
　　　五味子 5g　　升麻 10g　　陈皮 10g　　生甘草 5g
　　　灵芝粉 6g^{冲服}

14 剂

【按语】4 诊时患者半身汗出、脚冷好转，偶有胁痛，病情稳定，守前法以巩固疗效。"脾宜升则健"，故在前法基础上加强健脾升清作用，上方去泽兰、鸡血藤，加葛根、升麻以升举阳气，提高健脾补气之功效。

5 诊（2022 年 8 月 29 日）：右胁隐痛减轻，现倦怠乏力，食纳可，有饥饿感，大便每日 1 次。舌淡，苔薄白，脉沉弦。8 月 10 日开始新一轮化疗，查血小板 $75×10^9$/L（↓）。

处方：党参 10g　　炒白术 20g　　茯苓 10g　　甘草 5g
　　　仙鹤草 30g　　生黄芪 30g　　防风 10g　　当归 10g
　　　白芍 10g　　葛根 10g　　陈皮 10g　　生石膏 30g
　　　五味子 5g　　灵芝粉 6g^{冲服}

14 剂

【按语】5 诊时患者开始新一轮化疗，化疗药抗癌的同时损伤正气，使患者气血两虚，故症见倦怠乏力、舌淡、血小板降低等。治疗以补气养血为主，方中以四君子汤（党参、白术、茯苓、甘草）、玉屏风散（黄芪、白术、防风）、陈皮、葛根健脾和胃，以加强中焦的纳运功能，扶助正气；当归补血汤（当归、黄芪）、白芍、五味子养血敛阴；仙鹤草、灵芝粉扶正补虚、收敛止血；生石膏清解药毒。

【跟师心得】
　　本例患者在胆管癌术后化疗期间服用中药，高教授坚持扶正祛邪的基本原则，考虑到胆管癌日久易影响脾脏，故治疗时同调肝胆脾胃。脾为后天之本，脾气充足更有利于机体正气的恢复，自身正气充足就可有效抗邪，起到抑制肿瘤生长、转移等作用。

病案 2 张某生，男，61岁，2019年6月10日初诊。

主诉：消瘦9个月余。

现病史：患者9个月前因胆总管癌伴胆管狭窄，于医院行胆囊全切术，术后化疗。2019年2月14日查CT示：肝内胆管分支稍扩张，双下肺胸膜下间质性改变，肺气肿，肺大疱。2019年4月24日彩超示：双乳腺乳头后方腺体增生，胰十二指肠切除术后，腰椎间盘突出术后，慢性胃炎，双肾囊肿。

现症：消瘦，手胀，左肩痛连及左侧背部，脉沉弦，舌淡红，苔薄黄。

西医诊断：胆总管癌术后。

中医辨证：湿毒阻滞，气血不畅。

治法：益气养血，理气活血，祛湿解毒。

处方：

生黄芪 50g	炒白术 10g	防风 10g	柴胡 10g
黄芩 10g	茯苓 10g	泽泻 10g	白屈菜 10g
冬凌草 10g	白芍 10g	当归 10g	金钱草 30g
甘草 5g			

14 剂

【按语】初诊时患者刚结束术后化疗不久，症见消瘦，提示术后气血亏虚；手胀、左肩痛连及左侧背部、舌苔薄黄、脉沉弦，提示湿毒阻滞，气血不畅。治疗以益气养血、理气活血、祛湿解毒为法，采用玉屏风散、小柴胡汤、当归芍药散合方加减。玉屏风散（黄芪、白术、防风）、茯苓、泽泻健脾利湿，金钱草清热除湿，黄芩、白屈菜、冬凌草清热解毒，柴胡疏肝理气，当归、白芍养血活血，甘草调和诸药。

2诊（2019年7月1日）：8次化疗已结束，疲倦乏力，食欲差，下肢痛，大便正常。2013年曾患带状疱疹，现自觉神经根痛、左胸部针刺样疼痛。脉沉弦，舌淡红，苔白腻。

处方：

黄芪 30g	炒白术 10g	防风 10g	柴胡 10g
白芷 10g	川芎 5g	夏天无 10g	白屈菜 10g
冬凌草 10g	姜黄 10g	仙鹤草 30g	金钱草 10g
甘草 5g			

14 剂

【按语】2诊时患者经历化疗，症见疲倦乏力、食欲差、苔白腻等脾虚湿盛表现；下肢痛、带状疱疹后遗神经痛、脉沉弦，提示肝经郁滞，气血不畅。治疗应在前法基础上，加强行气活血止痛之功。上方去黄芩、茯苓、泽泻、当归、白芍，加川芎、白芷、姜黄、夏天无以行气活血、通络止痛，加仙鹤草以扶正补虚。

三、类案辨治明章法

3诊（2019年7月15日）：药后诸症减轻，现症晨起口苦，偶有腹痛。舌淡红，苔白腻，脉沉弦。

处方：柴胡 10g　　黄芩 10g　　法半夏 10g　　黄芪 30g
　　　当归 10g　　白芍 10g　　夏天无 10g　　元胡 10g
　　　白屈菜 10g　冬凌草 10g　茵陈 30g　　　仙鹤草 30g
　　　葛根 10g　　甘草 5g

14 剂

【按语】3 诊时患者诸症减轻，症见口苦、偶有腹痛、脉沉弦等，提示肝气郁滞，郁久化热；苔白腻，提示湿浊内停。治疗当疏肝理气、健脾祛湿、清热解毒。故上方去白术、防风、白芷、川芎、姜黄、金钱草，加茵陈、黄芩、法半夏疏肝和胃，加元胡、当归、白芍以行气活血止痛，加葛根以健脾升清。

4诊（2019年8月19日）：脉沉弦，苔白稍腻。2019 年 8 月 7 日检查：间接胆红素 12.91μmol/L（↑），碱性磷酸酶 159U/L（↑），谷氨酰转移酶 97U/L（↑）。

处方：柴胡 10g　　黄芩 10g　　法半夏 10g　　黄芪 30g
　　　炒白术 10g　防风 10g　　白屈菜 10g　　冬凌草 10g
　　　茵陈 30g　　金钱草 30g　车前草 30g

14 剂

【按语】4 诊时患者病情稳定，无明显不适，症见苔白腻、脉沉弦，继续遵前法，行疏肝健脾、利湿解毒治疗。上方去当归、白芍、夏天无、元胡、葛根、仙鹤草、甘草；加白术、防风，与黄芪配合健脾益气以扶正；加车前草、金钱草以清热利湿，使邪有出路。

5诊（2019年9月2日）：精神较前好转，仍气短乏力，晨起咳痰，口干口苦，食纳尚可，睡眠尚可，二便正常，脉沉弦，舌淡红，苔白腻。

处方：金钱草 30g　茵陈 30g　　炒栀子 10g　　车前草 30g
　　　炒白术 10g　茯苓 10g　　白屈菜 10g　　冬凌草 10g
　　　泽泻 10g　　黄芩 10g　　陈皮 10g　　　甘草 5g

14 剂

【按语】5 诊时患者正气渐复，精神好转，症见气短乏力，提示气虚推动无力；咳痰、口干口苦、苔白腻，提示湿热内蕴。治疗遵前法，继续健脾祛湿、清热解毒。故上方去黄芪、防风、柴胡、法半夏，加炒栀子清热解毒，加茯苓、泽泻、陈皮健脾祛湿，加甘草调和诸药。

6诊（2019年10月21日）：疲倦好转，鼻色红，口干，晨起口苦，痔疮发作，大便每日 1 行，夜尿 3～4 次。脉沉弦，舌淡红，苔白腻。

处方：金钱草 30g　茵陈 30g　　柴胡 10g　　　车前草 30g

| 炒白术 10g | 茯苓 10g | 白屈菜 10g | 冬凌草 10g |
| 泽泻 10g | 黄芩 10g | 陈皮 10g | 甘草 5g |

14 剂

【按语】6诊时患者疲倦减轻，症见口苦口干、鼻色红、痔疮发作等热盛表现；夜尿频、苔白腻等，提示水湿之征。治疗继续综前法，上方去炒栀子，加柴胡以加强疏肝理气作用。

7诊（2019 年 11 月 4 日）：足底冷，晨起口苦，服水果后胃部不适。脉沉弦，舌淡红，苔白腻。

处方：
金钱草 30g	茵陈 30g	薤白 10g	车前草 30g
炒白术 10g	茯苓 10g	白屈菜 10g	冬凌草 10g
泽泻 10g	陈皮 10g	甘草 5g	

14 剂

【按语】7诊时患者症见晨起口苦，提示内有郁热；吃凉食则胃不适、足底冷、苔白腻，提示脾阳不足、寒湿阻络。治疗当以清热利湿解毒、健脾和胃通阳为法。上方去柴胡、黄芩，加薤白以辛散通阳、行气化痰。

8诊（2019 年 12 月 23 日）：疲倦乏力减轻。现症饭后胃胀，口臭，左肋部不适，视物模糊，夜尿 3～4 次，大便每日 1 行。脉沉弦，舌淡红，苔白腻。

处方：
金钱草 30g	茵陈 30g	薤白 10g	白屈菜 10g
炒白术 10g	茯苓 10g	冬凌草 10g	泽泻 10g
陈皮 10g	甘草 5g		

14 剂

【按语】8诊时患者疲倦之力减轻，症见口臭、夜尿频、苔白腻，提示湿热内蕴；饭后胃胀、左肋部不适、脉沉弦，说明气机不畅；视物模糊，提示肝阴血虚，目失所养。治疗仍遵前法（上方去车前草，继续巩固）。

9诊（2020 年 1 月 20 日）：小腹痛，视物模糊，夜尿 2 次，双腿无力。脉沉弦，舌淡红，苔白腻。

处方：
生黄芪 30g	茵陈 30g	薤白 10g	白屈菜 10g
炒白术 10g	茯苓 10g	金荞麦 30g	泽泻 10g
陈皮 10g	甘草 5g		

14 剂

【按语】9诊时患者症见小腹痛、夜尿稍频、苔白腻，提示湿阻气滞；视物模糊、双腿无力等，提示气阴两虚。治疗遵前法，加强健脾祛湿作用。故上方去金钱草、冬凌草，加黄芪以健脾祛湿，加金荞麦清利湿热。

【跟师心得】

本例患者基础病多，病程日久，历经手术和多次化疗，气血津液耗伤，肝胆湿热阻滞气机，正虚邪盛。高教授从整体考虑，参考实验室检查结果，以扶正为主，攻补兼施，治以疏肝健脾、祛湿解毒为法。经过数次调理，湿热渐消，病情稳定。

病案3 宋某，男，67岁，2022年4月25日初诊。

主诉： 右上腹疼痛7个月余。

现病史： 患者于某医院经检查确诊为胆管癌（壶腹部，中-低分化腺癌），2021年9月行根治性切除术。有梗阻性黄疸、肝功能衰竭、动脉粥样硬化史。

现症： 食纳差，胃有烧灼感，偶有呕吐，右上腹疼痛，眠差，大便3～5日1行。脉沉弦，舌紫暗，苔黄厚。

西医诊断： 胆管癌术后。

中医辨证： 气血瘀滞，毒热未清。

治法： 清热解毒，理气活血，扶正安神。

处方：

柴胡10g	黄芩10g	川楝子10g	元胡10g
决明子10g	白屈菜10g	冬凌草10g	仙鹤草30g
徐长卿10g	灵芝粉6g^{冲服}		

14剂

【按语】 患者为胆管癌术后，初诊时症见胃中烧灼感、呕吐、大便干结、苔黄厚，提示胃肠蕴热，失于通降；右上腹痛、脉沉弦、舌紫暗，提示瘀血内阻肝络，不通则痛；食纳差、睡眠差，提示脾虚运化无力，血少而心神失养。治疗采用清热解毒、理气活血、扶正安神之法。方中黄芩、白屈菜、冬凌草清热解毒；决明子清肝润肠通便；柴胡、元胡、川楝子、徐长卿疏肝理气，活血止痛；仙鹤草、灵芝扶正补虚，补气安神。

2诊（2022年5月9日）： 药后右腹痛加剧，痛处固定，自服止痛药。现症口苦口干，食欲尚可，偶有呕吐，睡眠差，脉弦，舌淡，苔薄黄。

处方：

黄芪30g	白术10g	防风10g	川楝子10g
白屈菜10g	冬凌草10g	仙鹤草30g	蒲公英10g
陈皮10g	白芍15g	甘草5g	灵芝粉6g^{冲服}

14剂

【按语】 2诊时患者症见右腹痛加重、偶有呕吐、脉弦，提示瘀血阻滞，气机不畅，胃失和降；口苦口干、苔薄黄，提示少阳郁热；眠差、舌淡，提示气血不足。病机未变，治疗遵前法。上方去柴胡、黄芩、元胡、决明子、徐长卿，加玉屏风散、陈皮以健脾益气，加白芍、甘草酸甘化阴、缓急止痛，加蒲公英清热解毒。

病案 4　马某，男，68 岁，2013 年 12 月 9 日初诊。

主诉：全身皮肤发黄 20 余天。

现病史：患者 12 月 4 日医院彩超示胰头可见 2.6cm×2.5cm 低回声肿物，边界尚清，胆囊增大，肝内外胆管扩张。MRI 报告示：低位胆道梗阻，肝外胆管占位性病变，胰腺占位性病变，左肾囊肿。检查：谷氨酰转移酶 1822U/L（↑），谷草转氨酶 446.6U/L（↑），谷丙转氨酶 443.5U/L（↑），总胆红素 72.4μmol/L（↑），总胆汁酸 172.9μmol/L（↑）。有吸烟史、饮酒史。

现症：身黄，白睛黄，疲倦乏力，口干，食欲不振，食少，胃胀，恶心呕吐，脉沉弦，舌淡，苔薄白。

西医诊断：胆管癌，梗阻性黄疸。

中医辨证：肝胆湿热，脾胃不和。

治法：健脾祛湿，理气和胃，清热解毒。

处方：

黄芪 30g	白术 10g	当归 10g	茯苓 10g
泽泻 10g	鸡内金 10g	陈皮 10g	厚朴 10g
莱菔子 10g	薤白 10g	仙鹤草 30g	白屈菜 12g
草河车 10g	甘草 5g		

14 剂

【按语】　患者为胆管癌伴胰腺转移，初诊时症见身黄、目黄、口干，提示肝胆湿热；胃胀、恶心呕吐、脉沉弦，提示湿热阻滞气机，胃失和降；疲倦乏力、食欲不振、食少、舌淡，提示脾胃虚弱，气血不足。病位涉及肝胆、脾胃，治疗以健脾祛湿、理气和胃、清热解毒为法，采用经验方益气解毒抑瘤汤加减。方中黄芪、仙鹤草、白术、茯苓、泽泻扶正补虚，健脾利湿；黄芪配当归补气生血；厚朴、莱菔子、鸡内金行气燥湿，消积开胃；薤白、陈皮行气化痰；白屈菜、草河车解毒抗癌；甘草调和诸药。

　　2 诊（2014 年 1 月 6 日）：药后疲倦乏力、胃胀、食欲不振好转。现身目发黄，口干，舌淡，苔薄白，脉沉弦。

处方： 茵陈 30g　　炒栀子 10g　　酒大黄 10g　　白术 10g
　　　　陈皮 10g　　茯苓 10g　　泽泻 10g　　牡丹皮 10g
　　　　丹参 10g　　白屈菜 10g　　柴胡 10g　　黄芩 10g
　　　　车前草 30g　　甘草 5g　　山楂 10g

14 剂

【按语】 2 诊时患者疲倦乏力、胃胀、食欲不振好转，症见身目发黄、口干，提示肝胆湿热仍盛。治疗采用清肝利湿、健脾和胃之法。方以茵陈五苓散、小柴胡汤合方加减。方中茵陈、栀子、酒大黄、车前草疏肝清热利湿，导湿热从下排出；柴胡、黄芩疏肝清胆，调畅气机；白术、茯苓、泽泻健脾利湿；陈皮、山楂消食和胃；牡丹皮、丹参凉血活血，以防湿热入于血分；白屈菜解毒抗癌；甘草调和诸药。

【跟师心得】

胆管癌患者常见黄疸表现，高教授跟随肝病专家关幼波先生学习多年，继承了关老治疗黄疸的宝贵经验，如"治黄必治血，血行黄易却；治黄需解毒，毒解黄易除；治黄要治痰，痰化黄易散"。他认为黄疸的治疗当分清寒热虚实，辨别阳黄、阴黄，以及在气分、在血分之不同。阳黄者要清利湿热，阴黄者要散寒除湿，在气分者要清热、化痰、利湿、解毒，在血分者要养血、凉血、活血。胆管癌虽病位在肝胆，但"见肝之病，知肝传脾，当先实脾"，因此高教授强调在疏肝利胆的同时，还应注重调护脾胃，扶正祛邪兼顾。

（张璐整理）

四、
领悟验方增疗效

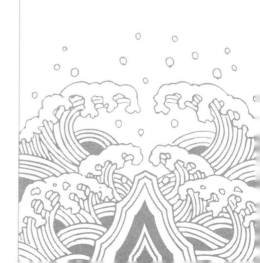

清肺止咳方

高教授创建的"清肺止咳方",是他研习施今墨名老中医临床经验,跟随关幼波名老中医临证过程中,吸取二位名医的治咳经验,采用古方止嗽散、桑杏汤、泻白散合方加减,并经临床反复应用而逐渐定型。

组成用量:桑叶 10g,桑白皮 10g,地骨皮 10g,酒黄芩 10g,桔梗 10g,杏仁 10g,炙枇杷叶 10g,前胡 10g,橘红 10g,紫菀 10g,牛蒡子 10g,甘草 6g。

功效主治:清热肃肺,祛痰止咳。适用于余邪未尽,燥热伤肺,痰热内蕴证。症见咳痰日久,持续不愈,或痰多不易咳出,口干咽燥等。

临床应用:高教授临床治疗上呼吸道感染、气管支气管炎、肺炎、慢性阻塞性肺病、肺纤维化、肺癌等呼吸系统疾病过程中所出现的咳嗽,符合余邪未尽、燥热伤肺、痰热内蕴证者,常以清肺止咳方为基础方进行加减。

病例 1:上呼吸道感染后干咳 邰某,男,36 岁。干咳已 1 年。1 年前感冒后遗留咳嗽未愈,今年 3 月复感后咳嗽又加重,拍胸片未见异常。现仍干咳无痰,工作劳累后、吃饭时咳嗽可加重,呈阵发性呛咳,食纳尚佳,大便正常。脉沉弦,舌淡红,苔薄白。高教授辨证为燥热伤肺、气阴两伤,处方以清肺止咳方为基础,加白术以健脾益气,加川贝母以润肺,加赤芍以清热凉血,加诃子以敛肺。服药 2 周后咳嗽消失。

病例 2:肺炎后咳痰 金某云,女,63 岁。近期因肺炎住院,现已出院 1 周,仍咳嗽痰多,伴鼻窦炎、咽炎,食欲不振,疲乏无力,头晕,口干,舌淡红,苔薄白乏津。高教授辨证为痰热内蕴、燥热伤肺、气阴两虚,处方以清肺止咳方为基础,加薄荷以清热利咽,加麦冬、玄参、百部以养阴润肺,加浙贝母清热化痰。服药 1 周后咳嗽诸症消失。

病例 3:慢性阻塞性肺气肿 杜某纯,女,74 岁。有慢性阻塞性肺气肿、肺心病、过敏性哮喘、支气管扩张史 11 年,咳嗽咳痰 10 年余。20 天前因感冒而咳嗽咳痰加重,胸痛喘憋。拍胸片示:肺有炎症。现鼻塞流涕,咽干痛,咳嗽有黄痰,疲倦无力,双下肢肿胀疼痛而不能行走,纳差,眠差,便秘。脉沉细,舌质红,苔少。高教授辨证为气阴两虚、痰热阻肺,处方以清肺止咳方为基础,加麻杏甘石汤(麻黄、杏仁、生石膏、甘草)以宣肺泻热、止咳平喘,加玉屏风散(黄芪、白术、防风)以益气固表,加北沙参以养阴润肺。服药 2 周胸痛消失,咳嗽减轻,痰减少。继续守方加减 2 个月已不咳,偶咳白痰,予玉屏风颗粒继服以巩固。

清肺止咳方的方药组成看似平平无奇,临床应用时若方证相合,很多持续数月甚至数年的久咳都可应手取效。该方之所以能有效治疗久咳，首先归因于高教授对久咳病机的全面把握。他认为久咳多为外感邪气祛除未尽，入里化热犯肺，一方面灼津为痰，痰热壅肺则肺宣降失常，另一方面损伤肺津，肺失清润则气逆而咳，咳嗽日久会更加剧肺气、肺阴的耗伤，诸多因素共同造成久咳不愈。针对上述病机，高教授首创的清肺止咳方融宣肺、降肺、清肺、泻肺、润肺五法于一体，可祛风散邪、清热化痰、润燥利咽、降气止咳。临证时，若患者肺气、肺阴损伤明显，还需酌加黄芪、党参、白术等补肺益气，加白芍、五味子、白果、诃子等敛肺，加玄参、麦冬、生地黄、北沙参、石斛、百合等润肺养阴。

临床应用表明，清肺止咳方具有降低呼吸道敏感度、降低气道和膈肌痉挛、减少呼吸道黏膜分泌物的分泌和抗过敏等作用，值得深入研究。

（王文娟整理）

益气解毒抑瘤方

四、领悟验方增疗效

高教授首创的益气解毒抑瘤方是他几十年治疗癌症的经验所得，该方体现了"攻补兼施""辨病辨证相结合"的原则。

组成用量： 黄芪 30g，炒白术 10g，当归 10g，茯苓 10g，薏苡仁 10g，草河车 10g，白屈菜 10g，白花蛇舌草 15g，仙鹤草 30g，甘草 5g。

功效主治： 益气健脾，解毒抑瘤。适用于脾虚气弱、毒热积聚证，症见倦怠乏力、食纳不佳、气短、心悸、烦躁、口干、失眠等。

临床应用： 高教授临床治疗肺癌、胃癌、乳腺癌、肝癌、结肠癌、胰腺癌等各类肿瘤，常以益气解毒抑瘤方作为基础方，并结合患者肿瘤类型与部位、治疗所处阶段、临床主症进行加减变化。

病例 1：胰腺癌保守治疗 赵某稳，女，74 岁。1 个月前因血糖高而入院检查，诊断为胰腺癌。现症见乏力，眠差，夜间盗汗，偶有心慌，大便干数日 1 行，食欲不佳，脉弦细数，舌淡暗，苔白腻稍黄乏津。10 多年前曾行胃大部切除术。高教授辨证为气阴两虚、湿热内蕴，处方以益气解毒抑瘤方为基础方，加柴胡、黄芩、藿香、佩兰、陈皮、焦山楂以疏肝利胆、化湿开胃。服药近 2 个月，乏力好转，眠可，食欲转佳，大便 2 日 1 行，遂服中成药继续巩固。

病例 2：结肠癌术后围化疗期 张某正，男，73 岁。患者因腹痛就医而确诊为升结肠癌，2010 年 7 月 15 日手术切除。现手术伤口愈合较好，正等待化疗，精神尚好，睡眠可，大便正常，脉沉细，舌淡红，苔白。高教授辨证为气阴两虚、毒热未清，处方以益气解毒抑瘤方为基础，加升麻、葛根、灵芝粉以益气扶正，加白芍以养阴养血，加陈皮、泽泻以理气祛湿。服中药 2 个月，其间完成 4 次化疗，化疗副反应较轻。2011 年 2 月 6 日住院检查发现有胰头癌转移，靶向药治疗期间仍继续服用中药，患者精神状态较好，无明显不适。

病例 3：肺癌保守治疗 刘某，男，87 岁。因咽喉不适、干咳、低热入院治疗，查胸部 CT 示：肺癌淋巴转移、肺炎。因年龄较大，不同意手术而请中医会诊。现发热已退，干咳不止，咽喉不适，口不渴，食纳量少，大便正常，小便量少，尿频数，脉细弱，舌质暗边有瘀斑，苔薄白。高教授辨证为气阴两虚、肺热络瘀，处方以益气解毒抑瘤方为基础，加北沙参、麦冬以润肺养阴，加桔梗、鱼腥草、土茯苓以化痰解毒，加红花、牡丹皮、赤芍、丹参以养血活血。服药 7 剂后咳嗽消失，咽喉不适缓解，遂将中药研末做成散剂。5 年后随访，患者一直坚持服用中药，病情稳定，生活质量满意。

（王文娟整理）

瓜石汤

瓜石汤为北京中医医院著名妇科专家刘奉五老中医的经验方，出自《刘奉五妇科经验》。该方系刘老以三合汤为基础，为胃热灼伤津液所引起的月经稀发、后错，以及精血枯竭引起的闭经所创。

组成用量： 瓜蒌 15g，石斛 12g，玄参 9g，麦冬 9g，生地黄 12g，瞿麦 12g，车前子 9g，益母草 12g，黄连 6g，牛膝 12g。

功效主治： 滋阴清热，宽胸和胃，活血通经。适用于阴虚胃燥证，表现为月经稀发、月经后错、闭经等，症见口干舌燥、消谷善饥、头晕头痛、鼻衄、心胸烦闷甚则胸中发热、脾气急躁、乳房胀痛、五心烦热、失眠多梦、腰酸、舌质偏红、脉弦滑沉取无力或滑数等。

临床应用： 高教授继承并发挥了刘奉五名老中医的临床经验，不仅用其治疗月经病，还常将其加减治疗糖尿病、胃癌、痤疮等符合阴虚胃燥证者，均有较好的疗效。

病例 1：月经量少 顾某，女，30 岁。近半年来月经量少，每次带经仅 2 天，色紫暗量少，质稠。伴心烦口干，眠多梦，大便干，经前皮肤瘙痒明显。舌质红，苔薄黄，脉沉细。末次月经 4 月 3 日。高教授辨证为阴血亏虚、胃肠燥热，处方以瓜石汤为基础，加黄芩、白鲜皮以清热燥湿止痒。服药后皮肤瘙痒减轻，大便通畅，4 月 28 日行经，带经 6 天，色红，无血块。间断服药半年，经量明显增多，每次带经 4～5 天，色红，无血块，经前皮肤瘙痒消失。

病例 2：糖尿病 马某虎，男，53 岁。患者有糖尿病史，注射胰岛素后血糖仍控制不佳，半年来体重减轻 3kg。查空腹血糖 8.3mmol/L（↑），糖化血红蛋白 8.3%（↑）；尿酸 491μmol/L（↑）；甘油三酯 3.8mmol/L（↑），高密度脂蛋白胆固醇 0.84mmol/L(↑)；B 超提示脂肪肝。既往有复发性口腔溃疡 10 年、前列腺增生史。症见口腔溃疡多发，食后易腹泻，晨起咳黄痰，舌红，苔少，脉沉弦。高教授辨证为气阴两虚、湿热内蕴，处方以瓜石汤为基础，加当归补血汤（黄芪、当归）以益气养血，加一贯煎（北沙参、生地黄、当归、枸杞子、麦冬、川楝子）以养阴清热。患者间断服药 3 个月余，口腔溃疡复发频率明显减少，血糖平稳。

病例 3：胃癌术后 陈某，男，72 岁。胃窦溃疡性分化腺癌术后 1 个月。症见疲乏无力，口干，饮水易呛，食欲可，有饥饿感，嗳气，便秘，手抖，睡眠可。脉沉细，舌暗红无苔。高教授辨证为阴虚胃燥，处方以瓜石汤为基础，加桔梗、枳壳以宣肺理气，加白芍、杏仁、郁李仁、大黄以滋阴养血、润肠通便。药后患者诸症均明显减轻。

瓜石汤中的君药为瓜蒌、石斛。其中瓜蒌甘寒润降，理气宽胸。《医学衷中参西录》认为瓜蒌善滋阴润燥、滑痰生津，且能开胸降胃，又说其力虽稍弱，重用之则转弱为强。高教授使用瓜石汤时，瓜蒌多重用至 30g。石斛可生津益胃、滋阴清热、润肺益肾，现代研究表明，该药富含多糖、黄酮和生物碱等功能成分，具有提高免疫力、抗氧化、抗化学性肝损伤、抗疲劳、降血糖等功能，尤其是该药降血糖的作用已得到大量临床验证，瓜石汤可拓展应用到糖尿病的临床治疗中。

（张焱整理）

四、领悟验方增疗效

秦艽丸

秦艽丸在中医古籍中同名方剂颇多，本文所述秦艽丸最早出自宋《太平圣惠方》卷六十五，清·《医宗金鉴·外科心法要诀》收载此方时将乌梢蛇用量减少。

组成用量： 秦艽 10g，防风 10g，乌梢蛇 10g，黄芪 15g，大黄 10g，苦参 10g，黄连 5g，漏芦 10g。

功效主治： 祛风除湿，清热解毒。适用于风湿热毒瘀阻肌肤证，症见遍身生疮、皮损干燥、瘙痒明显、搔之起皮者。

临床应用： 高教授继承并发挥了赵炳南名老中医应用秦艽丸治疗皮肤病的临床经验。他认为秦艽丸祛风兼清热、解毒、燥湿、化瘀，尤其对那些反复发作、迁延不愈、皮肤瘙痒明显、皮损肥厚粗糙的皮肤病，与其"风""湿""热""毒""瘀"并存的病机十分契合。临床上常以秦艽丸加减治疗静止期银屑病、缓解期系统性红斑狼疮、神经性皮炎、荨麻疹、慢性湿疹、皮肤瘙痒症等。

病例1：**银屑病** 祁某彬，男，61岁。全身泛发性银屑病史已有20余年，春秋加重、冬夏减轻。曾服甲氨蝶呤后皮损恢复正常，停药后又反复。查双臂肘部、腰部皮损呈大面积团块状增厚，上覆银白色细碎鳞屑，微痒。脉沉弦，舌质暗红，苔白腻。高教授辨证为湿毒凝聚，处方以秦艽丸为基础，加黄芩、连翘、白鲜皮、蛇床子、三棱、莪术、凌霄花、红花、生甘草等清热祛湿止痒、凉血活血化瘀药。加减用药4周后患者瘙痒消失，皮损明显变薄，基底出现正常皮肤，皮肤弹性恢复。

病例2：**神经性皮炎** 吴某，男，65岁。患颈后部神经性皮炎10余年，经常发作，与饮食、情绪、气候均有关，发作无规律性，瘙痒明显。2周前无明显原因出现颈部皮肤瘙痒。查颈部皮肤粗糙，苔藓样增厚，基底部发红，有少量脱屑和抓痕。脉弦滑，舌质偏红，苔薄白。高教授辨证为风湿毒聚、血燥凝滞。处方以秦艽丸为基础方，加白鲜皮、地肤子、赤芍、牡丹皮、鸡血藤、当归等清热祛湿止痒、养血凉血活血药。前后服药50余天，瘙痒消失，颈部皮损红斑消退。

病例3：**系统性红斑狼疮** 张某，女，26岁。因产后、店面装修，开业不久即反复发热，面部出现红斑，经医院检查确诊为系统性红斑狼疮而予以激素治疗。现口服醋酸泼尼松50mg/d，已闭经2个多月，自觉疲倦无力，易出汗，畏寒，眼睑肿胀，小便有泡沫，口干，头晕，耳鸣，手抖，舌麻，小腿出现紫癜。查尿蛋白（＋）、尿潜血（＋＋），红细胞沉降率42mm/h(↑)，血红蛋白100g/L(↓)，血压不稳。高教授辨证为气血两虚、毒热内蕴。处方以秦艽丸为基础方，加炒栀子、白术、当归、川芎、生地黄、麦冬、枸杞子、丹参、牡丹皮、赤芍、凌霄花等益气养血养阴、清热凉血活血药。先后加减用药3个月诸症好转，月经正常来潮，尿潜血（－）。用药8个月后，醋酸泼尼松平稳减量至5mg/d，红细胞沉降率降至26mm/h(↑)，抗DNA抗体转阴，抗核抗体浓度减低，尿蛋白（－），自觉无其他明显不适。

病例4：**湿疹** 张某云，女，71岁。患者1年来乳头下瘙痒，有黏液渗出，经某医院诊断为湿疹。心动过缓，42次/min，晨起明显，失眠需服药物助眠，食纳尚可，口干舌燥，血压高靠药物控制，二便正常，脉沉细缓，舌质淡，苔薄白乏津。过敏体质，对花粉、辣椒、扁豆过敏。高教授辨证为脾气亏虚、湿热内蕴，处方以秦艽丸为基础方，加白术、茯苓、泽泻、车前草健脾利湿，加白鲜皮、地肤子、蛇床子祛湿清热止痒，加槐花、黄芩清热凉血。药后患者瘙痒明显减轻，皮损逐渐消退。

临床观察表明，秦艽丸可用于辅助治疗硬皮病、皮肌炎、红斑狼疮等自身免疫性疾病，银屑病、湿疹、毛发红糠疹、皮肤淀粉样变等红斑鳞屑类皮肤病，以及掌跖脓疱病、皮肤瘙痒症、神经性皮炎、结节性痒疹、扁平苔藓、口腔溃疡等。药理学研究显示，秦艽丸可抗菌、抗病毒，抑制炎症反应，调节机体免疫功能，还具有一定的镇痛、镇静作用，因此适合辅助治疗皮肤类病症。

（王文娟整理）

茵陈蒿汤

茵陈蒿汤出自汉代张仲景《伤寒论》。236条："阳明病，发热汗出者，此为热越，不能发黄也。但头汗出，身无汗，剂颈而还，小便不利，渴引水浆者，此为瘀热在里，身必发黄，茵陈蒿汤主之。"260条："伤寒七八日，身黄如橘子色，小便不利，腹微满者，茵陈蒿汤主之。"《金匮要略》将其用于治疗谷疸："谷疸之为病，寒热不食，食即头眩，心胸不安，久久发黄，为谷疸，茵陈蒿汤主之。"

组成用量： 茵陈（蒿）30g，栀子10g，大黄8g。

功效主治： 清热，利湿，退黄。适用于湿热蕴结、瘀阻血脉证，症见黄疸、颜色鲜明者。

临床应用： 高教授临床上对于脂肪肝、胆红素升高、肝功能异常、肝癌、胆囊癌肝转移等患者常以茵陈蒿汤为基础加减用药，效果甚佳。

病例1：高脂血症 郁某清，男，44岁。有乙肝史20年，检查示中度脂肪肝、血脂偏高。近期喝酒应酬较多而患痛风。现症右侧卧位时有顶胀感，易疲倦，大便偏干。高教授处方以茵陈蒿汤为基础，随症加白芍、女贞子、墨旱莲、枸杞子以养肝阴，加茯苓、泽泻、车前草、猪苓以利水渗湿，加川楝子、陈皮、瓜蒌、枳壳、莱菔子以理气，加荷叶、焦山楂、鸡内金消食和胃。药后患者右侧卧位时顶胀感消失，疲倦减轻，大便每日1行，复查示低密度脂蛋白胆固醇恢复正常。

病例2：高胆红素血症 王某远，男，51岁。12岁时曾患急性黄疸性肝炎。2010年出现右视神经炎伴脱髓鞘病变。有糖尿病史、高血压史、轻度脂肪肝史。2014年6月18日查肝功能发现总胆红素25.6μmol/L（↑）、直接胆红素8.23μmol/L（↑）、间接胆红素17.37μmol/L（↑）。现症双下肢轻度肿胀，大便每日2~3次，右眼视物不清。高教授处方以茵陈蒿汤为基础，加枸杞子、菊花、川芎、白芍以养血平肝，加白术、葛根、升麻健脾益气以升清阳，加木瓜、甘草利湿缓急。药后2周患者复查肝功能均恢复正常。

病例3：胰腺癌肝转移 任某勇，男，56岁。1周前因胁痛确诊为胰腺尾部肿物，5.8cm×5.2cm，伴淋巴结转移、肝内多发性结节。现症右胁及背部疼痛，口干，无饥饿感，体重减轻5kg，10天无大便，偶有心慌。脉沉弦数，舌质淡，苔中部剥脱。高教授处方以茵陈蒿汤为基础，加黄芩、黄连清热燥湿，加白屈菜、冬凌草清热解毒，加川楝子、元胡、夏天无、白芷行气活血止

179

痛，加瓜蒌、枳壳行气润燥通便，加甘草调和诸药。服上方后疼痛、口干均减轻，大便每日1行，有饥饿感，体重有增加。

临床上，以茵陈蒿汤为基础加减治疗肝胆系统疾病，若药证相符常常效如桴鼓。现代文献显示，临床上茵陈蒿汤主要用于治疗各类肝炎及黄疸，如急性黄疸性肝炎、淤胆型肝炎、慢性重症肝炎、婴儿肝炎综合征、药物中毒性肝损害、高胆红素血症、新生儿病理性黄疸、肝癌术后黄疸、肝硬化黄疸等。此外，还常用于治疗脂肪肝、胆囊炎、急性重症胆管炎、妊娠肝内胆汁淤积症、胆石症、胰腺炎等。另外，亦可用于湿热内蕴型的糖尿病、母儿ABO血型不合、化学毒性中毒、痤疮、湿疹、阴道炎、癌性发热等疾病。

现代药理研究认为，茵陈蒿汤具有保肝利胆、抗肝纤维化、促进胆红素代谢、调节血脂、降血糖、保护胰腺组织、镇痛消炎、增强免疫、抗肿瘤等作用。其保肝利胆、抗肝纤维化作用的具体机制为：抑制核因子 κB 的激活，减少炎症细胞因子的产生和氧化应激，减轻肝细胞损伤和凋亡，抑制肝星状细胞激活和增殖，促进肝星状细胞凋亡，减少肝组织细胞外基质沉积。这些现代研究结果进一步证实茵陈蒿汤十分适用于肝胆系统疾病。

（王文娟整理）

黄芪桂枝五物汤

黄芪桂枝五物汤出自《金匮要略·血痹虚劳病脉证并治篇》："血痹，阴阳俱微，寸口关上微，尺中小紧，外证身体不仁，如风痹状，黄芪桂枝五物汤主之。"

组成用量：黄芪30g，桂枝10g，芍药10g，生姜20g，大枣10g。

功效主治：益气温阳，和营通脉。适用于阳气亏虚、血虚血瘀证。症见肌肤麻木，关节疼痛，遇寒加重，得温则减，手足凉，脉沉细者。

临床应用：高教授临床治疗四肢关节麻木疼痛类病症，符合阳气亏虚、血虚血瘀证者，常采用黄芪桂枝五物汤进行加减。

病例1：雷诺病 武某欢，女，25岁。因冬季双手麻木发凉而去某医院检查，确诊为雷诺病。平时手脚发凉，有冻疮史。脉沉弦，舌质淡，苔薄白。高教授辨证为气血两虚、寒凝络瘀，处方以黄芪桂枝五物汤为基础方，加白术、陈皮、甘草补气行气，加当归、鸡血藤、丝瓜络、姜黄养血活血、行气止痛。服药1个月后，双手有温热感，麻木明显减轻，将本方中药超微粉碎做成散剂，继续服药巩固。

病例2：关节痛 袁某峰，女，32岁。2013年妇科手术后出现畏寒，疲倦无力，气短，关节疼痛且天气变化时疼痛加重，腰酸痛且劳累后加重，嗜睡，健忘，善太息。月经周期规律，经血量少。脉沉细无力，舌质淡，苔薄白乏津。高教授辨证为气血两虚、经络不通，处方以黄芪桂枝五物汤为基础，加白术、升麻、葛根、仙鹤草、甘草以加强补气升清作用，加陈皮、香附疏肝理气，加当归、熟地黄、川芎、鸡血藤以养血活血。服药2周后诸症明显减轻，继续服药巩固。

病例3：足踝痛 苏某萍，女，51岁。双脚足踝部疼痛1个月余，无外伤史，平素畏寒，腰部发凉，血压偏低（90/60mmHg），脉沉弦，舌质淡，苔薄。高教授辨证为阳气不足、寒凝络瘀，处方以黄芪桂枝五物汤为基础，加羌活、柴胡祛风散寒、升阳止痛，加丹参、红花、鸡血藤、丝瓜络、木瓜养血活血、舒筋活络，加牛膝补肝肾并引药下行。服药2周足踝痛消失。

现代临床上，黄芪桂枝五物汤常用于治疗神经系统疾病，如糖尿病周围神经病变、小舞蹈症、吉兰-巴雷综合征、末梢神经炎、股外侧皮神经卡压综合征、坐骨神经痛、带状疱疹后遗神经痛、雷诺病等；心脑血管系统疾病，如心肌缺血、原发性低血压、窦性心动过缓、脑梗死后遗症、血管性头痛、血栓闭塞性脉管炎、糖尿病足等；消化系统疾病，如胃及十二指肠溃疡、慢性肝炎等；风湿性疾病，如类风湿关节炎；血液系统疾病，如白细胞减少症；呼吸系统疾病，如咳喘水肿等；此外，如颈椎病、腰椎间盘突出症、不宁腿综合征、荨麻疹、产后尿潴留、产后身痛、痛经等亦可用之。总之，凡是中医辨证属气血不足、营卫不和、寒凝经脉者，症见肢体局部皮肤麻木、不仁或不用等，皆可用黄芪桂枝五物汤加减治疗。

现代研究表明，黄芪桂枝五物汤中的桂枝汤具有扩张血管、促进发汗、解热、镇痛、镇静等作用；黄芪具有增强机体免疫功能、扩张血管、保护血管内皮、调节血脂浓度、改善血流状态、抑制血栓形成、有效清除氧自由基等作用。这些研究结果均是对黄芪桂枝五物汤益气温阳、和营通脉功效的佐证。

（王文娟整理）

参 考 文 献

[1] 王冰，杨上善，张介宾注．黄帝内经素问三家注［M］．北京：中国中医药出版社，2013．

[2] 王冰，杨上善，张介宾注．黄帝内经灵枢三家注［M］．北京：中国中医药出版社，2013．

[3] （汉）张仲景述．王冰撰次．中医临床丛书：伤寒论［M］．钱超尘，郝万山整理．北京：人民卫生出版社，2005．

[4] （汉）张仲景撰．中医临床丛书：金匮要略［M］．何任，何若萍整理．北京：人民卫生出版社，2005．

[5] （清）徐忠可著．金匮要略论注．邓明仲，张家礼点校．北京：人民卫生出版社，1993．

[6] （明）张介宾．景岳全书［M］．北京：中医古籍出版社，2021．

[7] （清）柯琴著．伤寒来苏集［M］．北京：中国中医药出版社，2020．

[8] （清）吴谦等编．医宗金鉴［M］．北京：人民卫生出版社，2002．

[9] （清）叶天士著．叶天士医案大全［M］．北京：中医古籍出版社，2017．

[10] （清）叶天士撰．中医临床丛书：临证医案指南［M］．苏礼等整理．北京：人民卫生出版社，2006．

[11] （清）沈金鳌撰．中医临床丛书：杂病源流犀烛［M］．田思胜整理．北京：人民卫生出版社，2006．

[12] 李世华，王育学编．龚廷贤医学全书：济世全书［M］．北京：中国中医药出版社，2020．

[13] （明）李梴编撰．中医临床丛书．医学入门［M］．田代华等整理．北京：人民卫生出版社，2006．

[14] （清）徐彬著．金匮要略论注［M］．叶进点评．北京：中国医药科技出版社，2020．

[15] （清）缪希雍．神农本草经疏［M］．北京：中医古籍出版社，2017．

[16] （明）李时珍著．本草纲目［M］．北京：人民卫生出版社，2004．

[17] （清）祁坤编．外科大成［M］．上海：上海卫生出版社，1957．

[18] 张锡纯著．医学衷中参西录［M］．北京：中医古籍出版社，2016．

[19] 北京中医医院，北京市中医学校．刘奉五妇科经验［M］．北京：人民卫生出版社，2006．

[20] 北京中医医院．赵炳南临床经验集［M］．北京：人民卫生出版社，2010．

[21] 北京中医医院．关幼波临床经验选［M］．北京：人民卫生出版社，2006．

[22] 张晓明．高益民老中医临证经验集Ⅰ［M］北京：化学工业出版社，2010．

[23] 王文娟．高益民老中医临证经验集Ⅱ［M］北京：化学工业出版社，2019．

[24] 高益民．高益民医论集萃［M］．北京：人民卫生出版社，2015．

[25] 张之南，沈悌．血液病诊断及疗效标准．［M］．4版．北京：科学出版社，2018．

[26] 张之南，郝玉书，赵永强．血液病学［M］．北京：人民卫生出版社，2017．

[27] 黄昊，王训．视神经脊髓炎中医治疗研究简况［J］．中医药临床杂志，2018，30（2）：370-373．

[28] 樊永平．视神经脊髓炎谱系病的中医辨识［J］．环球中医药，2018，11（4）：571-573．

[29] 冉宁晶，杨芳，陈卫银．视神经脊髓炎的中医治疗探讨［J］．成都中医药大学学报，2018，41（2）：94-96．

[30] Freilich D，Swash M. Diagnosis and management of tubercu-lous paraplegia with special reference to tuberculous radiculomyelitis［J］．J Neurol Neurosurg Psychiatry，1979，42（1）：12-18．

[31] 胡西，王杨，王伟．以脊髓神经根炎为首发症状的SLE一例报告［J］．中国疗养医学，2013，22（8）：750-751．

[32] 方毅敏，国宁圆，马志明，等．原发性结核性脊髓神经根炎 4 例临床特征分析［J］．广东医学，2010，31（18）：2424-2430.

[33] 李军霞，孟艺哲，张亚楠，等．12 例结核性神经根脊髓炎的临床特征及磁共振成像特点分析［J］．结核与肺部疾病杂志，2022，3（4）：296-299.

[34] 罗川晋，吴伟．邓铁涛教授运用活络效灵丹治疗脑脊髓神经根神经炎 1 例［J］．新中医，2012，44（6）：214-215.

[35] 陈莹莹，程梓轩，谭煌英．神经内分泌肿瘤中西医结合治疗的思路和体会［J］．现代肿瘤医学，2023，31（7）：1340-1343.

[36] 位振，朱耀东，张梅．神经内分泌肿瘤诊治现状及中医药研究进展［J］．辽宁中医药大学学报，2018，20（4）：214-218.

[37] 倪建法，周光新，施鑫．脊索瘤的基础与临床研究进展［J］．医学研究生学报，2015，28（2）：203-206.

[38] 孟通，魏子恒，尹华斌，等．脊索瘤的发病特点及治疗进展［J］．脊柱外科杂志，2022，20（2）：131-136.

[39] 王盼盼，朱登勤，杨晓煜．多发性骨髓瘤发病机制及治疗的研究进展［J］．中国医学创新，2023，20（13）：164-168.

[40] 张云慧，蒋士卿，辛静，等．中医药治疗多发性骨髓瘤的研究进展［J］．中医肿瘤学杂志，2023，5（2）：34-40.

[41] 陈卫东，刘潭，王玉名，等．脊索瘤的临床治疗进展［J］．现代生物医学进展，2014，14（34）：6794-6796，6800.

[42] Franceschi E，Hofer S，Brandes AA，et al. EANO-EURACAN clinical practice guideline for diagnosis，treatment，and follow-up of post-pubertal and adult patients with medulloblastoma［J］. Lancet Oncol，2019，20（12）：e715-e728.

[43] NCCN clinical practice guidelines in oncology. Central nervous system cancers. Adult medulloblastoma. NCCN guidelines version 2，2021.

[44] Smith MJ，Beetz C，Williams SG，et al. Germline mutations in SUFU cause gorlin syndrome-associated childhood medulloblastoma and redefine the risk associated with PTCH1 mutations［J］. J Clin Oncol，2014，32（36）：4155-4161.

[45] 杨宝，姜涛．髓母细胞瘤相关遗传综合征的研究进展［J］．中华神经外科杂志，2020，36（9）：970-972.

[46] Waszak SM，Northcott PA，Buchhalter I，et al. Spectrum and prevalence of genetic predisposition in medulloblastoma：a retrospective genetic study and prospective validation in a clinical trial cohort［J］. Lancet Oncol，2018，19（6）：785-798.

[47] Louis DN，Perry A，Wesseling P，et al. The 2021 WHO classification of tumors of the central nervous system：a summary［J］. Neuro Oncol，2021，23（8）：1231-1251.

[48] Ramaswamy V，Remke M，Bouffet E，et al. Risk stratification of childhood medulloblastoma in the molecular era：the current consensus［J］. Acta Neuropathol，2016，131（6）：821-831.

[49] 李丽，冷军，周霞．外伤性脊髓不完全损伤症中医临床诊疗专家共识［J］．康复学报，2019，29（5）：1-4.

[50] 刘铮，王洁．恶性间皮瘤新型治疗策略的生物学基础［J］．癌症进展，2023，21（11）：1161-1166，1195.

[51] 张葛，花宝金．辨治恶性胸膜间皮瘤体会［J］．中国中医药信息杂志，2012，19（8）：84.

[52] 王健民，龚胜蓝．原发性嗜酸粒细胞增多症的诊断与治疗［J］．临床血液学杂志，2021，34

参考文献

(11)：753-757.

［53］ 沈莉菁，韩洁英，陈芳源．原发性嗜酸粒细胞增多症的诊疗进展［J］．临床血液学杂志，2008（5）：285-288.

［54］ 冯佳，庞丽萍，钟凤鸾．高嗜酸细胞增多综合征文献综述［J］．临床医药实践，2009，18（35）：2302-2304.

［55］ 王挺．中药治疗嗜酸粒细胞增多症8例［J］．辽宁中医杂志，1999（3）：21.

［56］ 于美兰，郑金福，阴禎宏．中药治疗嗜酸粒细胞增多症5例［J］．中国中西医结合杂志，1997（6）：341.

［57］ 李纯义．反应性浆细胞增多症40例临床分析［J］．中国实用内科杂志，1993（8）：477-478.

［58］ 曾利，张春风，张玲叶．免疫球蛋白、C反应蛋白及中性粒细胞碱性磷酸酶在诊断反应性浆细胞增多症中的作用［J］．实用儿科临床杂志，2000（4）：224-225.

［59］ 赵晓明，刘玉峰，盛光耀，等．小儿反应性浆细胞增多症（附100例报道）［J］．中国小儿血液，1997（2）：60-62，95-96.

［60］ Groh M，Rohmer J，Etienne N，et al. French guidelines for the etiological workup of eosinophilia and the management of hypereosinophilic syndromes ［J］. Orphanet J Rare Dis，2023，18（1）：100.

［61］ Shomali W，Gotlib J . World Health Organization-defined eosinophilic disorders：2022. update on diagnosis，risk stratification，and management ［J］. Am J Hematol，2022，97（1）：129-148.

［62］ Luo YB，Mastaglia FL. Dermatomyositis，polymyositis and immune-mediated necrotisingmyopathies ［J］. Biochim Biophys Acta，2015，1852（4）：622-632.

［63］ Milisenda JC，Selva-O'Callaghan A，Grau JM. The diagnosis and classification of polymyositis ［J］. J Autoimmun，2014，48-49：118-121.

［64］ Ernste FC，Reed AM. Idiopathic inflammatory myopathies：current trends in pathogenesis，clinical features，and up-to-date treatment recommendations ［J］. Mayo ClinProc，2013，88（1）：83-105.

［65］ Dalakas MC. Pathogenesis and therapies of immune-mediated myopathies ［J］. Autoimmun Rev，2012，11（3）：203-206.

［66］ Vincze M，Danko K. Idiopathic inflammatory myopathies ［J］. Best Pract Res ClinRheumatol，2012，26（1）：25-45.

［67］ Marie I，Mouthon L. Therapy of polymyositis and dermatomyositis ［J］. Autoimmun Rev，2011，11（1）：6-13.

［68］ Dimachkie MM. Idiopathic inflammatory myopathies ［J］. J Neuroimmunol，2011，231（1-2）：32-42.

［69］ Brandão M，Marinho A. Idiopathic inflammatory myopathies：definition and management of refractory disease ［J］. Autoimmun Rev，2011，10（11）：720-724.

［70］ Dalakas MC. Inflammatory muscle diseases：a critical review on pathogenesis and therapies ［J］. Curr Opin Pharmacol，2010，10（3）：346-352.

［71］ 中华医学会风湿病学分会．多发性肌炎和皮肌炎诊断及治疗指南［J］．中华风湿病学杂志，2010，14（12）：828-831.

［72］ 焉传祝．特发性炎性肌病的免疫病理及诊断［J］．中华神经科杂志，2006，39（4）：217-219.

［73］ 王小桥，李朝健，张中伟，等．巨细胞动脉炎继发多发脑梗死1例［J］．中西医结合心脑血管病杂志，2023，21（8）：1533-1536.

［74］ 张社卿，乔德丽，郑惠民．老年人头痛的重要原因：巨细胞动脉炎［J］．上海医学，2006

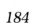

跟师全国名老中医临诊学习笔记

（12）：883-884.

[75] Oza A，Rajkumar SV．Waldenstrom macroglobulinemia：Prognosis and management ［J］．Blood Cancer J，2015，5（3）：e296.

[76] Gertz MA．Waldenstrom macroglobulinemia：2021 update on diagnosis，risk stratification，and management ［J］．Am J Hematol，2020（96）：258-269.

[77] 张薇，冯俊．华氏巨球蛋白血症的诊断与治疗［J］．内科理论与实践，2017，12（5）：309-313.

[78] 潘琦，吴迪炯，周郁鸿．周郁鸿分型辨治原发性巨球蛋白血症经验［J］．浙江中医杂志，2017，52（6）：394-395.

[79] 郑秦，周永明，罗梅宏．周永明治疗华氏巨球蛋白血症经验［J］．上海中医药杂志，2015，49（4）：26-27.

[80] 张斌，顾娟芳，王宏智．节段性透明性血管炎1例并文献复习［J］．中华全科医学，2015，13（9）：1557-1559.

[81] 袁晓琳，金实．脉痹论治节段性透明性血管炎1例探析［J］．亚太传统医药，2014，10（20）：41-43.

[82] 焦彬．节段透明性血管炎1例［J］．中国麻风皮肤病杂志，2012，28（2）：125-126.

[83] 余爱勇，邓星奇．僵人综合征1例报道［C］．中华医学会急诊医学分会第十三次全国急诊医学学术年会大会论文集，2010：460-461.

[84] 柯高潭，吴茜，陈博，等．僵人综合征1例报道［J］．神经损伤与功能重建，2018，13（7）：377-378.

[85] 杨丽，邓卫康．僵人综合征一例报告［J］．遵义医学院学报，1989（Z1）：76，96.

[86] 翟孟凡，谢立科，郝晓凤，等．眼眶炎性假瘤的中西医诊治进展［J］．中国中医眼科杂志，2023，33（6）：574-577.

[87] 施慧彬，冯俊，王磊，等．中医辨证治疗眼眶炎性假瘤1例［J］．中国中医眼科杂志，2022，32（3）：231-232，236.

[88] 李沅武，马刚，郭佩琦，等．眼眶炎性假瘤的常规超声和超声造影特征［J］．临床眼科杂志，2022，30（2）：130-133.

[89] 陈俊芳，张雪梅．口腔扁平苔藓病因及发病机制的研究进展［J］．临床皮肤科杂志，2023，52（2）：121-124.

[90] 李佳薇．口腔扁平苔藓治疗的研究进展［J］．吉林医药学院学报，2020，41（6）：455-457.

[91] 方卉，王刚．大疱性类天疱疮［J］．皮肤科学通报，2021，38（3）：221-227.

[92] 赵媛，李紫薇，李金铭，等．大疱性类天疱疮中医治疗研究进展［J］．中国中医急症，2021，30（2）：373-376.

[93] 亓晓宇，汪银凤，孙敬武，等．变应性鼻炎患者粉尘螨及屋尘螨皮肤点刺试验及血清特异性IgE检查结果比较［J］．安徽医学，2021，42（12）：1410-1412.

[94] 徐赫彤，钟水军，秦文芳，等．玉屏风颗粒联合穴位贴敷治疗过敏性鼻炎的临床观察［J］．中国中医药科技，2023，30（2）：371-373.

[95] 江山，江梅，俞晓飞．头痛中西医治疗研究进展［J］．世界临床药物，2023，44（6）：536-541.

[96] 罗云婕，李亚兰，吴玉涛．吴宗柏教授治疗血管神经性头痛经验［J］．云南中医中药杂志，2023，44（8）：4-6.

[97] 毛若楠，王石红，郭爽．运用中医辨证思维治疗逆转肠上皮化生［J］．河北中医药学报，2018，33（6）：30-32.

[98] 刘梦静，姜葵，王邦茂．胃黏膜肠上皮化生的研究进展［J］．国际消化病杂志，2017，37（2）：73-76.

[99]　刘平，王萍，李振华，等.胃癌前病变中医复合证候与病理改变的相关性研究［J］.环球中医药，2021，14（8）：1390-1394.

[100]　熊潭玮，江伟，范剑薇.中医药治疗胃癌前病变研究进展［J］.中医学报，2018，33（6）：241-244.

[101]　张声生，唐旭东，黄穗平，等.慢性胃炎中医诊疗专家共识意见（2017）［J］.中华中医药杂志，2017，32（7）：3060-3064.

[102]　康美华，许毅，王成.慢性疲劳综合征［J］.国际儿科学杂志，2011（5）：516-518，521.

[103]　谌太羽，童锡静，高明.慢性疲劳综合征的病因及防治对策［J］.社区医学杂志，2008（15）：79-80.

[104]　梁焯明，粟漩.中医治疗慢性疲劳综合征临床研究进展［J］.河北中医，2020，42（7）：1110-1115.

[105]　张力，张强，刘凯利，等.中医辨证分型治疗慢性疲劳综合征的临床研究进展［J］.现代中西医结合杂志，2022，31（18）：2623-2628.

[106]　中华医学会内分泌学分会.中国高尿酸血症与痛风诊疗指南（2019）［J］.中华内分泌代谢杂志，2020，36（1）：1-13.

[107]　郑舒元，陈阳，虞梅.中医药近20年治疗高尿酸血症的现代研究进展［J］.新疆中医药，2023，41（1）：139-142.

[108]　李凯文，曹慧雅，刘梦扬，等.药食两用中药防治高尿酸血症的研究进展［J］.沈阳药科大学学报，2023，40（8）：1124-1132.

[109]　邵继红，莫宝庆，喻荣彬，等.南京市社区人群高尿酸血症与痛风流行病学调查［J］.疾病控制杂志，2003，7（4）：305-308.

[110]　姜蔓萍，李中原.辨证治疗高尿酸血症疗效分析［J］.河南中医，2005，25（2）：53-54.

[111]　薄敏敏，曹克光.高尿酸血症及其肾损害从络论治［J］.新中医，2008（5）：1-2.

[112]　刘亚丹，段飞，燕树勋.中医认识代谢综合征及从痰瘀论治探究［J］.中国中医药现代远程教育，2022，20（11）：202-205.

[113]　侯晓莉.中医药在代谢综合征中的应用研究进展［J］.现代医学与健康研究电子杂志，2023，7（6）：125-128.

[114]　王静文，武忠，贾海波.中医治疗代谢综合征的临床研究进展［J］.中医临床研究，2022，14（27）：68-71.

[115]　仝小林，张志远.中医对代谢综合征的认识和治疗［J］.中医杂志，2002，43（9）：708-709.

[116]　韩曼，周丽波，刘喜明.基于专家访谈的代谢综合征中医病名、基本证候、病因病机及用药规律研究［J］.中医杂志，2011，52（22）：1918-1921.

[117]　卢江丽，邓小敏.中医药对甲状腺功能亢进症的认识及治疗概况［J］.中国民间疗法，2021，29（23）：137-139.

[118]　金晶，刘庆阳，高天舒.中医药治疗甲亢的概况与展望［J/OL］.实用中医内科杂志，2022（11）：1-4.

[119]　沈南，赵毅，段利华，等.系统性红斑狼疮诊疗规范［J］.中华内科杂志，2023，62（7）：775-784.

[120]　应振华，张园，王小冬.《2020中国系统性红斑狼疮诊疗指南》解读［J］.浙江医学，2022，44（1）：1-5.

[121]　侯鸿宇，吕新亮.系统性红斑狼疮不同阶段的中医病因病机探讨［J］.风湿病与关节炎，2021，10（6）：61-63，66.

[122]　王槿.系统性红斑狼疮中医辨证分型及治疗研究进展［J］.内蒙古中医药，2023，42（7）：

157-158.

[123] 刘维，陈腾.白塞病中医证型与用药规律文献分析［J］.中国中医药信息杂志，2015，22（1）：40-42.

[124] 陈伏宇.中医治疗白塞病进展［J］.实用中医药杂志，2005（10）：641-642.

[125] 沈俊晔，谢志军，范永升.范永升辨治白塞氏病经验［J］.中国中医药信息杂志，2009，16（9）：83-84.

[126] 苏励.干燥综合征中西医结合诊疗指南探讨［C］//中国中西医结合学会风湿病专业委员会.全国中西医结合强直性脊柱炎专题研讨会论文汇编，2007：5.

[127] 邹瑶，凌光辉，田静，等.原发性干燥综合征肾损害研究进展［J］.中南大学学报：医学版，2018，43（3）：320-326.

[128] 罗静，徐愿，周新尧，等.中医临床优势病种探讨——干燥综合征［J］.中国实验方剂学杂志，2023，29（8）：73-79.

[129] 张丽宁，姚传辉，罗静，等.原发性干燥综合征中医治疗经验荟萃［J］.中华中医药杂志，2021，36（5）：2588-2592.

[130] 夏庆梅，王泓午，徐丽敏.痤疮中西医研究进展［J］.天津中医药，2011，28（1）：84-86.

[131] 中国医师协会皮肤科医师分会《中国痤疮治疗指南》专家组.中国痤疮治疗指南（讨论稿）［J］.临床皮肤科杂志，2008，37（5）：339-343.

[132] 黄媛媛，黄培.中西医结合治疗过敏性皮炎的症状改善情况分析［J］.中医临床研究，2020，12（3）：68-69.

[133] 郭彩霞.中西医结合治疗面部过敏性皮炎临床观察［J］.光明中医，2020，35（4）：586-588.

[134] 杜云.氯雷他定治疗过敏性皮炎的临床效果观察［J］.中国卫生标准管理，2021，12（20）：64-66.

[135] 朱会，马涛.玉屏风散治疗小儿过敏性皮炎临床观察［J］.中国中医药现代远程教育，2023，21（12）：78-80.

[136] 史爱华，刘淑娜，刘静.复方黄柏液湿敷联合黄光治疗面部过敏性皮炎的效果［J］.实用中西医结合临床，2023，23（4）：44-46，50.

[137] 朱雨雨，宋承霖，孙洋.银屑病发病机制及药物调控研究进展［J］.药学学报，2020，55（7）：1393-1400.

[138] 崔国宁，易腾达，虎峻瑞，等.中医治疗银屑病研究进展［J］.今日药学，2023，33（4）：257-261.

[139] 孙一平，杨素清，安月鹏，等.从肝脾肾三脏论治银屑病［J］.中医药学报，2023，51（10）：15-19.

[140] 马畅，刘涛峰，余思凡.养血润燥方治疗血燥型银屑病临床观察［J］.山西中医，2023，39（7）：50-51.

[141] 马赫，翟晓翔，严月华，等.中医药诊治湿疹的研究评述［J］.中国中医基础医学杂志，2023，29（9）：1571-1575.

[142] 李荣成，李思远，霍鹏韬，等.从"风-湿-燥"辨治湿疹经验探析［J］.云南中医中药杂志，2023，44（9）：38-40.

[143] 林丽珠，王思愚，黄学武.肺癌中西医结合诊疗专家共识［J］.中国肿瘤学杂志，2021，3（6）：1-17.

[144] 国家卫生健康委办公厅.原发性肺癌诊疗指南（2022年版）［J］.协和医学杂志，2022，13（4）：549-570.

[145] 张思雨，李晓斌，喻明，等.基于肺脾肾"五行相生"理论论治肺癌［J］.中国实验方剂学杂

志，2023，29（15）：172-178.

[146] 王皓，韩冬. 自拟清肺疏肝汤治疗乳腺癌术后放射性肺炎的临床研究 ［J］. 中医药导报，2019，25（24）：22-25.

[147] 王然，陈江，李宏宇. 等. 胰腺癌研究37年及展望 ［J］. 临床内科杂志，2023，40（9）：577-580.

[148] 徐近. 中国抗癌协会胰腺癌整合诊治指南（精简版）［J］. 中国肿瘤临床，2023，50（10）：487-496.

[149] 王旭，程合，刘辰. 等.2022年度胰腺癌研究及诊疗新进展 ［J］. 中国癌症杂志，2023，33（1）：1-13.

[150] 姜玲，高马欣瑶，陈涛. 等. 中医药治疗胰腺癌机制研究进展 ［J］. 辽宁中医药大学学报，2023，25（4）：59-63.

[151] 罗美，田劭丹，侯丽，等.319例胰腺癌中医证候分布规律及影响因素分析 ［J］. 北京中医药大学学报，2023，46（4）：584-592.

[152] 张铮，张培彤，郭秀伟，等. 中医药辨治胰腺癌研究热点及趋势可视化分析 ［J］. 中医肿瘤学杂志，2023，5（5）：63-68.

[153] 苗璐，田劭丹，罗美，等. 胰腺癌全程中医论治思路 ［J］. 世界中医药，2023，18（10）：1464-1468.

[154] 陈规划，全志伟，蔡建强，等. 胆管癌光动力治疗临床应用技术规范专家共识 ［J］. 中国普通外科杂志，2023，32（4）：475-487.

[155] 余宋，郭玉玉，洪靖，等. 胆管癌中医证候与方药分布规律文献研究 ［J］. 中国中医基础医学杂志，2022，28（03）：398-401.